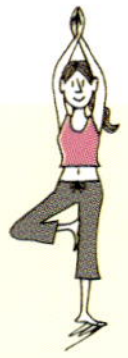

21世紀の
医食同源

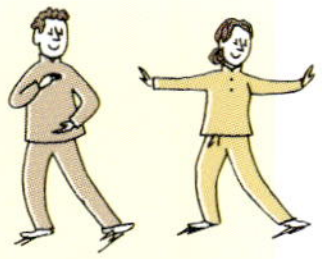

医者も奨めるかんたん美味レシピ93

新宿医院院長
新居裕久 著
料理（財）ベターホーム協会

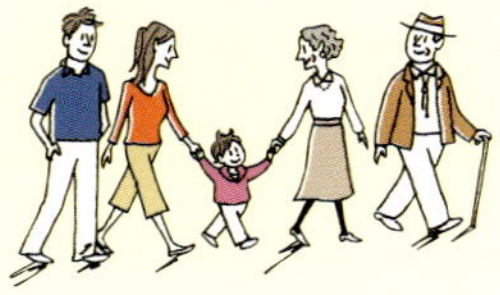

ベターホーム出版局

はじめに

21世紀の今、日本は世界に名だたる長寿国になりました。平均寿命がのび、厚生労働省によれば、１００歳以上の日本人は、２００７年では３万人を突破して３万２２９５人。１９９７年の８４９１人から、10年で約４倍に増えたことになります。

かつて中国の詩人、杜甫《とほ》は「人生七十、古来稀（まれ）なり」と言い、これが古希《こき》（稀）の祝いの由来です。しかし、今や70歳まで生きることは決して稀ではないどころか、平均寿命はそれよりはるかに上、男性は約79歳、女性は約86歳、40代はまだ人生の半分です。さらに平均より生きれば、90歳、１００歳、それよりもっと長く生きていく可能性もあるのです。

多くの日本人が短命だった昔から考えると、長生きは夢のような、おめでたいことにちがいありません。しかし、長生きはしたいけれど、もし寝たきりになったらどうしよう？　呆けたりはしないだろうか？　と不安をおぼえる方も少なくないでしょう。実際、高齢の妻や夫、子どもが、同じく高齢の配偶者や親を介護する「老老介護」が増加し、悲惨な生活に追いやられている多くの例を、臨床医の私は見てきました。

一方で、１００歳を超えても健康で生き生きと暮らす長寿者もたくさんいます。私の母も今年１００歳になりましたが、若者に負けず劣らず元気いっぱいで、昨年は地球の裏側、南米のペルーまで旅をしてきたくらいです。

母をはじめ元気な高齢者の生活のなかには、健康長寿を得るための共通のヒントを見つけることができます。**第一に、いろんな種類のものをなんでも食べること。第二に、自立心、好奇心があること。第三に、よく体を動かすことです。特に、なんでも食べることは、健康の維持に大変重要です。**

医食同源は日本で生まれる

この本のタイトルにもつけた「医食同源」という言葉は、日本はもちろん、中国や韓国でも使われていますが、本当の意味を知ったうえで使用している人は少ないようです。実はこの言葉は、今から36年前、食の重要性を知ってもらうために、私が造語したものです。

料理好きの両親のもとで育ったせいか、私は子どものころから料理を作ることに大変興味がありました。開業医になってからは、「薬よりも毎日の食事こそが大切だ。料理を医学面にも応用できないか」と考え、休暇を利用しては料理学校に通いました。この学校は、当時本格的な中国料理を日本に伝えた、故・陳建民氏が１９６６年に開設した、恵比寿中国料理学院で、開校と同時に約15年間、夏期講習に生徒兼〝食と健康づくり〟の講師として参加しました。この間、中国料理に造詣の深い中国人や日本人の知己を得、「料理はおいしくて体によいものでなければならない」と思い知ったのです。やがて、１９７２年９月、ＮＨＫテレビ『きょうの料理』の特集「40歳からの食事」の中で６日間料理作りと解説を担当し、その中で医食同源という言葉を正式に発表しました。薬好きの日本人は、生活習慣病は日常の誤った食事にあるということを忘れているので、臨床医の立場から、これを是正するため、「食は薬の上位にある」と強調したかったからです。

医食同源とは「薬（生薬）も食も同じ源、日常の食事で病気を予防、治療しよう。その食事はバランスのとれたおいしい食事である」と定義しました。これは、中国に古くからある薬食同源思想

「食物は飢えた時とれば食であり、病の時とれば薬である」という考え方を拡大解釈したものです。

ここでいうバランスには2つの意味があります。1つは西洋医学でいうところの栄養素のバランス、もう1つは中国伝統医学（中医学）でいう陰陽五行説に基づいたバランスです。この発想は今から2000年くらい前に著された、中国最古の医学書『黄帝内経《こうていだいけい》・素問』に「五穀《ごこく》を養とし、五果《ごか》を助とし、五畜《ごちく》を益とし、五菜《ごさい》を充とす（つまり栄養のバランス）。気味（つまり陰陽五行のバランス）の合うものを食すれば補精益気の功あり」と記されていたことからヒントを得ました。

陰陽のバランスとは、相対するもの2つのバランスをとって中庸を得、健康維持を図ろうとすることです。たとえば、寒いときには体を温める働きのある食品、暑いときには体を冷やす働きのある食品をとる。コレステロールを上げる食品をとるときには下げる食品をとって健康を維持する。カロリー（エネルギー）の高い食品をとるときには、カロリーの低い食品をとって肥満の予防や治療をするということです。五行のバランスとは、酸、苦、甘、辛、鹹《かん》（塩からい）の五味のバランスをとって、内臓を強化し、元気をつけること。これを調理面に応用すれば、料理の味がよくなります。

このように、食品のもつ機能を知ったうえで、食品同士を組み合わせて料理をすれば、おいしく食べて健康になることが可能です。

食は命。自分の体は自分で守れ

少子高齢化社会を迎え、年金問題や医療保険、介護保険の行き詰まりを抱える今、私たちをとりまく環境はたいへん厳しいものです。これに対処するには、自分の体は自分で守り、健康で長生きするための自己管理をしっかりするしかありません。そのためにも、毎日の食事は非常に大切です。特に40歳前後からは公私ともに責任も重く、多忙になる一方で、老化も進んできます。日常の食事がおろそかになったりすると、病気にかかりやすくなります。

日本が世界一の長寿国になったのは１９８５年ごろからで、経済の発展と医療の進歩とともに、日本の伝統的食習慣に欧米の食事が適度に入って栄養のバランスがとれたためです。

しかし、日本ではここ数年、無秩序で、玉石混淆の食情報が氾濫しています。「健康のために○○を控えろ」など一方的な食事観が語られ、「○○さえ食べればよい」とか「××は体に悪い」と、１つの食品をとりあげてその良否を論じる傾向が強くあります。本来、食事とは各種の食品の組み合わせです。どのような食品を組み合わせてどのようにとったらよいかという食知識に欠けているのを、私は苦々しく思い、危惧しています。こういう状況が続けば、偏食を招き、おいしく食べるという食事本来の喜びをも失い、早晩、世界一の長寿国の座から転落してしまうでしょう。

この本では、２００４年10月から日本経済新聞のプラス１に連載している『医食同源』のコラムの一部を収録し、私の提唱し続けてきた「医食同源」の考え方をわかりやすくまとめています。そして、医食同源の食事を実行するために、（財）ベターホーム協会の協力で、かんたんにできて、おいしい料理のレシピを載せました。どこから読んでくださってもかまいません。興味のあるコラムを読んだら、これらのかんたん美味な料理を作ってみてください。そうすれば、いくつになっても健康で、若々しく、生き生きとした、楽しい人生が送れるはずです。

目次

はじめに……2

第1章

年をとってからの粗食は、長寿を阻む……11

粗食は長寿を阻む／粗食は、貝原益軒の誤解か？／寿命延ばした欧米風の食事／なんでも食べる人が、元気／アルブミンで老化度を測る

● 若々しく100歳まで元気！

中高年のための1日の献立例……18

若竹汁／カリフラワーの甘酢漬け……19

第2章

大切なのは、食品の組み合わせ そして、栄養バランス……21

意外と知らない栄養バランス／陰陽五行の発想で食事組み合わせ／沖縄・長寿食、本当の秘密／沖縄の長寿、「3C」でかげり

● 沖縄料理に学ぶバランス食

沖縄の定番料理を作ってみよう！

ゴーヤチャンプルー…28／ソーキ汁……29

第3章

生活習慣病は食事がつくり、食事で防ぐ……31

・日本人の野菜不足が、生活習慣病を招く……32

・「なばな」の栄養価に注目……34

なばなと油揚げの煮びたし

なばなとにんにくのピリ辛炒め……35

・ごぼうは食物繊維の供給源……36

ごぼう汁／たたきごぼうのサラダ……37

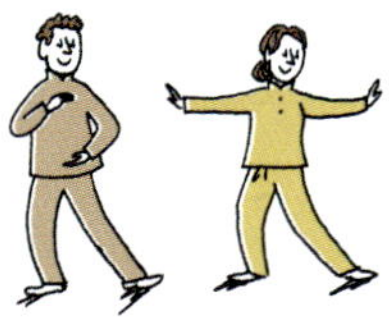

・たまねぎで血液サラサラ……38
たまねぎとめかぶのあえ物
たまねぎとサーモンのマリネ……39
・トマトで生活習慣病予防……40
ミニトマトのスープ
みず菜の和風サラダ トマトドレッシング……41
・ゴーヤで暑さに立ち向かう……42
ゴーヤと豚肉のごまみそあえ／ゴーヤジュース……43
・かぼちゃで紫外線対策……44
ラタトゥイユ
かぼちゃのそぼろあんかけ……45
・きのこは美味で健康的……46
きのこうどん鍋／いろいろきのこの梅肉あえ……47
・ブロッコリーでがん予防……48
ブロッコリーのスープ
ブロッコリーとピータンの中華サラダ……49
・ほうれんそうは野菜の王様……50
ほうれんそうとほたて缶のごまあえ
ほうれんそうのかんたんキッシュ……51
・第7の栄養素ファイトケミカル……52

・小さな大豆に大きなパワー……54
煮豆／大豆とれんこんのかき揚げ……55
・枝豆で疲労回復……56
枝豆と長いもの甘酢あえ／枝豆ごはん……57
・利尿作用などすいかに期待……58
すいかのシャーベット／すいかの皮の即席漬け……59
・みかんを食べて、風邪予防……60
みかんかんてん／陳皮・自家製七味とうがらし……61
・脂肪の多い魚で心臓病予防……62
・鯛は栄養でも海の王者……64
鯛の中国酒蒸し／鯛のポワレ……65
・五味が調和、かつおのたたき……66
かつおのたたき
かつおのたたきの洋風海藻サラダ……67
・うなぎのコレステロール、心配なし……68
うなぎの柳川風／うなぎそうめん……69
・旬の鮭で疲れをとる……70
鮭のちゃんちゃんフライパン焼き／鮭のかす汁……71
・かきで味覚障害を治す……72
雪見がき／かきの韓国式ピカタ……73

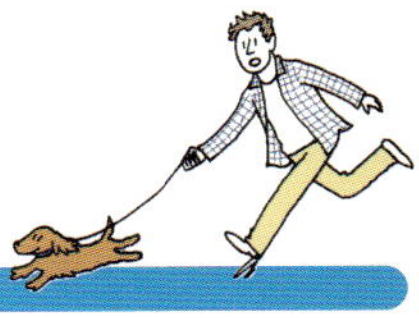

第4章 中高年からの気になる数値と症状、おいしく対策

食品を上手に組み合わせるのが秘訣。……75

高血圧

・高血圧予防はおかず中心で……76
・油や酢で、おいしく減塩……77
おいしく減塩できる会席風料理……79
いんげんとくるみの白あえ
牛ステーキと野菜の焼き物……80
たこときゅうりの酢の物
冬瓜のえびあんかけ……81
・客家《はっか》の食事に減塩の知恵……82
・高血圧対策はカリウムで……84
りんごとさつまいもの重ね煮／信田納豆……85
・長寿の秘訣　海藻にあり？……86
ひじきと野菜のわさびあえ
きざみこんぶの煮物……87

コレステロール

・コレステロールは体になくてはならないもの……88
・理にかなうバターとしいたけ……90
牛肉のチャプチェ
しいたけとほたてのバター焼き……91

コレステロール

・動脈硬化促す悪玉コレステロールと中性脂肪……92
いわしの香りソースかけ／さばの有馬煮……93
・卵とコレステロール……94
レタスの巣ごもり卵／アボカド入りオムレツ……95

肥満

・メタボリックシンドローム対策は、
3・2・1ダイエットで……96
・高脂肪食をとるときは、炭水化物を控える……98
牛肉と野菜の中華炒め／豚しゃぶサラダ……99
・内臓脂肪も減らすとうがらし……100
骨付き肉のピリ辛鍋／れんこんのピリ辛炒め……101
・ジンギスカンで減量できるか？……102
ジンギスカン鍋／ラムのハーブ焼き……103
・お茶で減量できる？……104
お茶の葉入りわらび餅／白身魚の抹茶揚げ……105

脂肪肝

・脂肪肝予防にはたんぱく質と野菜を充分に……106
ささみときゅうり　ザーサイのあえ物
しゅんぎくとしいたけのカッテージチーズあえ……107

糖尿病

・糖尿病予防、GI値を参考に……108

糖尿病予防レシピ 朝

あじの干物焼き／きゅうりの甘酢漬け
わかめと豆腐のみそ汁／五穀米ごはん……110

糖尿病予防レシピ 昼

いかとあさりのスパゲティ
野菜とりんごのせん切りサラダ……111

糖尿病予防レシピ 夜

ゆでどりのバンバンジー風
きくらげスープ／玄米ごはん／パパイア……113

尿酸値

・尿酸値上げる正体は？……114
はりはり鍋／とりつくねと生麩の煮物……115

脳機能

・料理すれば脳機能向上／男子厨房に入れ……116
・アルツハイマーの共通点……118

脳機能

あじの風味焼き
いわしのつみれ揚げ……119
・脳の健康にアラキドン酸……120
豚レバーのしぐれ
ぶりの焼きびたし……121

更年期障害

・イソフラボンは食事から……122
キムチ豆腐
豆乳プリン……123

骨粗しょう症

・効率よくカルシウム吸収……124
たらとほうれんそうのサワーグラタン
きなこ入りホットミルク……125

便秘

・美肌にフルーツヨーグルト……126
ケフィアパンケーキキウイフルーツソース
いちごヨーグルト……127

第5章

五味五色のバランス抜群
季節の「医食同源」料理……129

春のひと皿

すしのうまさの秘密は、五味五色……130
五目ずし……131

夏のひと皿

バランスのよい冷やし中華……132
冷やし中華……133

秋のひと皿
秋なすは嫁いびり？……134
なすと肉、野菜のカレー……135

冬のひと皿
おいしくて体によいピビンパプ……136
ピビンパプ……137

正月のひと皿
おせち料理で陰陽五行のバランス……138
鯛なます　姿盛り……139

第6章
健康長寿は食にあり
高齢化社会を健康に、楽しく生きるために。……141
・一汁三菜こそ長寿食……142
・長野が長寿県になったわけ……143
・みそ汁は具だくさんで……144
春・あさりのみそ汁／夏・冷たいみそ汁……146
秋・豚汁／冬・けんちん汁……147
● 四季の献立例……148

おわりに　高齢者は、病あっても健康……151

【中国・韓国の食比較コラム】
不老長寿と強壮に「食補」……20
肉と一緒にたっぷりの野菜を！……30
漬物を健康的に食べるくふう……74
どんな料理も美味に変身……128
餃子は中国では、めでたい食べ物……140
「福禄寿」のナゾ……150

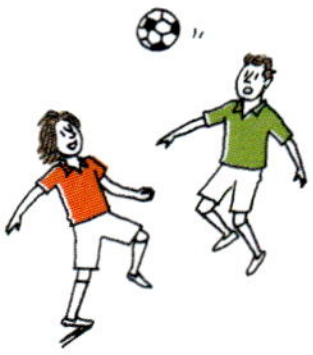

この本のきまり

● **計量の単位**
カップ1＝200 mℓ　大さじ1＝15 mℓ
小さじ1＝5 mℓ　米用カップ1＝180 mℓ
（mℓはccと同じ）

● **電子レンジ**
加熱時間は500Wのめやす時間です。600Wなら、加熱時間は0.8倍にしてください。

● **だし**
かつおだしをさします。だしの素を使うときは、表示どおりに使います。

● **スープの素**
「固形スープの素」「スープの素」「中華スープの素」の表記があります。固形スープの素とスープの素は、ビーフ、チキンなどお好みで。 製品の希釈表記に従ってください。「中華スープの素」はチキンスープの素で代用できます。

第1章

年をとってからの粗食は、長寿を阻む

粗食は長寿を阻む

体によいからと粗食に走る人がいる。粗食とは粗末な食事を意味し、具体的には植物性食品を主体とし、肉や油脂類を控えた食事をいうようだ。

粗食が注目されているのは、現代のような飽食の時代、肉類と油脂の多い欧米化した食事を続けていると、いつか健康を害するのではないかという不安感をついたこと。元来あっさりした物を好む日本人、特に中高年の人たちの共感を得たことなどからである。

しかし、粗食は健康を害したり、寿命を縮めるおそれがある。これはかつての日本人の食事の歴史が証明している。肉や油脂なしで、塩からい漬物やみそ汁をおかずにごはんをたくさん食べる食生活を続けていた明治時代の人たちの平均寿命は、なんと37歳くらい。大正時代は40歳代といわれ、昭和22年（１９４７年）に、やっと50歳を超えたのである。

何が長寿を阻んだのか？　生活環境が悪かったこと、医療が発達していなかったことなどが影響していると思われるが、最大の原因として強調したいのは、食事内容の悪さ、ひと言でいえば、動物性たんぱく質と油脂が不足した、炭水化物（糖質）一辺倒のアンバランスな食生活を続けたことである。そのため早く老化し、脳の血管が弾力性を失いもろくなって、ちょっとした血圧上昇で血管が破れ、脳卒中（主に脳出血）を起こした。また、免疫機能が落ち、肺結核や肺炎などの感染症で死亡する人が多かったことなどが、挙げられる。

極端に肉や油脂を避けることは要注意。年齢とともに食事量が減るので、むしろ前向きにとったほうがよい。

粗食は、貝原益軒の誤解か？

粗食長寿説が広く行き渡ったのには、江戸時代の本草学者、貝原益軒《かいばらえきけん》の禁欲的な『養生訓《ようじょうくん》』が大きな影響を与えている。この本が書かれた時代は、天武天皇（６７５年）の肉食禁止令や幕府の質素倹約主義、鎖国などの影響により庶民はいたって簡素な食事を強いられていたという背景がある。

こんなことから、益軒が勧めている食事はまさに粗食。これは養生訓の中にある、次のような文章をみてもわかる。「中国、朝鮮の人は胃腸が強く、消化吸収の力が強い。ごはんを多く食べ、鶏や獣の肉を多く食べても害はない。日本人はこんな食をとったら胃腸がやられやすい。日本人の体質は異国の人よりも弱いためである」と。

また、「日本人が異国の人のような食事をすれば、腹がいっぱいになって滞り、そのあげく病気になってしまうだろう。日本人の食事はあっさりとして軽いものが良いとされ、味が濃く、あぶらっこいものはあまり用いない。料理人の技術も味の軽いものを良しとし、こういった料理のできる人が腕の良い料理人である」（口語養生訓　松宮光伸訳注）と。

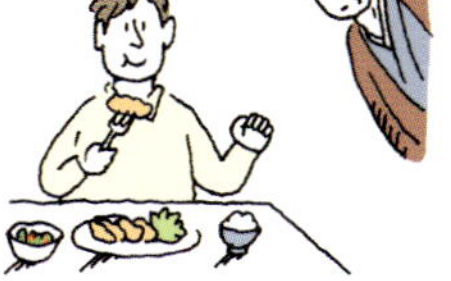

益軒は、当時の肉なし油脂なしの食事環境よりも、体質に原因を求めてしまっている。当時の中国（清の時代）や朝鮮（李朝の時代）の人たちは、焼き肉や炒め物などをとっており、胃腸がじょうぶ。日本人は漬物にみそ汁でごはんを大食する食事をとっていたので胃腸が弱かったと考えられる。

益軒は隣の国々の食事内容にうとかったのだろう。

寿命延ばした欧米風の食事

平均寿命が延びた理由のひとつとして次のようなことが考えられている。

米を主食とし、野菜や海藻、大豆およびその加工品などの植物性食品、これに加えて魚介類を摂取する伝統的な日本の食習慣が欧米化され、適度に肉や油脂をとるようになったので栄養バランスがとれたからではないかということだ。

戦後５年を経た１９５０年（昭和25年）頃の日本人の肉類の摂取量は１日わずかに8.4g、油脂類は2.6gに過ぎなかった。塩からい漬物、みそ汁でごはんを大量に食べるパターンだったからである。

その後、１９６４年に東京でオリンピックが開催されたころから食生活は徐々に欧米化し、栄養状態が飛躍的に改善され、１９８５年ごろから世界でもトップクラスの長寿国になった。当時の肉類の摂取量は、１日71・7g、油脂類の摂取量は17・7g。ともに50年代に比べて７〜８倍の増加である。

かつての日本人に不足していた、たんぱく質と油脂が充分に供給されるようになったことが、栄養のバランスを改善し、死亡率の上位を占めていた低栄養素による脳卒中（主に脳出血）や結核、その他の感染症の死亡をぐんと減らし、長寿を導いたと思われる。

しかし一部の人からは、現代の日本人は肉や油脂のとり過ぎだとよくいわれる。これは飽食時代に生まれた若い人たちにいえることで、65歳以上で、ごはんをベースに野菜をしっかりとるという日本の伝統的食習慣が定着した人たちには当てはまらない。事実、最近の高齢者で肉や油脂を好んでとっている人は、若々しくて元気な人が多い。

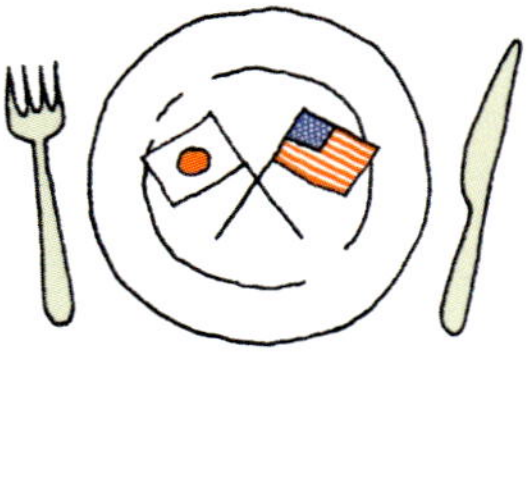

なんでも食べる人が、元気

荒川典子・田中久恵氏の『百歳の食卓』（廣済堂出版）によると、元気な１００歳以上の高齢者11人を調査したところ、あぶらっこいものなど好きなものは我慢せずなんでも食べており、粗食の人は見られなかったと述べている。

２００２年12月に放映されたＮＨＫテレビ特報首都圏「長寿研究最前線」では、当時１０７歳（１８９５年生まれ）という男性の食事が紹介されたが、この男性の大好物はとんカツだというのだ。食卓には普通サイズのとんカツがひと口大に切られて置かれていた。その他、野菜の煮つけ（にんじん、ピーマン、こんにゃくなど）、きんぴらごぼう、具だくさんのみそ汁、ごはんといった、生活習慣病を予防する野菜の多い献立である。

家族と一緒に、とてもおいしそうに食べていた。男性の長女は「特にお年寄りの食事といった物は作りません。家族と同じ物を満遍なくとっています。ただし、どれも少量ずつ、ゆっくり時間をかけて食べます」と言っていた。

男性は若々しくてとても元気。人に頼らずなんでも自分でやっているそうだ。毎日の日課は新聞をじっくり読むこと、それも政治欄やスポーツ欄に興味をもっている。

老いても一向に衰えないのは、このようななんでもバランスよく食べる食習慣に起因するものと思われる。

アルブミンで老化度を測る

老化度を測る指標として近年、血液中のアルブミン値が注目されるようになった。東京都老人総合研究所が、65歳以上の高齢者１５００人を対象に調査したところ、血液中のアルブミン値の高い人ほど長生きする傾向があることがわかった。

アルブミンは、食事からとり入れたたんぱく質を原料として肝臓で合成される。アルブミンは、脂肪酸やカルシウム、ホルモンなどを全身に運んだり、細胞が傷ついたときに再生を促す働きなどを担っている。血液中のアルブミンが少ないと老化が早まったり、感染症にかかりやすくなったり、体力が衰えたりする。

血液中のアルブミン値は、3.9g／dℓ以上がめやすである。年をとると胃腸や肝臓の働きが衰えてくるので、ただでさえアルブミン値は低下しやすい。その上、肉や脂肪（脂質）は体に悪いと思いこんで、あっさりしたものばかりをとっていると、血液中のアルブミン値は低下し、低たんぱく状態になって老化を早め、長寿を阻んでしまう。

この対策としては、たんぱく質、特に動物性たんぱく質食品をしっかりとること。具体的には、**中高年の人は、たんぱく質食品として1日に肉と魚、それぞれ1切れ（各70g前後）、卵1個、牛乳**

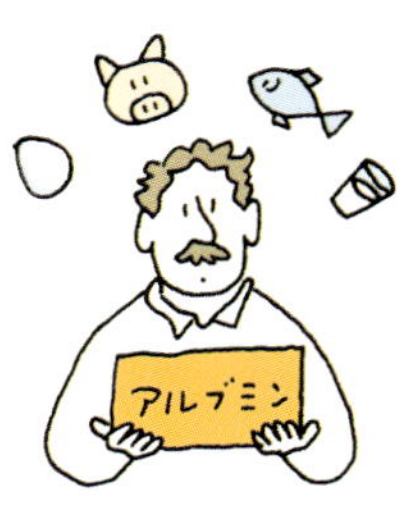

カップ1（200㎖）、豆腐3分の1丁ぐらいを満遍なくとること。そして、栄養のバランスのとれた食事の中でとることが必要。

そのために、食事の心がまえとして、3食きちんと食べる。食欲のないときには、主食よりもおかずをしっかりとるようにする、生活習慣病予防になる野菜を充分にとることなどが大切である。

若々しく100歳まで元気！

中高年のための1日の献立例

※巻末表の「エネルギーの食事摂取基準」を参考に、年齢と活動レベルに合わせて量は加減しましょう。

朝

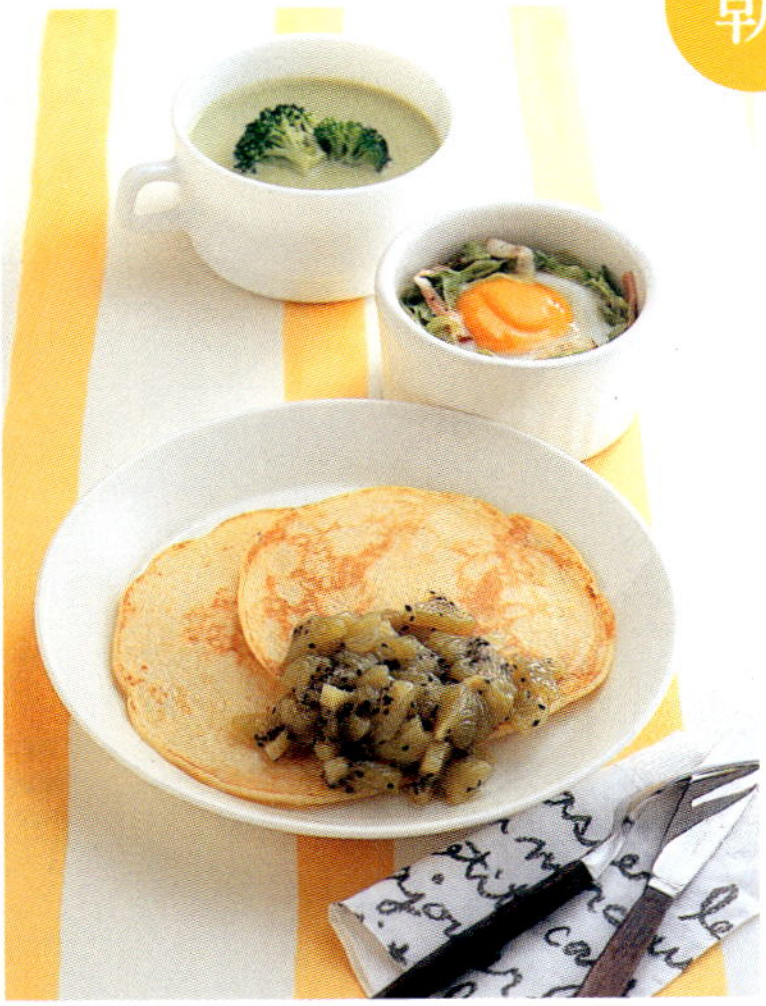

パンケーキとブロッコリーのスープ、巣ごもり卵

657kcal	1人前
24.3ｇ	たんぱく質
27.3ｇ	脂質
77.2ｇ	炭水化物
2.4ｇ	食塩

- ケフィアパンケーキ
  キウイフルーツソース（P.127）
- ブロッコリーのスープ（P.49）
- レタスの巣ごもり卵（P.95）

夜

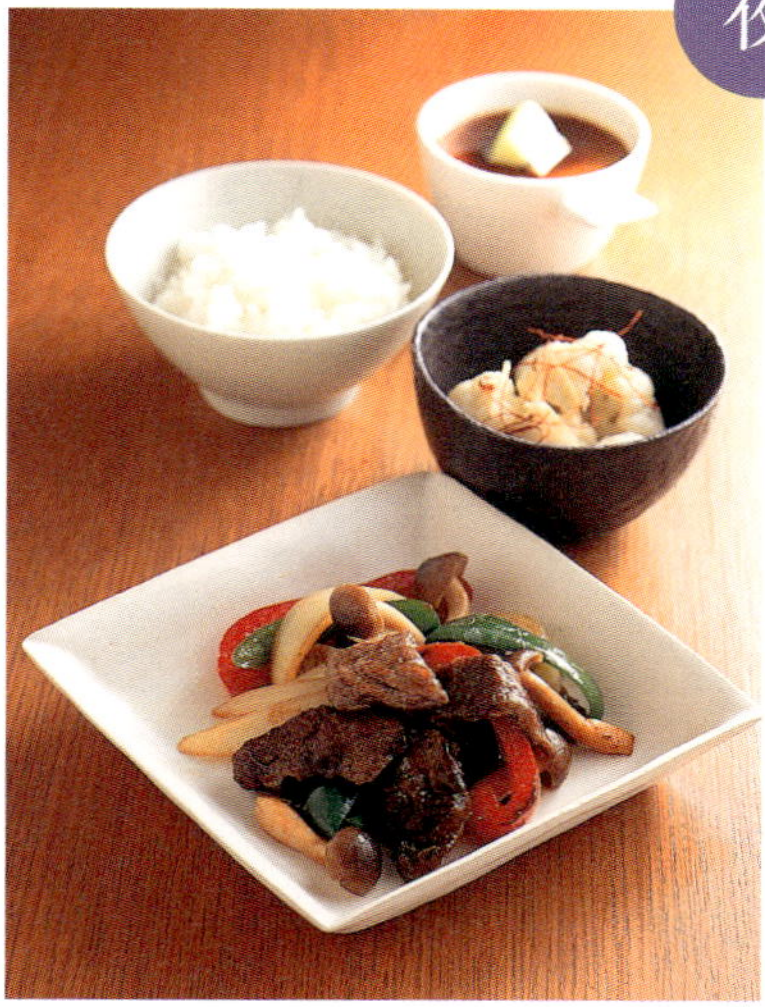

牛肉と野菜の中華炒めとカリフラワーの甘酢漬け

735kcal 1人前
29.9g たんぱく質
24.6g 脂質
97.6g 炭水化物
2.7g 食塩

- 牛肉と野菜の中華炒め（P.99）
- カリフラワーの甘酢漬け
- ごはん
- 豆乳プリン（P.123）

カリフラワーの甘酢漬けの作り方（2人分）

1人前 45kcal
食塩 0.2g

❶ カリフラワー200gは小房に分ける。
❷ カップ3の湯をわかし、酢小さじ2を加える。❶を入れて2〜3分ゆでる。
❸ しょうが5gはせん切りにする。
❹ ボールに砂糖大さじ1、酢大さじ2、ごま油小さじ1、塩少々を入れて混ぜる。あれば、糸とうがらし少々も入れて混ぜる。
❺ ❹にカリフラワーとしょうがを入れて混ぜ、味をなじませる。

昼

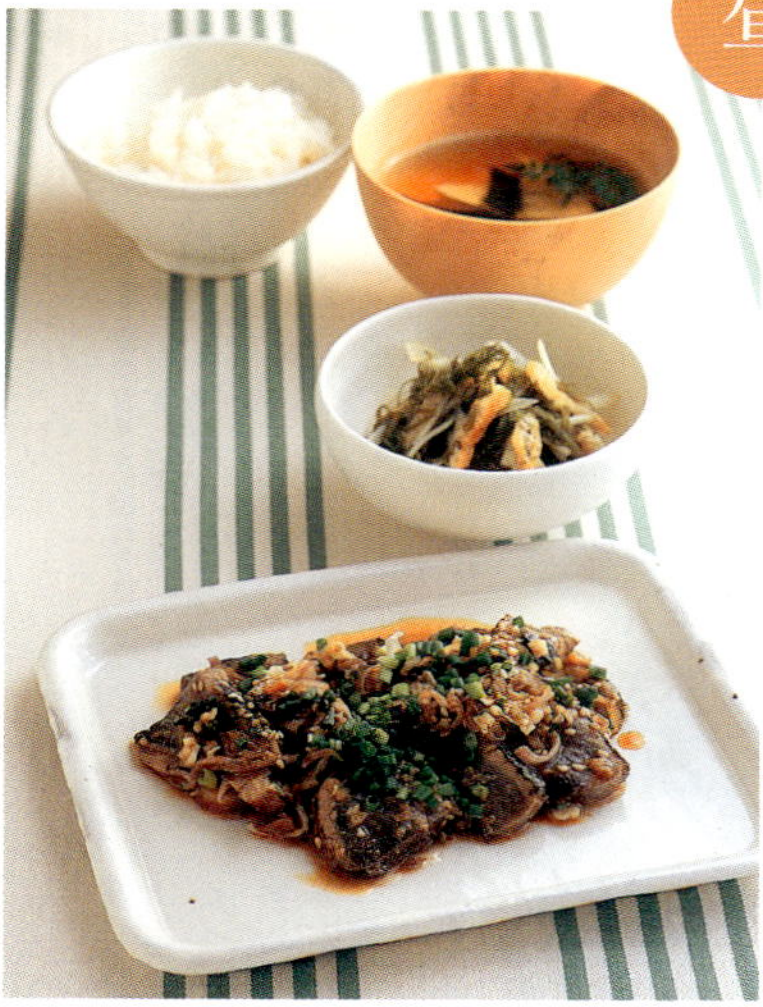

かつおのたたきとたまねぎとめかぶのあえ物

446kcal 1人前
29.2g たんぱく質
6.1g 脂質
67.1g 炭水化物
3.6g 食塩

- かつおのたたき（P.67）
- たまねぎとめかぶのあえ物（P.39）
- ごはん
- 若竹汁

若竹汁の作り方（2人分）

1人前 12kcal
食塩 0.9g

❶ 鍋に水カップ2・1/2を入れて火にかける。沸とうしたら、けずりかつお7gを入れ、再び沸とうしたら火を止めて1〜2分おいてから、こす。
❷ ゆでたけのこ30gは薄いくし形に切る。わかめ（塩蔵）5gは洗って2〜3cm長さに切る。
❸ ❶に塩小さじ1/6としょうゆ小さじ1/2を加えて温める。椀に❷を入れ、汁をそそぐ。木の芽をのせる。

中国・韓国の食比較コラム　その一

不老長寿と強壮に「食補」

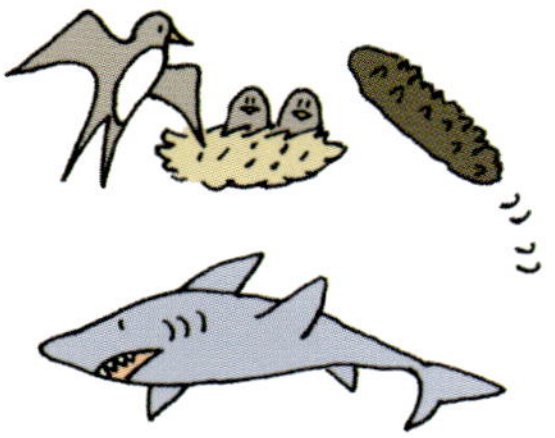

日本人は、年をとったら肉や脂肪を控えろとか、やわらかくて消化のよいものがよいとか、食に対してはいたって消極的。こんな食事をしていたら、カロリー（エネルギー）不足やたんぱく質不足を起こして、早く老化してしまうのがおちである。

ところで中国人はというと、不老長寿、強壮強精を得るためには、体によいと聞けば肉はもちろんのこと、どんな食材でもおいしく料理して食べるという積極的な考えをもっている。このような食に対する方法を「食補」と呼んでいる。

ふかのひれやなまこ、つばめの巣などは食補によく使う食材で、乾物になっているのだが、現物を見たらとても食べられそうにない。乾物をもどしたものは、味もそっけもないものだが、中国人はこれを濃厚なスープなどを使って巧みに調理し、よだれが出るような高級料理に仕上げる特殊能力をもっている。

これらの食材の中国伝統医学的効能はというと、ふかのひれは、胃の消化機能を高め食欲を増進し、体力増強に役立つ。なまこは疲れやすい人によく、強壮強精効果がありインポテンツに効果があるとされる。つばめの巣は、呼吸器や消化器の機能を増強し、咳や痰のある人、胃腸の弱い人、虚弱体質の人によいという。

実は、現代医学の面からみると、このような働きをする特殊成分は特に検出されていないようだが、栄養のバランスのとれた食事の中でしっかりとっていれば、コラーゲンをたくさん含むので老化防止に役立つだろう。

第2章

大切なのは、食品の組み合わせ
そして、栄養バランス

意外と知らない栄養バランス

健康維持のためには栄養のバランスが大切とよくいわれているが、なぜ大切なのか、どのような食品を組み合わせてとったらよいのか、即答できる人は少ない。

栄養のバランスの必要性は車にたとえるとわかりやすい。車のボディや車輪、エンジンなどの機械部分は人でいうと、皮膚、筋肉、骨、内臓などにあたり、栄養素でいうと、たんぱく質が主成分である。この車を動かすためにはガソリンが必要である。人でいえばエネルギー（カロリー）源。これは主として脂肪（脂質）、炭水化物（糖質）で供給される。しかしこれだけでは車は円滑に動かない。エンジンや車輪をスムーズに動かすためには潤滑油がなくてはならない。これが不足すれば、どんな車でも長持ちしない。潤滑油は栄養素でいえば、ビタミン、ミネラルに当たる。

人は、たんぱく質、脂質、炭水化物、ビタミン、ミネラルの５つの栄養素を満遍なくとらなければ、精神的、肉体的にも活発に動けないし、また健康長寿もおぼつかない。

食生活の欧米化によって現代人にもっとも不足しているのは、ビタミン、ミネラルの供給源である野菜。厚生労働省では１日３５０ｇ以上を（うち１２０ｇ以上を緑黄色野菜で）とることをすすめているが、３００ｇも満たしていない人が多い。それとカルシウム。中高年では１日６００～６５０㎎が理想だが、現実には５４０㎎前後（２００３年）しかとっていない。日ごろから積極的に、野菜と牛乳および乳製品、小魚をとるようにしたい。

陰陽五行の発想で食事組み合わせ

２０００年ぐらい前に著された中国最古の薬物書『神《しん》農《のう》本《ほん》草《ぞう》経《きょう》』には、医療面で陰陽説が応用されている。それは、病に対して「寒には熱を」、「熱には寒を」という考え方で寒熱の中庸を得、健康維持を図ろうというものだ。

陰陽説の始まりは、宇宙のあらゆる自然現象を陰陽の変化としてまとめ、説明しようとしたものである。陽の代表的なものは太陽、陰の代表的なものは月、これから転じて明るい・暗い、暑い・寒い、上昇・下降など、また男・女と分けていった。ここでいっていることは、両者は互いに対立するが、同時に互いに依存し合って存在し、一方を失えば、もう一方も存在する意味がなくなるということ。

つまり対と考え、二者は不可分の関係にあるとしている。男と女、どちらが欠けても子孫はできない。暑さばかり続いたり、寒さばかり続いたりしたら健康は維持できない。そこで両者のバランスが必要になってくる。古来からのこの考え方は、現代でも応用できる。暑いときには、体を冷やす寒冷性の食品を食べ、寒いときには、体を温める温熱性の食品を食べることで栄養のバランスをとるのだ。それに加えて、酸、苦、甘、辛、鹹《かん》（塩からい）の五味のバランスをとること（五行）。この

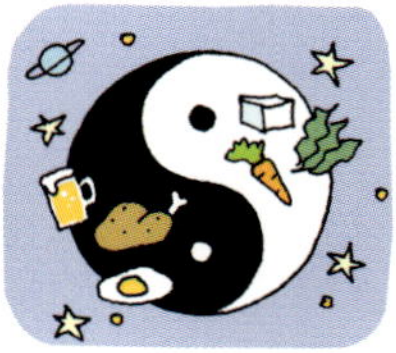

ように食物同士を組み合わせれば、無理な食事制限をせず、おいしく、健康を維持することができる。

日本人は何かというと、1つの物でその良否を判断しようとするが、このとき陰陽説的発想に基づいて組み合わせを考えれば、悪いものでもよくなる。たとえば、肥満の場合、高カロリーのものをとるときは、野菜のような低カロリーのものをとってカロリーを抑える。コレステロールの心配のあるものをとる場合には、コレステロールを抑える働きのある豆腐や野菜、海藻など(P.89の表参照)をしっかりとれば、食を楽しみながら健康長寿が可能である。

【陰陽説に基づく、体を温める温熱性食品と体を冷やす寒涼性食品】

	温熱性	平性	寒涼性
穀類	もち米	うるち米、とうもろこし	粟、大麦、小麦、そば、はと麦
いも類	やまのいも	じゃがいも、さつまいも、さといも	
豆類	なた豆	小豆、黒豆、大豆、豆乳、ゆば、えんどう、そら豆	浜納豆、豆腐、緑豆
種実類	栗、くるみ、なつめ、松の実	ぎんなん、ごま、はすの実、落花生	
野菜類	なばな、かぼちゃ、ピーマン、にら、からし菜、ザーサイ、らっきょう、ねぎ	きくらげ(黒・白)、キャベツ、さやえんどう、しいたけ、しゅんぎく、たまねぎ、にんじん、さやいんげん、ほうれんそう	菊の花、金針菜、きゅうり、トマト、ごぼう、セロリ、だいこん、たけのこ、なす、ゴーヤ、とうがん、はす、レタス、もやし、ゆりの根
果実類	あんず、梅、さくらんぼ、もも	いちじく、すもも、パイナップル、ぶどう、りんご、レモン	柿、キウイフルーツ、すいか、なし、バナナ、みかん、メロン、びわ
魚介類	えび、たちうお、なまこ、うなぎ、あなご	あわび、いか、いしもち、貝柱、かき、くらげ、すずき、どじょう、ふかひれ	あさり、かに、しじみ、こんぶ、のり、わかめ、はも
肉・卵類	牛肉、とり肉、とりレバー、豚胃、豚レバー、マトン、鹿肉	かも肉、牛胃、牛レバー、豚肉、豚心臓、牛乳、うずら卵、鶏卵	あひるの卵(ピータン)
嗜好品	酒、紅茶	はちみつ、ローヤルゼリー	プーアール茶、緑茶
調味料	黒砂糖、酢、みそ、なたね油、大豆油、からし、こしょう、さんしょう、しょうが、とうがらし、にんにく、八角、肉桂	白砂糖、氷砂糖、落花生油	しょうゆ、塩、ごま油、ラード

(注)平性とは、温熱性と寒涼性の中間のもの。
出典:新居裕久ほか『薬膳で治す』時事通信社　1990

沖縄・長寿食、本当の秘密

日本で昔から長寿の地域という印象が強いのは沖縄。その秘密はゴーヤ（にがうり）、柑橘類の一種でビタミンCが多いシークワーサー、黒砂糖、ウコンなどにあるといわれているが、それは業者の宣伝にすぎない。こうしたものばかりとっていたら偏食になり、長生きするどころか短命に終わってしまう。

沖縄に長寿者が多い本当の秘密は、**医食同源に基づいて食品同士を組み合わせ、バランスのとれたおいしい食事**をとっているからだ。

統計をみてみよう。沖縄の死亡率は全国平均よりも低い。その最大の理由は、３大生活習慣病の死亡率が低いこと。全国平均と比べてがんは約12ポイント、心臓病は約16ポイント、脳卒中はなんと約35ポイントも低かった（１９９５年、厚生労働省調べ）。

沖縄の食事は中国に似て、豚肉や油脂類をよくとる。15年から20年ほど前の沖縄の食生活を宮城重二・女子栄養大教授が調べている。肉類は１日１人あたり90ｇ前後で、全国平均の約70ｇに比べて約1.3倍。脂質の摂取カロリーも全カロリーの約30％を占め、厚生労働省が推奨している20～25％より多い。にもかかわらず３大生活習慣病が少ないのは、伝統的に食品同士の組み合わせがよかったからだ。

肉類は多いが、それ以上にがん、心臓病、脳卒中を予防する成分を多く含む植物性食品をしっかりとっている。全国平均と比べて緑黄色野菜は1.4倍、昆布は1.5倍、干ししいたけは1.8倍、豆腐は1.9倍くらい。この、動物性と植物性の食品をバランスよくとる（陰陽のバランスに基づいた）食習慣が長寿の秘密だったと考えられるのである。

沖縄の長寿、「3C」でかげり

長寿県であった沖縄にも、近年かげりが出てきた。男性の平均寿命が、１９８５年までトップだったのが、２０００年の調査では長寿ベストテンから滑り落ち、全国平均を下回った。女性の場合はまだトップの座を占めているが、寿命の延びはあまりよくない。しかし、意外な点に気づく。65歳以上の高齢者がさらにどれくらい生きられるかをみる平均余命では、男性は18・４５年で全国一である。さらに１００歳以上の長寿者は10万人あたり39・５人と、これも全国一多い。

実は沖縄県の平均寿命を引き下げた原因は、15～45歳の人の死亡率が全国平均を上回ったからなのだ。なかでも30代以上で糖尿病や肝臓病で死亡している人が多いという。この年代は戦後生まれの若い世代であり、米国の占領下で生活習慣が大きく変化している。

これを、沖縄のある医師は「３Ｃ」という言葉で表している。一番目のＣはコレステロール値の上がりやすい食品、つまりファストフードをよくとるようになったこと。第二のＣはシガレット、つまりたばこを吸う人が増えたこと。三番目のＣはカー。車に乗る機会が多く運動不足になったことだ。

これに加えて、生活習慣病を防ぐ野菜・豆腐をたくさん使うチャンプルーなどの郷土料理をとる人が減ってきたことが大きい。行事のとき以外はあまり飲まなかった泡盛を、よく飲む人が増えてきたのもマイナスだ。こんなことから肥満が増え、糖尿病や脂肪肝が多くなった。野菜不足は日本人全体にもいえること。沖縄の教訓を反面教師としたい。

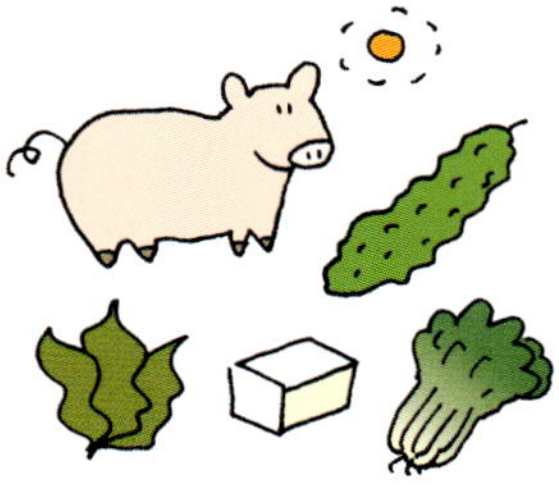

食事のことを「ヌチグスイ」（命の薬）と呼ぶ沖縄の人々は、昔から肉や豆腐、野菜や海藻をうまく組み合わせて、栄養バランスに優れた料理を作ってきました。
「混ぜる」の意味のチャンプルー。これは豆腐と野菜を油で炒めた料理をさしますが、これに卵や肉を加えれば、1品でバランスがとれます。煮こみ料理は、昆布やけずりかつおでしっかり「だし」をとって作るので、塩分が少なくてすみ、だしをとったあとの昆布も一緒に食べるので、よりヘルシーです。

沖縄料理に学ぶバランス食

沖縄の定番料理を作ってみよう！

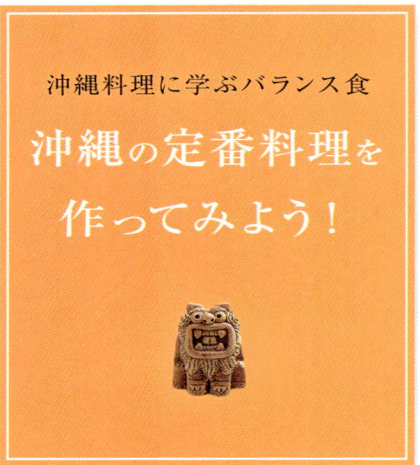

沖縄料理の定番です

ゴーヤチャンプルー

材料（2人分）

- ゴーヤ 1/2本（120g）
- もめんどうふ……1 /2丁（150g）
- 卵……1個
- けずりかつお……3g
- サラダ油……大さじ1
- A 酒……大さじ1
- A 塩……小さじ1/6
- しょうゆ……小さじ1

作り方

1. ゴーヤは縦半分に切り、スプーンで種とわたをとって2～3mm厚さに切る。
2. とうふは乾いたふきんに包み、皿で重しをして30分、水気をきる（電子レンジなら、ペーパータオルで包んで約2分加熱）。1cm厚さ、3cm角に切る。卵はほぐす。
3. 油大さじ1/2を熱し、とうふを入れて両面を焼き、とり出す。残りの油をたして、強火でゴーヤをいため、とうふをもどす。Aを加え、卵を入れて混ぜ、けずりかつおを入れる。しょうゆをまわし入れて火を止める。

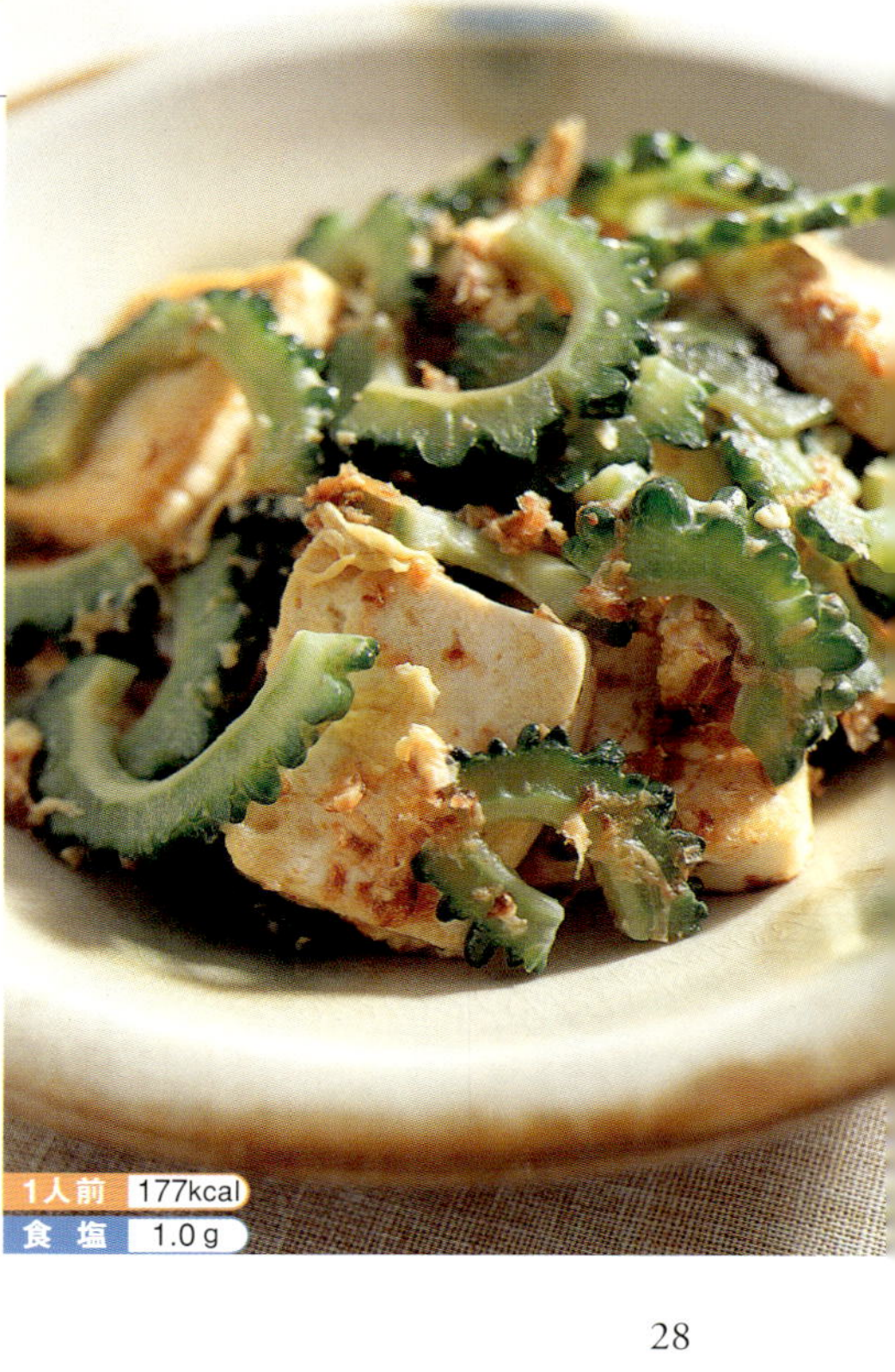

1人前 177kcal
食塩 1.0g

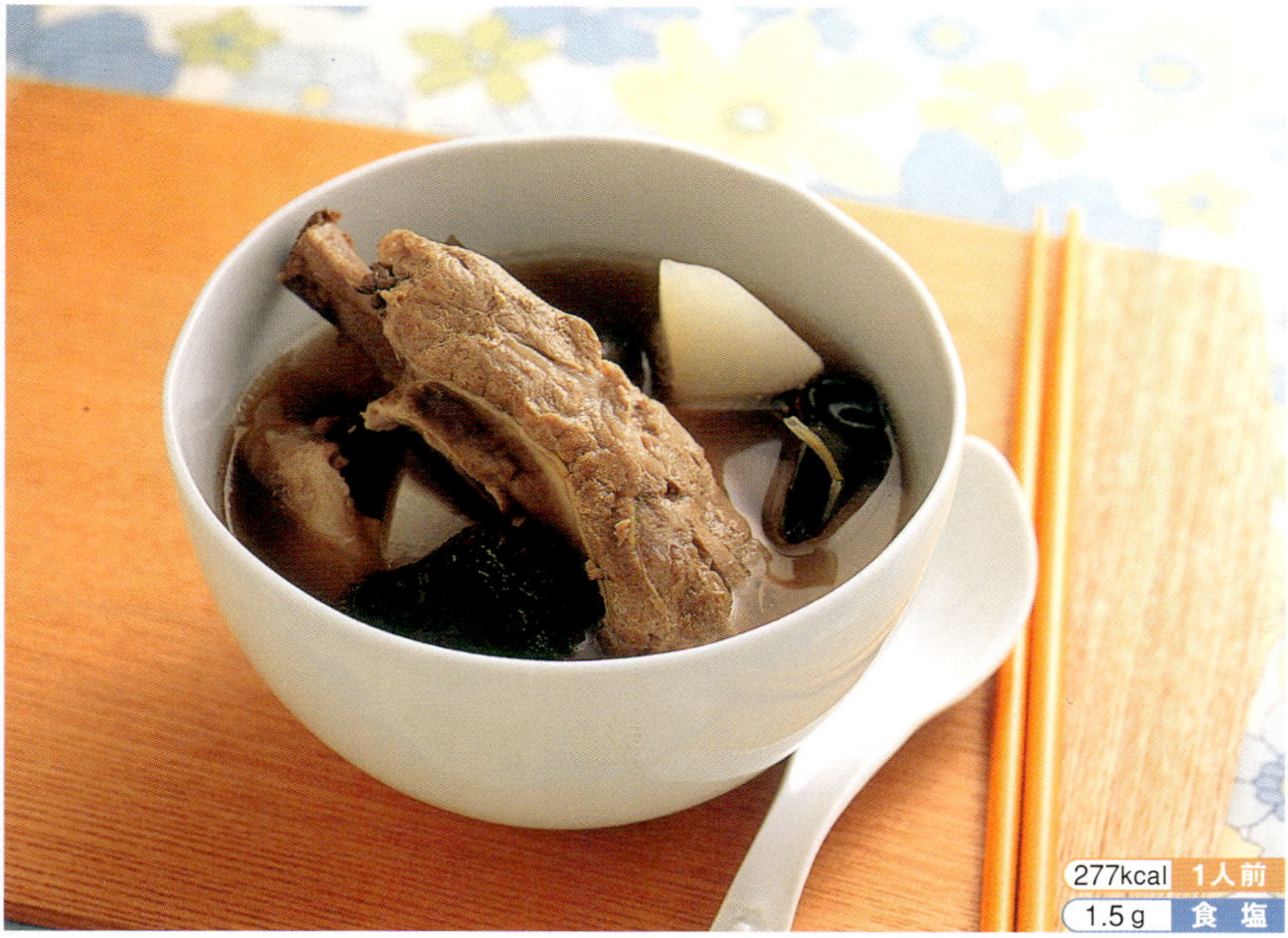

だしをしっかりとることと、
スペアリブを下ゆですることが、
おいしく作るコツです

ソーキ汁

材料（2人分）

豚スペアリブ…… 250g
干ししいたけ……… 4個
だいこん………… 150g

こんぶ…………10g
水……………… カップ2
けずりかつお……… 5g

A しょうゆ 小さじ1/2
A 塩……… 小さじ1/4

作り方

❶ こんぶは鍋に分量の水と一緒に入れて30分おき、とり出す。鍋を強火にかけ、沸とうしたらけずりかつおを入れて火を止め、2～3分おいてからこす。こんぶは切って、結びこんぶにする。

❷ しいたけは水カップ1/2（材料外）でもどし、軸をとり、もどし汁はこす。

❸ スペアリブはたっぷりの湯で5分ほどゆでてざるにあけ、水で洗う。だいこんは大きめの乱切りにする。

❹ 厚手の鍋に❶のだし、しいたけのもどし汁、水を合わせてカップ3にして入れる。スペアリブを入れ、ふたをずらしてのせ、40～50分、弱火で煮る。

❺ しいたけ、こんぶ、だいこんを加え、さらに20分煮る。Aで調味し、5分煮る。

中国・韓国の食比較コラム　その二

肉と一緒にたっぷりの野菜を！

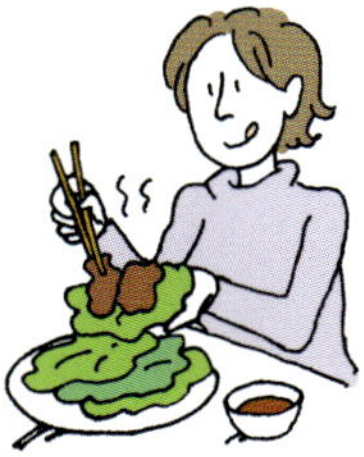

韓国で焼き肉を注文すると、必ず肉と一緒にちしゃ、えごまの葉、にんにく、青とうがらしといった生野菜が山盛りに出てくる。もちろん、はくさいやだいこん、きゅうりのキムチも出る。ほうれんそうやもやし、にんじん、炒めたぜんまいなどのナムルも出る。これだけたくさん野菜が出ると、肉は添え物といった感じになる。

食べ方にも特徴がある。手のひらサイズのちしゃやえごまの葉を手にのせ、中央に焼き肉とにんにく、とうがらしみそ（コチュジャン）を置き、くるりと巻いてほおばる。これは韓国独特のサム（包むの意味）という食べ方で、新鮮な野菜の歯ざわりと香りが食欲を促す。

こういった野菜は基本的に無料で、足りなければいくらでも出してくれる。これが韓国の昔からの食習慣というのだ。ピビンパプや冷麺にも野菜はついてくる。統計によると、韓国人は日本人の1.6倍の野菜を食べているとか。

生活習慣病は野菜不足で起こるともいわれているが、野菜をたくさん食べる韓国の場合はどうだろうか。日本人と比べると、がんの死亡率は約4ポイント、心筋梗塞のような心臓病の死亡率は、なんと57ポイントも低い。スリムな人が多く、肌も美しく、スタミナがあることも知られている。

日本人の日常の食生活にも韓国並みに野菜をたくさん食べる習慣が定着すれば、健康長寿の面からも、よりうれしい結果が得られるだろう。

第3章

生活習慣病は食事がつくり、食事で防ぐ

日本人の野菜不足が、生活習慣病を招く

がん、心臓病、脳卒中、肥満、糖尿病などの生活習慣病の増加の原因は、日常の野菜不足にあるといってもよいだろう。なぜならば野菜はこれらの病気を予防する働きをもっているからだ。まずローカロリー（低エネルギー）なので、カロリーオーバーを抑えてくれる。またがんや動脈硬化や老化を促す活性酸素を消去する成分、カロテン、ビタミンC、ビタミンE、ポリフェノールなど、そして血圧上昇を防ぐカリウム、カルシウム、マグネシウム、体の老廃物を排泄する食物繊維などが多く含まれている。

現代日本人はこの大切な野菜を１日に３５０ｇは摂取すべきところ、平均して50ｇくらい不足しているのが現状。この不足については、次のようなことが考えられる。

まず、生活の簡便化によって、手間のかかる野菜料理が作られなくなったこと。第二に、外食や中食が普及しているが、これらのメニューには野菜をたくさん使用するものが少ないこと。第三に、食の欧米化によって、煮物やおひたし、あえ物などの従来の和食をとる機会が減ってきたこと。

さらには、生野菜は体によいという錯覚から、野菜がたくさんとれる煮野菜が敬遠されるようになったこと。最後に、サプリメントなど各種の栄養補助食品が開発販売され、野菜代わりにこの種のものをとって栄養を補おうとする人が多くなったことなどが挙げられる。

野菜不足を補うためには、以上の要因を念頭に入れて、**毎日毎食野菜を必ずとるように心がけ、**

野菜なしのメニューでは健康は維持できないと考えるべきだ。

毎日の食事の中で野菜・果物を多くとるコツ

❶できるだけ自炊をして、野菜をとる。

かんたんに作れて、野菜をたくさん食べられるおすすめ料理は、**❶いろんな野菜を入れた鍋料理　❷具だくさんの汁物やスープ**。これなら、汁に出た栄養素もとれる。

❷毎日、１００％の野菜ジュースや果物のジュースを飲む。

自分でミキサーやジューサーにかけて作ってもよいし、市販の物を飲んでもよい。

❸韓国式の食事をまねる。

ナムルやキムチなど野菜をたくさん使った常備菜が必ず食卓にあり、焼き肉などは必ず野菜で包んで食べる韓国の人たちの食事（P.30参照）を見習おう。

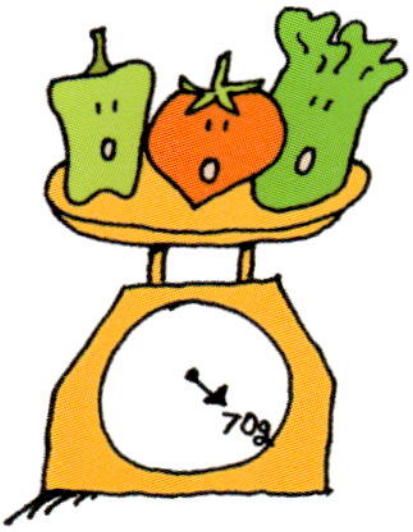

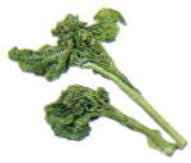

「なばな」の栄養価に注目

春の息吹を感じさせる野菜のひとつに「なばな」がある。これは、菜の花とか油菜《あぶらな》とも呼ばれ、安土桃山時代はもっぱら油を搾《しぼ》るために栽培されていたが、明治時代に入って若葉やつぼみを食べるようになったという。ほのかな苦味と独特な歯ざわり、濃い緑は心に元気を与えてくれる。同時に大変栄養価の高い緑黄色野菜である。ミネラル類としては、カリウム、カルシウム、鉄などが、ビタミン類としては、カロテン、ビタミンB_1、B_2、C、E、K、葉酸などが多く含まれ、また食物繊維も豊富である。特に注目されるのは、がん、動脈硬化、老化などを促す活性酸素を消去する働きがある、ビタミンC、E、B_2、カロテンといった抗酸化作用の強いビタミン類がたくさん含まれ、相乗効果が期待できることだ。

ところで、ビタミンEはとり過ぎても体によくない。このビタミンは、自らが酸化されることによって、活性酸素の働きを抑えてくれるのだが、単独だと、酸化したビタミンEが体内に多くなり、かえって細胞を攻撃する悪役に転じる。しかし、なばなのようにビタミンCが一緒にあると、これが悪役となったビタミンEに酸素を渡して安定させ、再度、抗酸化作用が発揮できる状態に戻す。ビタミンCは水溶性なので、脂溶性のビタミンEと違い排泄されやすく、たくさんとっても体に害を与えにくい。ただし水に溶けやすいので、調理によって損失が多い。なばなはゆでずに、そのまま油揚げなどと炒め、だし汁少々を入れ調味した炒め煮や天ぷらなどにしてとるとよい。

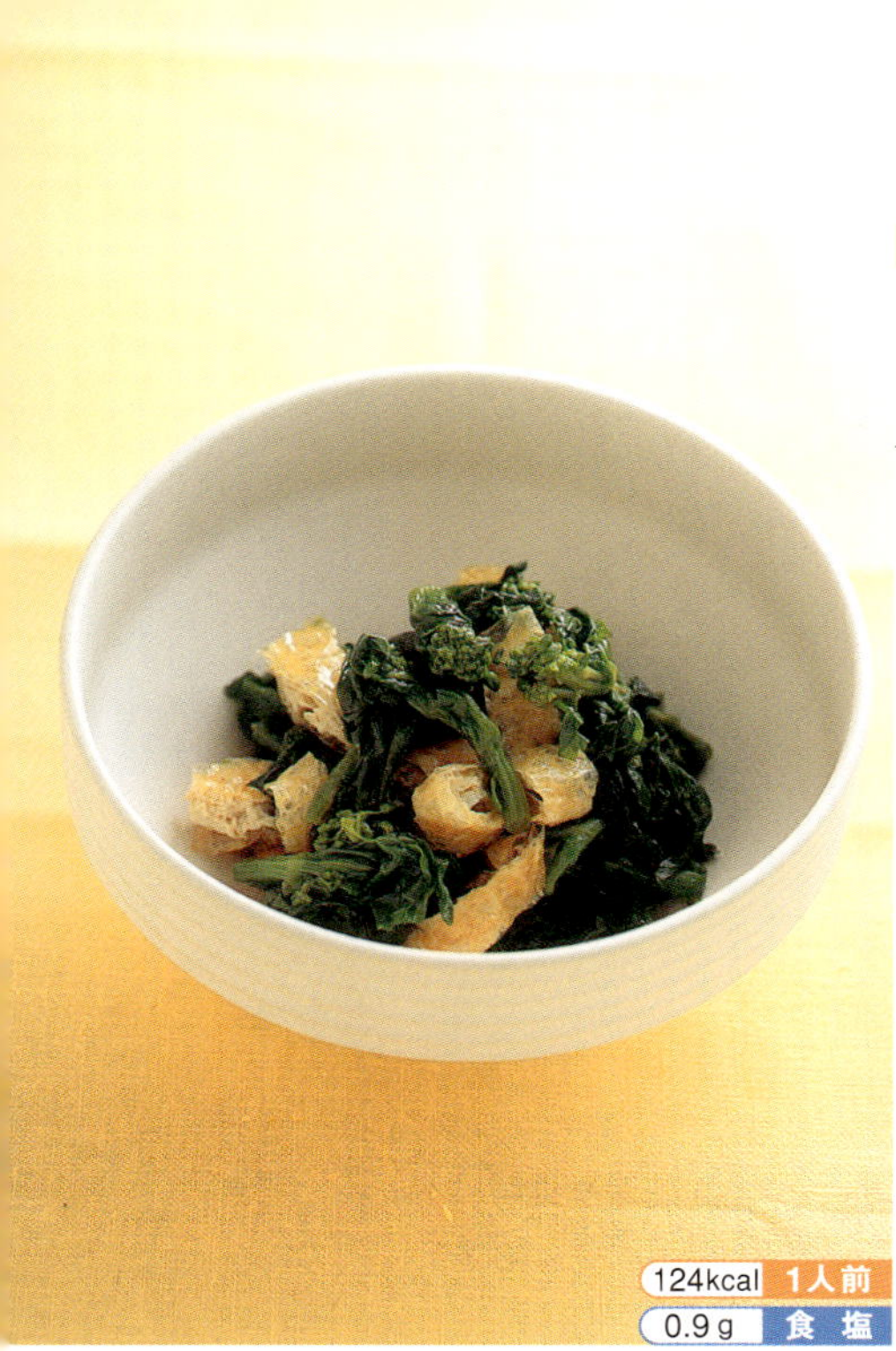

124kcal 1人前
0.9 g 食 塩

煮汁もそのままいただきます

なばなと油揚げの煮びたし

材 料（2人分）

なばな……150 g
油揚げ……1枚（25g）
サラダ油……小さじ2

A
だし……カップ1/2
みりん……小さじ2
しょうゆ 小さじ2
酒……小さじ2

作り方

1. なばなは4cm長さに切る。
2. 油揚げは熱湯をかけて油抜きし、縦半分に切ってから細切りにする。
3. 鍋に油を熱し、強火でなばなを1～2分いため、油揚げを加えてさらに1分いためる。Aを加え、中火で汁気がなくなるまで煮る。

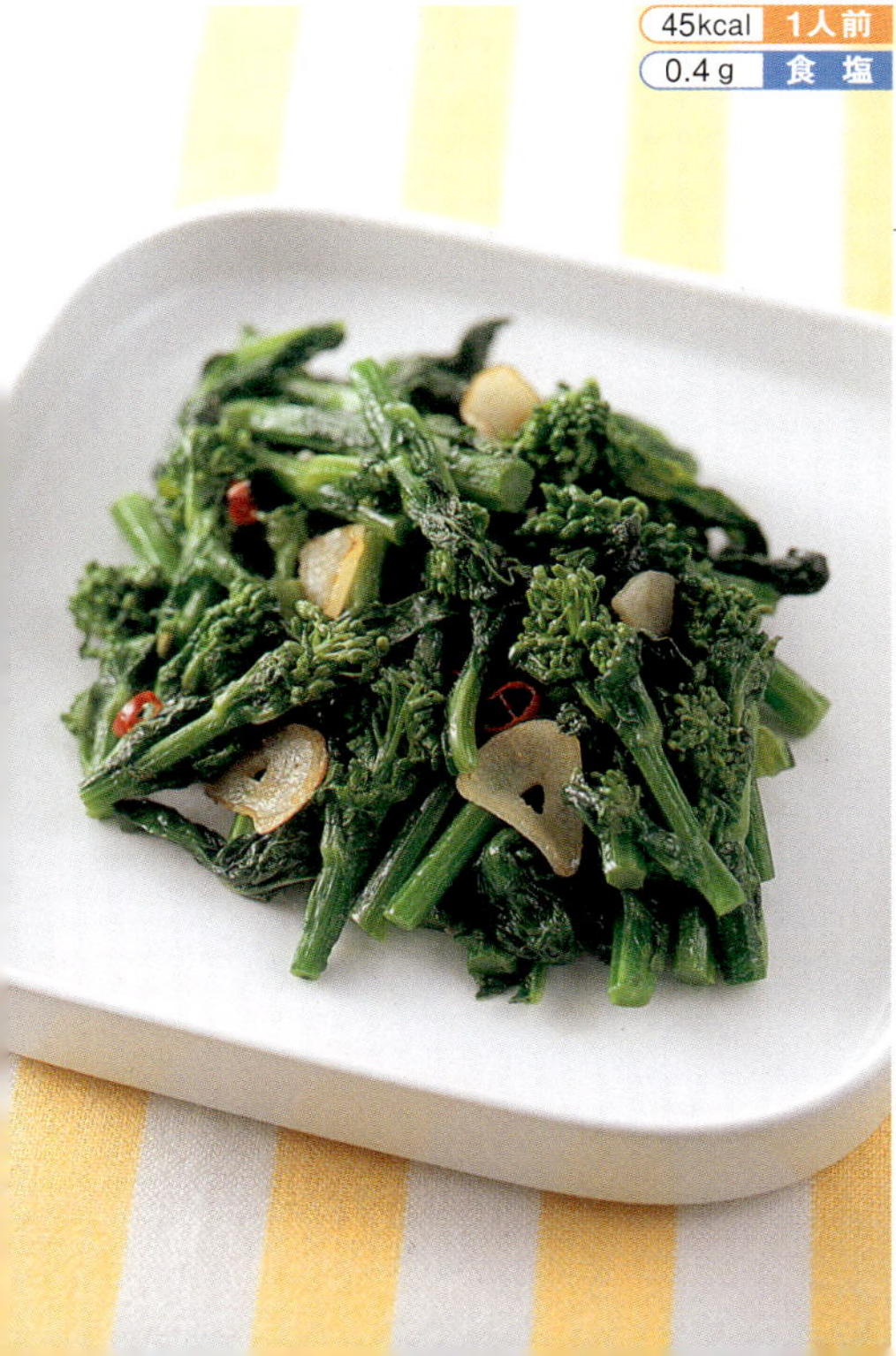

45kcal 1人前
0.4 g 食 塩

なばなのアクも気にならない

なばなとにんにくのピリ辛炒め

材 料（2人分）

なばな……50 g
にんにく……1片（10 g）
赤とうがらし……1/2本
オリーブ油* 大さじ1/2
塩……小さじ1/6
こしょう……少々

＊ サラダ油でもOK。

作り方

1. なばなは4cm長さに、にんにくは薄切りにする。とうがらしは種をとり、小口切りにする。
2. フライパンににんにくとオリーブ油を入れ、弱火にかける。香りが出たら強火にし、なばな、とうがらしを加えていためる。
3. 油が回ったら、塩、こしょうで調味する。

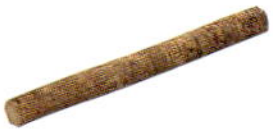

ごぼうは食物繊維の供給源

ごぼうを食べるのは日本と韓国など。ごぼうは、種子が熱のある風邪などに効果があるといわれ、千数百年前、中国から渡来した薬草だが、日本ではいつのまにか、その根がきんぴらや天ぷら、煮物、鍋物などになくてはならない野菜のひとつになってしまった。

ごぼうは、歯ざわりがよく、うま味と香りがよいので、多くの人に好まれる。栄養の面からみると、食物繊維の含有量は野菜の中でもトップクラス、１００g中に5.7g（にんじんは同2.7g）も含まれ、日本人に不足しがちの食物繊維の大きな供給源である。しかし、他の栄養素はそれほど多くない。食物繊維は炭水化物の一種（多糖類）で、ごぼうには消化吸収されにくい不溶性のリグニンと水溶性のイヌリンが多く含まれ、前者は腸のぜん動運動を活発にして便秘を防ぐ。後者は血中総コレステロール値を下げる働きがあるようだ。その他、フラクトオリゴ糖が含まれ、含有量は野菜の中でもトップクラスだという。フラクトオリゴ糖は、善玉菌であるビフィズス菌などの栄養源になってこれを増殖させ、腸内環境を整える。また整腸作用を促す。

ごぼうの皮の近くには、強い抗酸化作用のあるポリフェノールの一種クロロゲン酸が多く含まれ、活性酸素を消去し生活習慣病を予防するという。また、香りやうま味成分もここに集中する。そこで料理するときには、皮はできるだけ薄くこそげとる。水にさらすと出てくる茶褐色成分はクロロゲン酸なので、あまり長く水にさらさないほうが、味や香り、栄養素が保たれる。

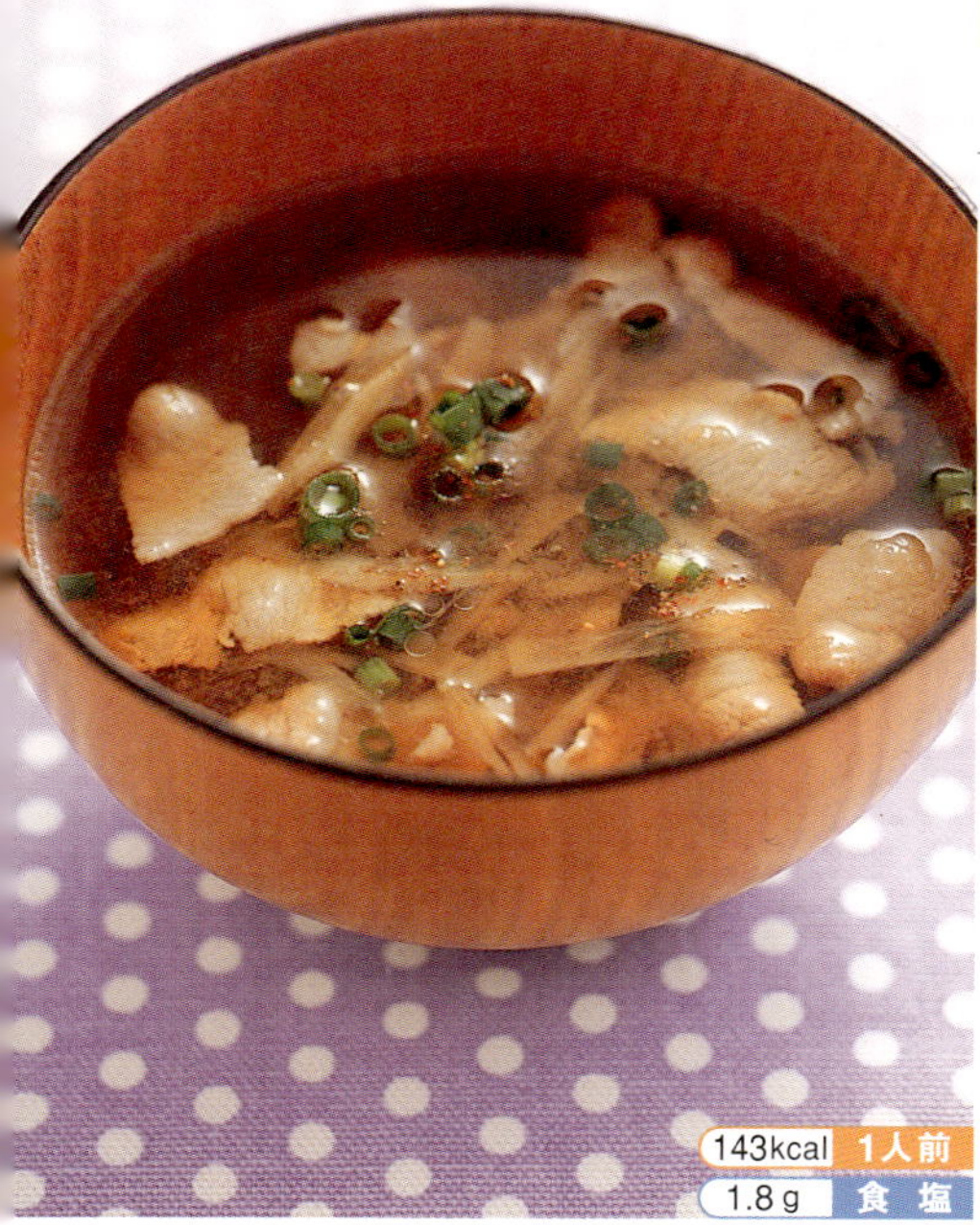

143kcal 1人前
1.8g 食塩

ごぼうと豚肉の相性が抜群！

ごぼう汁

材料（2人分）

ごぼう……1/4本（50g）
豚ばら肉（薄切り）50g
万能ねぎ……3本
だし……カップ2・1/2
みそ……大さじ1・1/2
酒……大さじ1
七味とうがらし……少々

作り方

1. ごぼうは皮を薄くこそげ、ささがきにする。水にさっとさらし、水気をきる。
2. 肉は1cm幅に切る。ねぎは小口切りにする。
3. 鍋にだし、ごぼうを入れて火にかけ、沸とうしたら肉を加える。アクをとりながら10分、中火で煮る。みそをとき入れ、酒を加え、ひと煮立ちしたら火を止める。椀によそい、ねぎを散らし、七味をふる。

131kcal 1人前
0.7g 食塩

和洋折衷ドレッシングで

たたきごぼうのサラダ

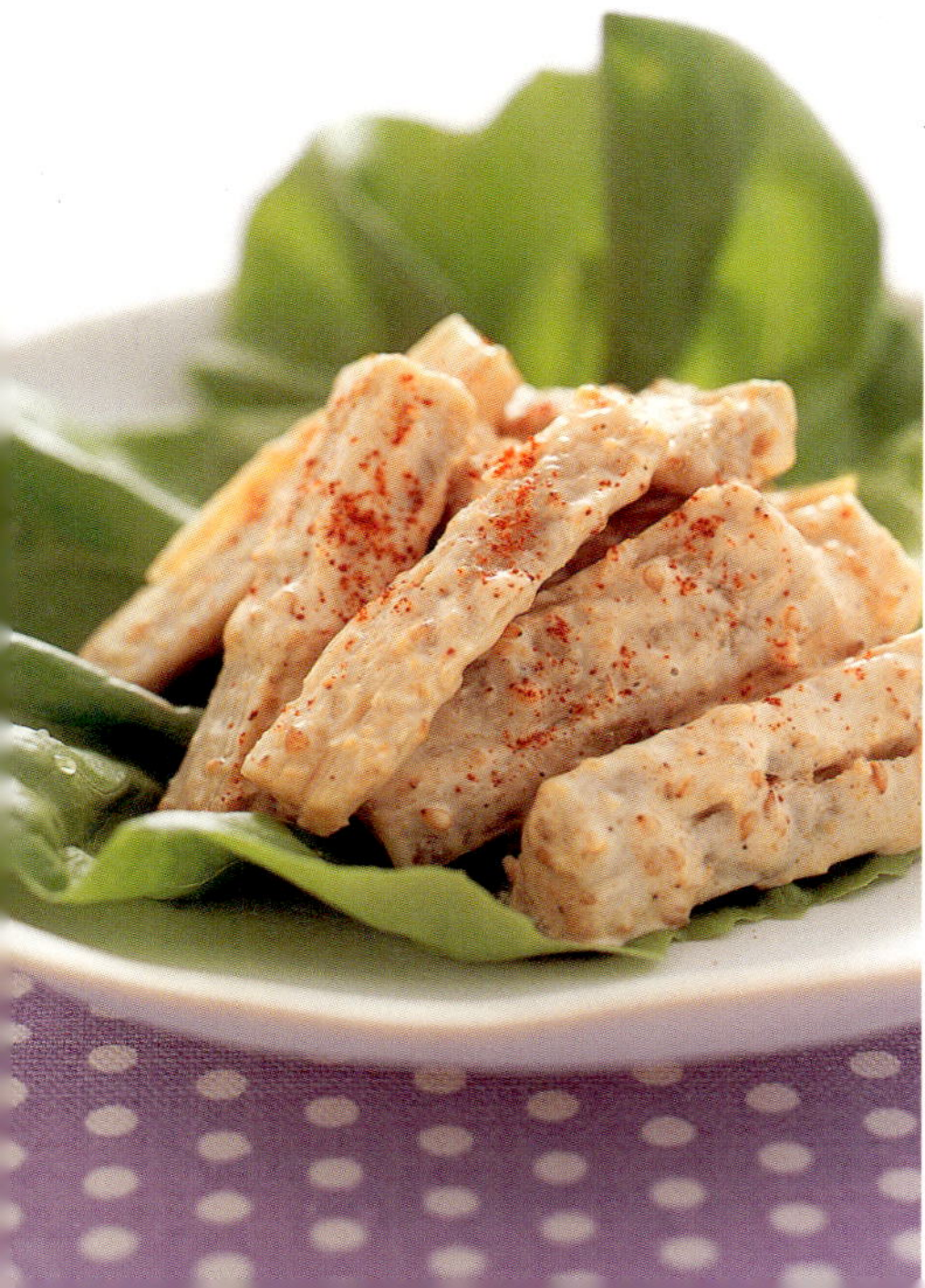

材料（2人分）

ごぼう……1/2本（100g）
A
- いりごま 大さじ1
- マヨネーズ 大さじ2
- しょうゆ 小さじ1
- 酢……小さじ1

サラダ菜……4枚
（あれば）パプリカ（粉末）……少々

作り方

1. ごぼうは皮を薄くこそげ、5cm長さに切って縦2〜4つ割りにする。熱湯で7〜8分ゆでる。
2. まな板にごぼうをのせ、すりこぎで軽くたたいて割れ目を入れる。
3. Aを合わせて❷をあえる。
4. サラダ菜の上に❸をのせ、パプリカをふる。

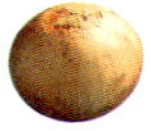

たまねぎで血液サラサラ

ぴりっとした辛味のある生たまねぎは食欲を促し、これに含まれる含硫化合物は、ビタミンB_1の多い豚肉やレバーなどのたんぱく質食品と一緒にとるとビタミンB_1の吸収をアップする。一方、たんぱく質は血や肉になり、スタミナづくりに役立つ。さらに近年、含硫化合物が血液をサラサラにし、心筋梗塞や脳梗塞を予防する可能性が出てきた。

ところで、この働きを得るのにはオニオンスライスがもっとも効果的。たまねぎそのものは無臭だが、切ったり、すりおろしたりすると、催涙性の強い刺激臭が生ずる。これはたまねぎの細胞の中に含まれている硫黄を含むアミノ酸が、同じ組織の中に含まれる酵素によって生成される含硫化合物である。オニオンスライスはたまねぎを薄く半月形に切り、これにかつおぶしとしょうゆをかけて食べる。またポークソテーと一緒に食べると、あぶらっこさをとり、さっぱりと食べられる。しかし、ここで注意したいのは切ったたまねぎを水にさらさないことだ。辛味が強いからと、水にさらすと含硫化合物が流され、サラサラ効果が得られなくなってしまう。それと、たまねぎは炒めるなど加熱すると、サラサラ効果は出ない。酵素が熱に弱いため壊れてしまうからだ。加熱してもサラサラ効果を期待する場合は、切ったたまねぎを15分以上放置しておけば酵素がしっかり働いて、血液サラサラ物質をつくることができる。より効果を高めるためには、たまねぎをできるだけ薄くか細かく切ると酵素反応が起こりやすい。量として、1回に4分の1個（50g）以上をとるのが望ましい。

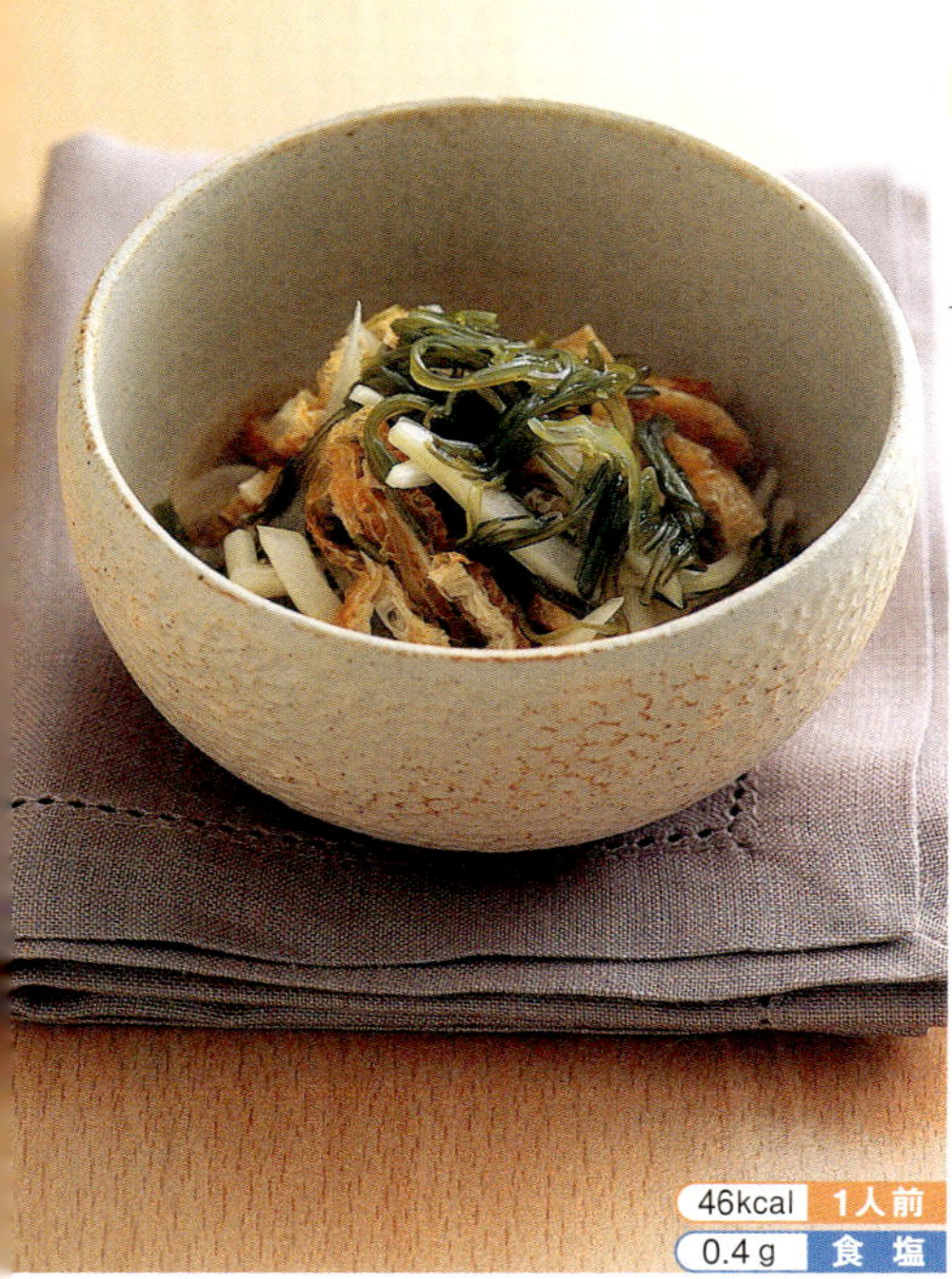

46kcal 1人前
0.4g 食塩

ねばねば海藻＋で血液サラサラ度UP

たまねぎとめかぶのあえ物

材料（2人分）

たまねぎ‥1/2個（100g）
油揚げ……………1/2枚
めかぶ（味つけされていないもの）…40g

A［酢…………小さじ2
　しょうゆ‥小さじ1

作り方

❶ たまねぎは薄切りにする。（15分以上おくと、辛味がやわらいで食べやすい）
❷ 油揚げは両面をグリルなどで焼き、3〜4㎝長さの細切りにする。
❸ Aを合わせ、❶、❷、めかぶをあえる。

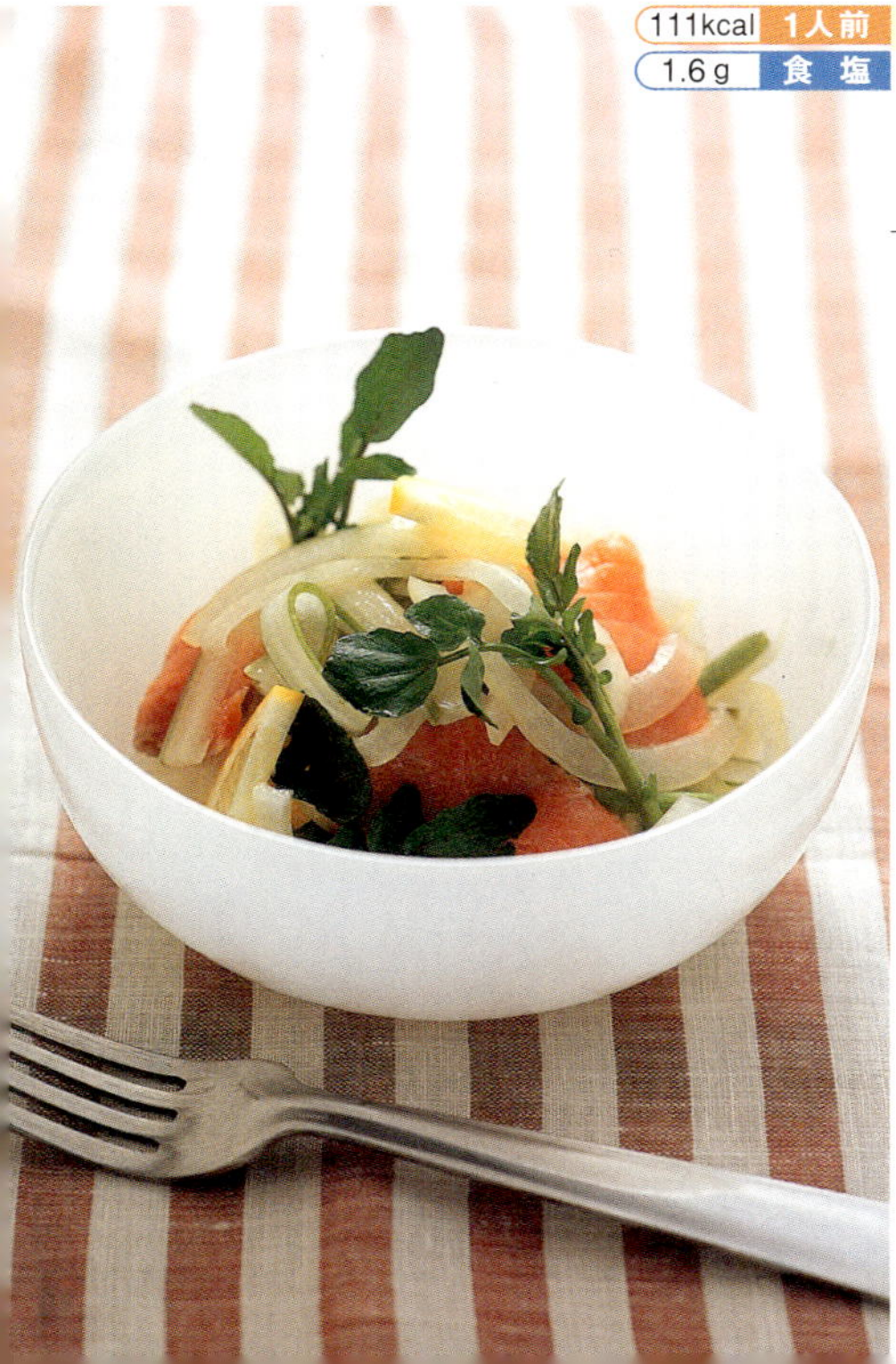

111kcal 1人前
1.6g 食塩

作りおきできて、味もまろやかに

たまねぎとサーモンのマリネ

材料（2人分）

たまねぎ 1/2個（100g）
セロリ…. 1/2本（50g）
レモン…………… 1/6個
スモークサーモン 50g
クレソン………… 1/2束

A［酢… 大さじ1・1/2
　レモン汁大さじ1/2
　塩……… 小さじ1/3
　サラダ油 大さじ1
　ローリエ…… 1枚

作り方

❶ たまねぎは薄切り、セロリは筋をとって4㎝長さの薄切り、レモンは薄いいちょう切りにする。サーモンは3㎝長さに切る。
❷ Aを合わせて❶をあえる。冷蔵庫に30分以上おいて味をなじませる。
❸ 器に盛り、クレソンを切って散らす。

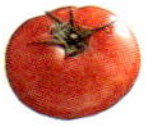

トマトで生活習慣病予防

真っ赤なトマトを見ると、元気の源のような気がする。栄養面からみるとカロテン、ビタミンC、カリウムが比較的多く含まれているくらいだが、実はこの赤みをつくる成分リコピンにすばらしい効果がある。リコピンはカロテンの親戚だが、体内でビタミンAに変換されないため、最近まであまり注目されなかった。ところが、リコピンは、カロテンよりも抗酸化作用が2倍くらい強く、動脈硬化やがんを促す活性酸素を消去する働きがあることがわかってきた。

フィンランド、ドイツ、オランダなどヨーロッパの10都市に住む１３８７人を対象にリコピン摂取と心筋梗塞の関係を調べてみたところ、脂肪組織中のリコピン濃度の高いグループは、低いグループに比べて心筋梗塞のリスクが半分以下だったという。またイタリアで行われた２８７９人を対象にした調査では、トマトの摂取量が増えれば増えるほど、食道がんや胃がん、大腸がんなどの消化器系がんの発生が顕著に減少したという。

トマトは暑い時期が旬で、暑さとともに赤みと味が増す。中国ではトマトは体を冷やす働きがあるので、暑気あたり解消の食品としている。甘酸っぱい味とグルタミン酸のうま味が食欲を進めることから、大いに食べて健康づくりに寄与できる。中サイズのトマト1個は２００g前後で、他の野菜に比べてたくさんとりやすい。トマトを切り、これににんにくやたまねぎのみじん切り、塩、こしょう、レモン汁、サラダ油少々をかけてとると美味。油はリコピンの吸収率をアップする。

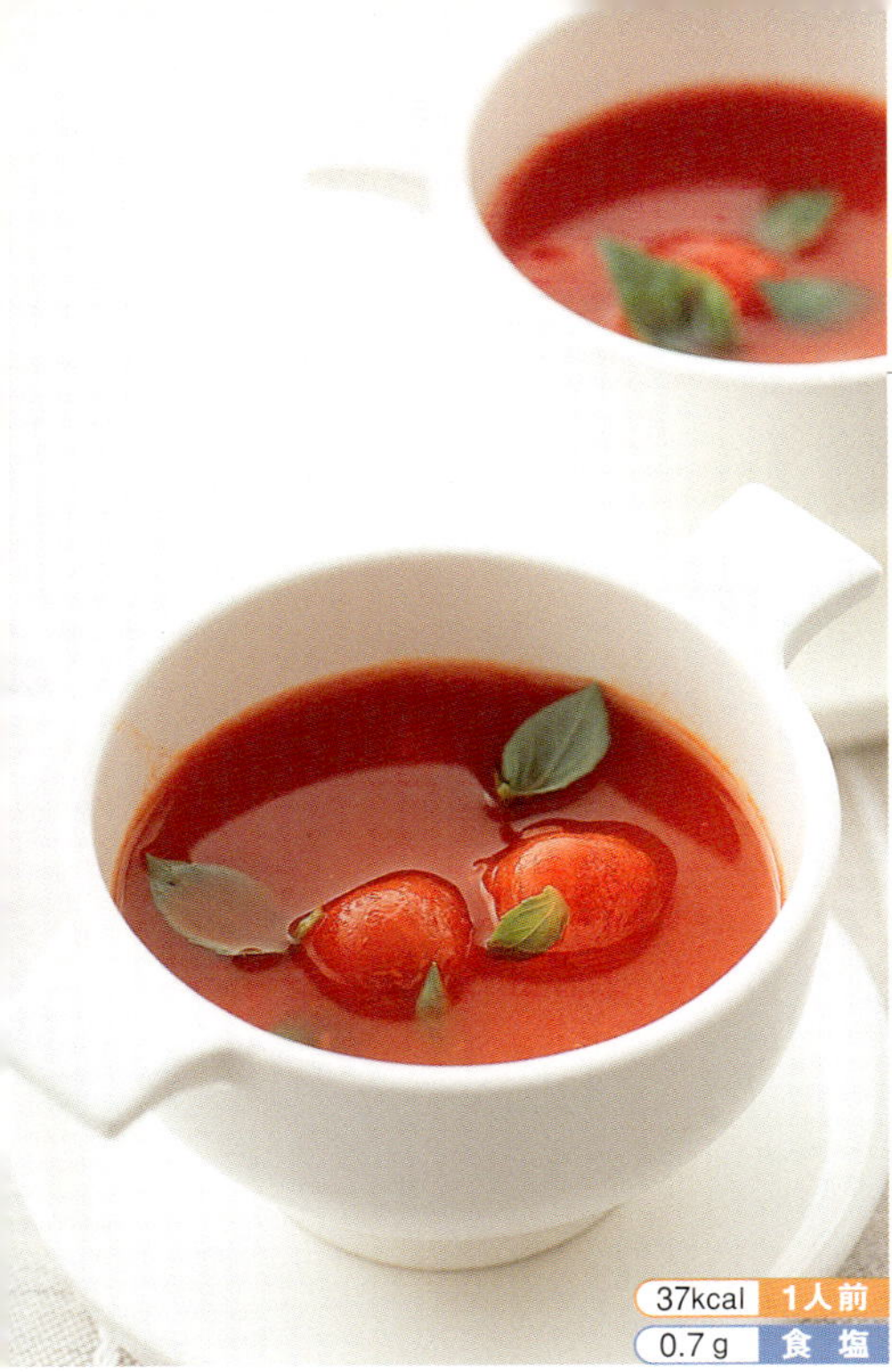

37kcal 1人前
0.7g 食 塩

トマトの栄養を丸ごと！

ミニトマトのスープ

材 料（2人分）

- ミニトマト …1/2パック（100g）
- オリーブ油…小さじ1/4
- トマトジュース（無塩）……150mℓ
- （あれば）バジルの葉……少々
- A
  - 水……カップ1
  - 固形スープの素 1/2個
- B
  - 砂糖……小さじ1/2
  - 塩・こしょう……各少々

作り方

1. ミニトマトはへたをとり、先端に十文字に浅い切りこみを入れる。熱湯に入れてすぐにとり出し、皮をむく。
2. 鍋にオリーブ油を熱し、ミニトマトをさっといためる。ジュース、Aを加えてひと煮立ちさせる。
3. Bで味をととのえて、器によそい、バジルを散らす。

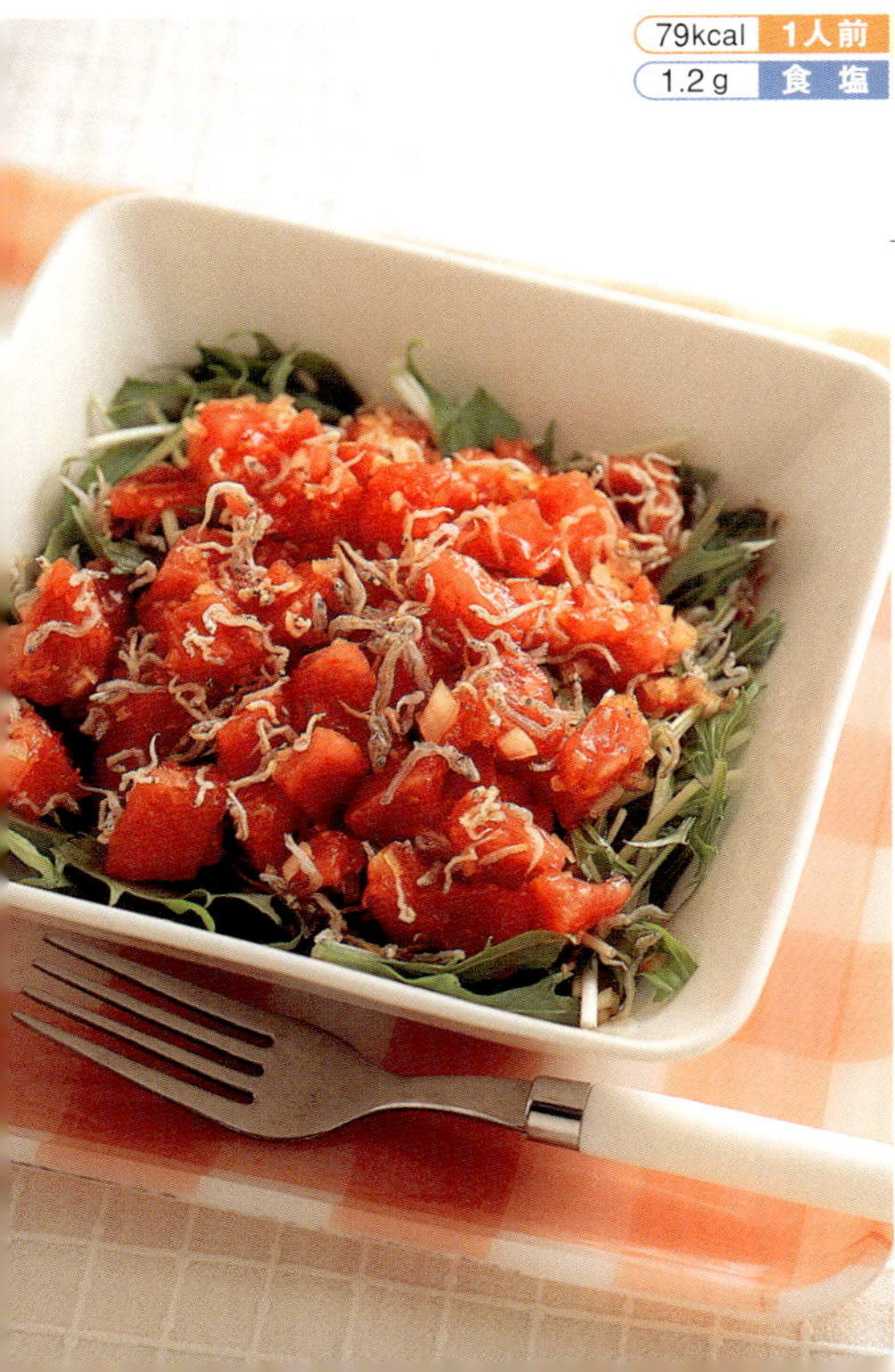

79kcal 1人前
1.2g 食 塩

じゃこのカルシウムもプラス

みず菜の和風サラダ トマトドレッシング

材 料（2人分）

- みず菜……100g
- ちりめんじゃこ…10g

〈トマトドレッシング〉

- トマト（完熟）……1個（200g）
- たまねぎ……20g
- しょうゆ・みりん・酢……各大さじ1
- ごま油……小さじ1

作り方

1. みず菜は3cm長さに切る。
2. トマトは熱湯にさっと通して冷水にとり、皮をむく。種をとって1cm角に切る。たまねぎはみじん切りにする。調味料と油を合わせ、トマトとたまねぎを加えて、ドレッシングを作る。
3. じゃこはフライパンでカリッとからいりする。
4. 器にみず菜を入れ、❷と❸をのせる。

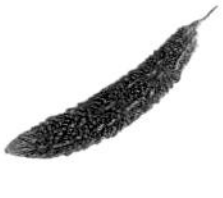

ゴーヤで暑さに立ち向かう

ゴーヤは沖縄の代表的夏野菜で、にがうりとも呼ばれ、大変苦味の強いきゅうりの仲間である。しかし何回か食べているうちに後を引くようになるから不思議。そのためか本土の人たちも好んで食べるようになった。

ゴーヤは、沖縄や中国では夏バテ防止の野菜として歓迎されている。体を冷やす働きのある寒涼性の食品(P.24)だと、体験的に知っているからだ。その上、喉の渇きを止める働きもある。また、苦味は消化液の分泌を促し、食欲を増進させるので、食欲が落ちがちな夏にはもってこいである。

ところで栄養面からみると、きゅうりと同様、特別に多いという栄養素はないが、ビタミンCだけは例外だ。１００ｇ中に76mg(成人１日の推奨量は１００mg)も含まれていて、炒め物などにしてもほとんど壊れないのが特徴である。ビタミンCは暑さや睡眠不足、過労などのストレスにあうと消費量が増える。それは副腎皮質から抗ストレスホルモンの分泌が盛んになり、その際、このホルモンの生成にビタミンCが必要になるからだ。そこで日ごろから、ビタミンCの多いゴーヤなどを充分にとることが大切である。

鈴鹿医療科学大学の三浦俊宏准教授によると、ゴーヤに含まれるカランチンという物質はインスリンと似た働きをし、血糖値を下げる効果が期待できるという。適量は約１５０ｇを週2~3回とる。このくらいの量は、ジュースにしたりゴーヤチャンプルーにしたりすれば無理なくとれる。

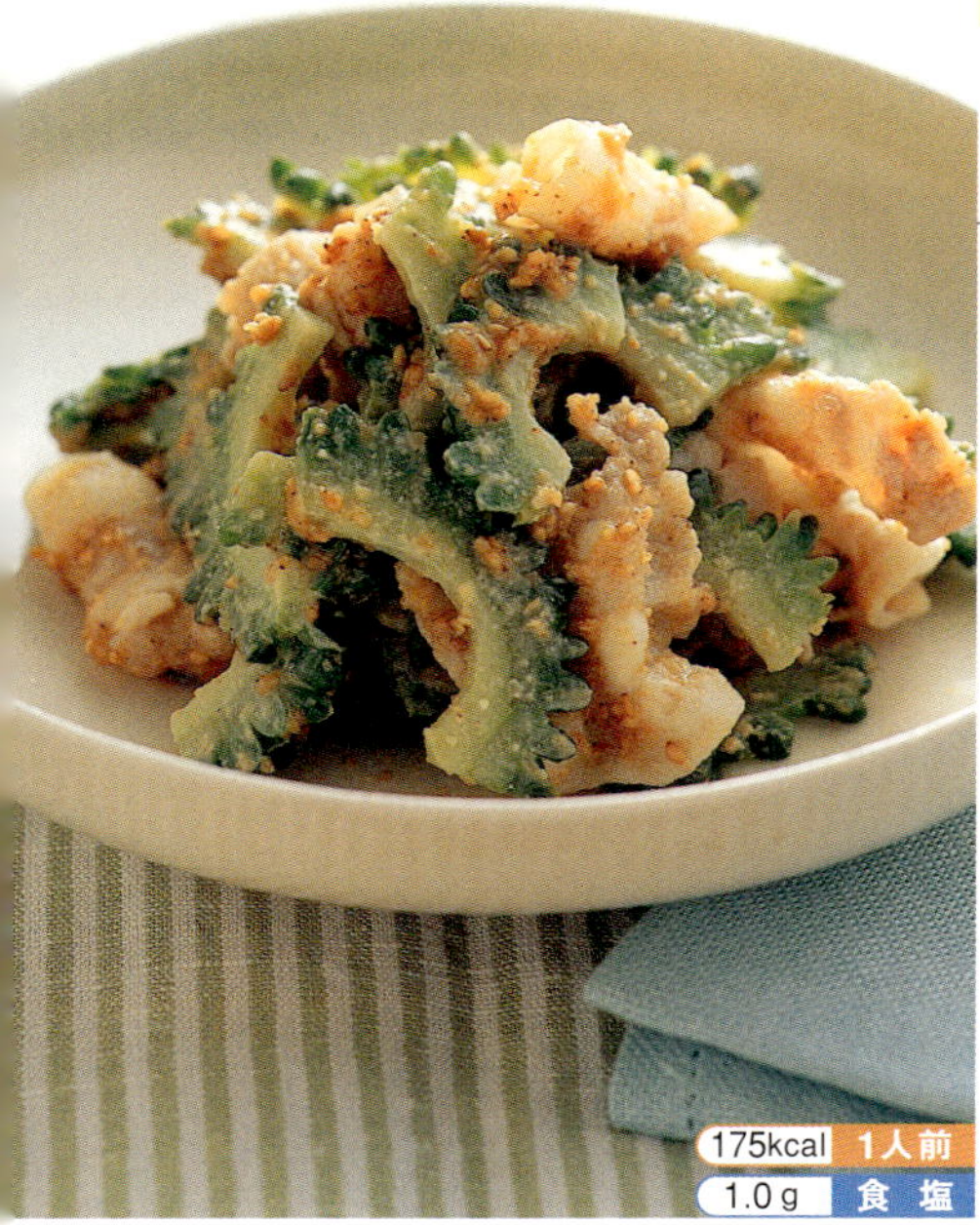

175kcal 1人前
1.0g 食塩

ごまとみそでコクを出す

ゴーヤと豚肉のごまみそあえ

材料（2人分）

ゴーヤ　1/2本（150g）
豚ばら肉（薄切り）……50g

A
すりごま（白）……大さじ2
みそ……大さじ1
みりん……大さじ1
砂糖……小さじ1

作り方

1. ゴーヤは縦半分に切り、スプーンで種とわたをとる。2〜3mm厚さに切り、熱湯でさっとゆでて水気をきる。
2. 豚肉を3〜4cm長さに切り、❶の湯でゆでる。
3. Aを合わせ、❶、❷をあえる。

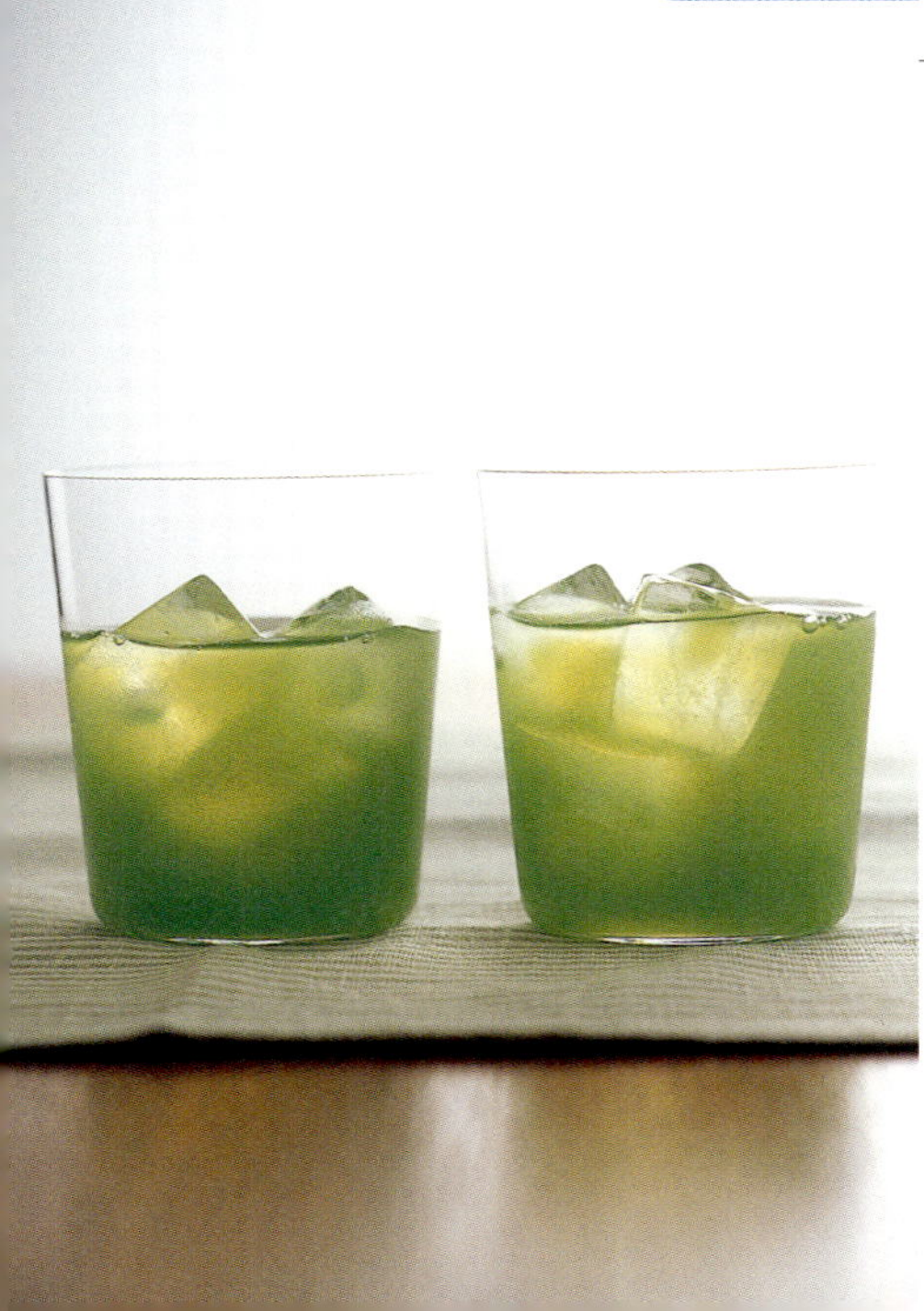

77kcal 1人前
0.0g 食塩

これ1杯で元気回復！

ゴーヤジュース

材料（2人分）

ゴーヤ‥1/2本（150g）
水……カップ1・1/2
はちみつ……大さじ2
レモン汁 大さじ1・1/2

作り方

1. ゴーヤは緑の皮の部分をすりおろす。ふきんに包んでしぼって、汁をとる。
2. ❶の汁にほかの材料を合わせ、よく混ぜる。

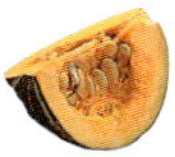

かぼちゃで紫外線対策

かぼちゃはカロテン豊富な典型的緑黄色野菜のひとつである。

かぼちゃの種類は大きく2つに分けられる。1つは西洋かぼちゃ。これは栗かぼちゃとかえびすかぼちゃと呼ばれ、甘味が強くほくほくしている。もう1つは日本かぼちゃ。これは皮がでこぼこしていて水気が多く、ねばりがある。同じかぼちゃでもだいぶ口当たりが違うようだ。また栄養面からみても両者には大きな異なりがある。西洋かぼちゃは日本かぼちゃに比べて、栄養素の含有量が多い。たんぱく質、脂肪の量はさほど変わらないが、炭水化物は後者に比べ約2倍。がん、動脈硬化、老化などを促す活性酸素を消去する働きのあるカロテンは、約5.5倍。ビタミンEが約2.5倍。ビタミンCは約3倍も多く含まれる。これらビタミンの含有量は、他の緑黄色野菜に比べても多い。

ところで夏、問題になるのは紫外線が強くなること。これに当たり過ぎると、肌を傷つけ老化を促し、しみやしわができやすくなり、ときには皮膚がんの原因にもなる。この紫外線は活性酸素の原因のひとつ。といっても活性酸素にはいろいろな種類がある。大きく分けると、スーパーオキサイドラジカル、ハイドロキシルラジカル、過酸化水素、一重項酸素の4つで、紫外線はこのうち一重項酸素を大量に発生させる。これはたいへん強力な活性酸素で、消去するには、カロテンとビタミンE、Cが必要だ。かぼちゃはこれらのビタミンも多く含むので、すばらしい活性酸素消去食品といえよう。

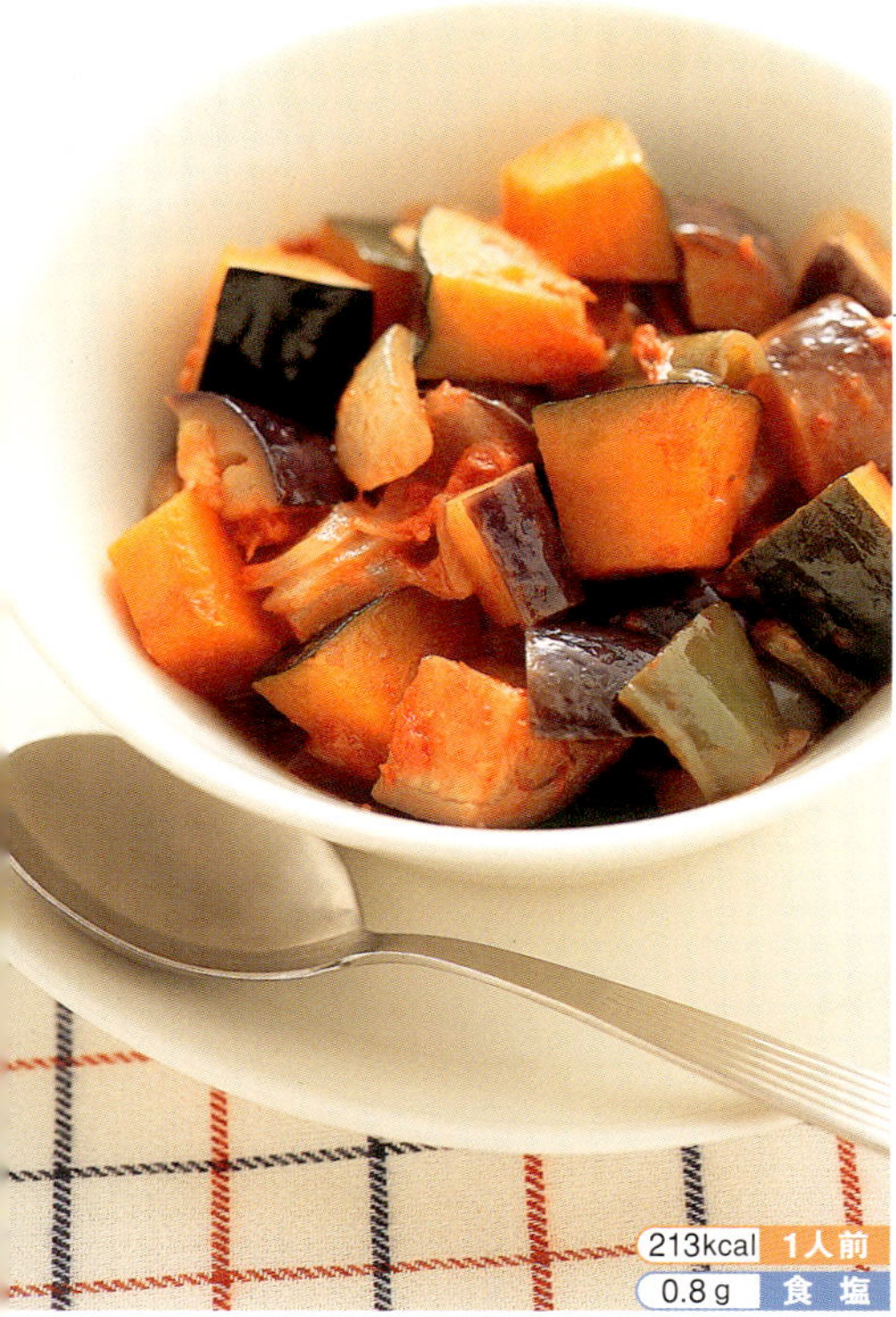

213kcal 1人前
0.8g 食塩

かぼちゃのほかの野菜もたっぷり

ラタトゥイユ

材料（2人分）

かぼちゃ	100g	オリーブ油	大さじ2
たまねぎ	60g	A 塩	小さじ1/3
ピーマン	1個	A こしょう	少々
にんにく	1片（10g）	白ワイン	大さじ2
なす	1個	ローリエ	1枚
トマト（完熟）	1個（150g）	ワインビネガー（白）	小さじ1

作り方

❶ かぼちゃは種とわたをとり、2cm角に切る。たまねぎ、ピーマンも2cm角、にんにくは薄切りにする。なすは縦に4つに切り、幅2cmに切る。

❷ トマトはひと口大のざく切りにする。

❸ 鍋に油を熱し、にんにくとたまねぎをいため、香りが出たらトマトを加えてさっといためる。

❹ かぼちゃ、ピーマン、なすを入れ、Aとワイン、ローリエを加える。ふたをして弱火で約15分、野菜がやわらかくなるまで蒸し煮し、火を止める直前、ワインビネガーをふる。

154kcal 1人前
1.3g 食塩

とりひき肉との相性◎

かぼちゃのそぼろあんかけ

材料（2人分）

かぼちゃ	200g	とりひき肉	50g
A だし	カップ1	しょうが汁	小さじ1
A 砂糖	大さじ1	かたくり粉	小さじ1
A 酒・しょうゆ	各大さじ1	水	小さじ2

作り方

❶ かぼちゃは種とわたをとり、3〜4cm角に切り、皮をところどころむく。

❷ 鍋にかぼちゃとAを入れ、落としぶたとふたをして中火で7〜8分煮、かぼちゃを器にとる。

❸ 煮汁にとりひき肉、しょうが汁を入れる。さい箸でよく混ぜながら、強火で、肉がぽろぽろになるまで煮る。水どきかたくり粉を入れてひと煮立ちさせ、とろみをつける。

❹ かぼちゃに❸をかける。

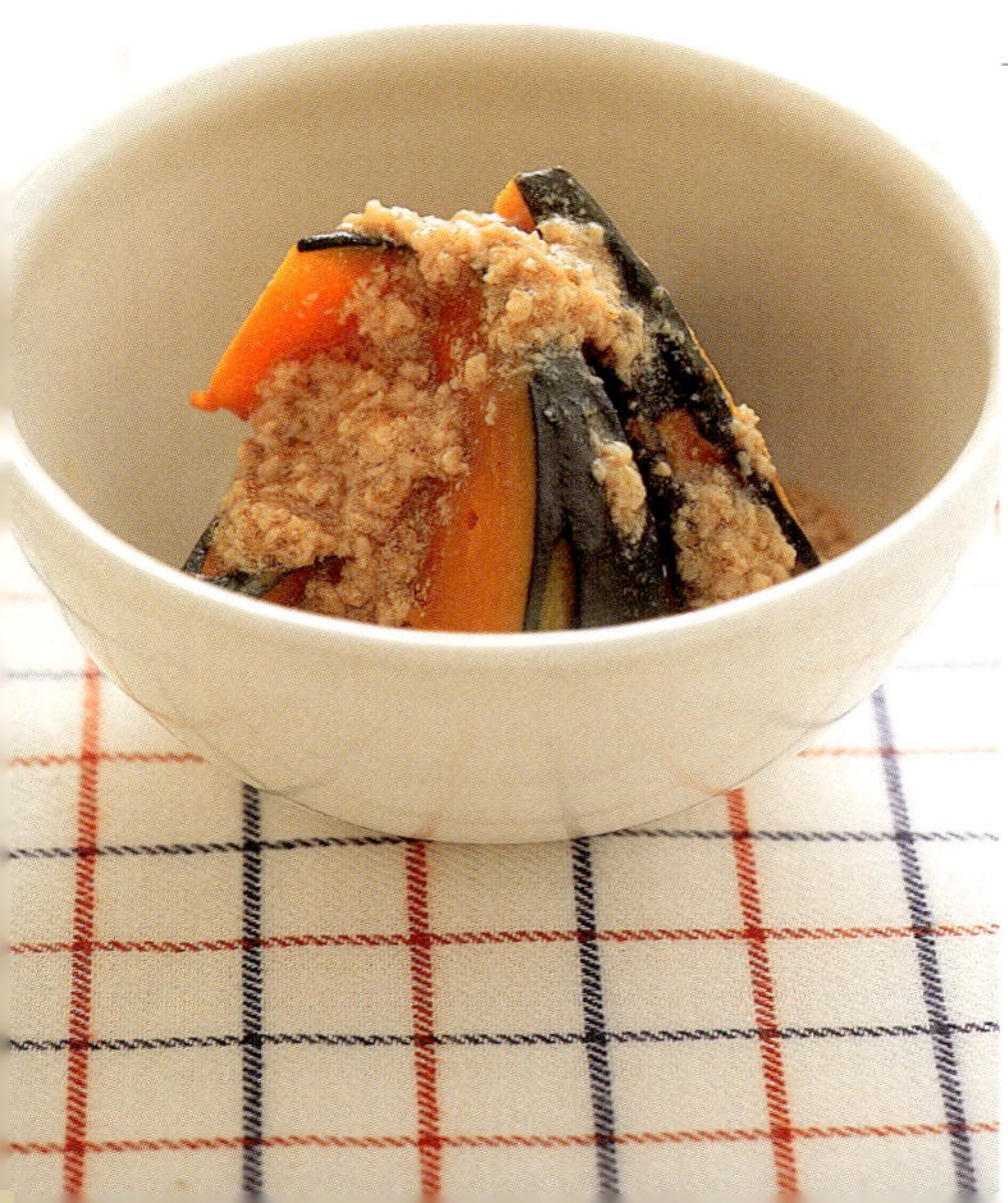

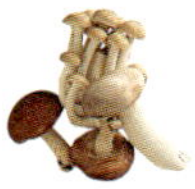

きのこは美味で健康的

きのこは世界中に膨大な種類が存在するという。日本で食用となるものは、そのうち１３０～１５０種類くらいのようだ。それぞれ味や香り、歯ざわりが異なり、多くの人々から好まれている。

きのこを栄養の面からみると、カリウム、ビタミンB_1、B_2、D、食物繊維が比較的多く含まれているが、近年、注目されているのが、がんに対する働きだ。日本ではすでにクレスチン（かわらたけ）、レンチナン（しいたけ）、シゾフィラン（すえひろたけ）の成分が医薬品として認められている。ところが私たちが日常的にとっているおいしいきのこの中にも、がん予防の効果を期待できるもののあることがわかってきた。国立がんセンターが中心になって行った研究によると、ぶなしめじ、なめこを週１日以上とっている人は、これらをほとんど食べない人に比べ胃がんの発生率が44％低減した。また、えのきだけを週３日以上とっていた人は34％低減し、これらのきのこが、胃がんを予防している可能性が示唆された。ここでとられたきのこの量は１日20ｇくらいである。さらに、他の研究によると、しいたけ、えのきだけ、なめこ、きくらげには、血中総コレステロール値を下げる働きがあるとされている。

きのこは汁物や鍋物によく合う。そして、きのこに不足しているたんぱく質、脂肪、炭水化物が肉や豆腐、ごはんなどによって補われるので、栄養のバランスがとれ、健康的である。

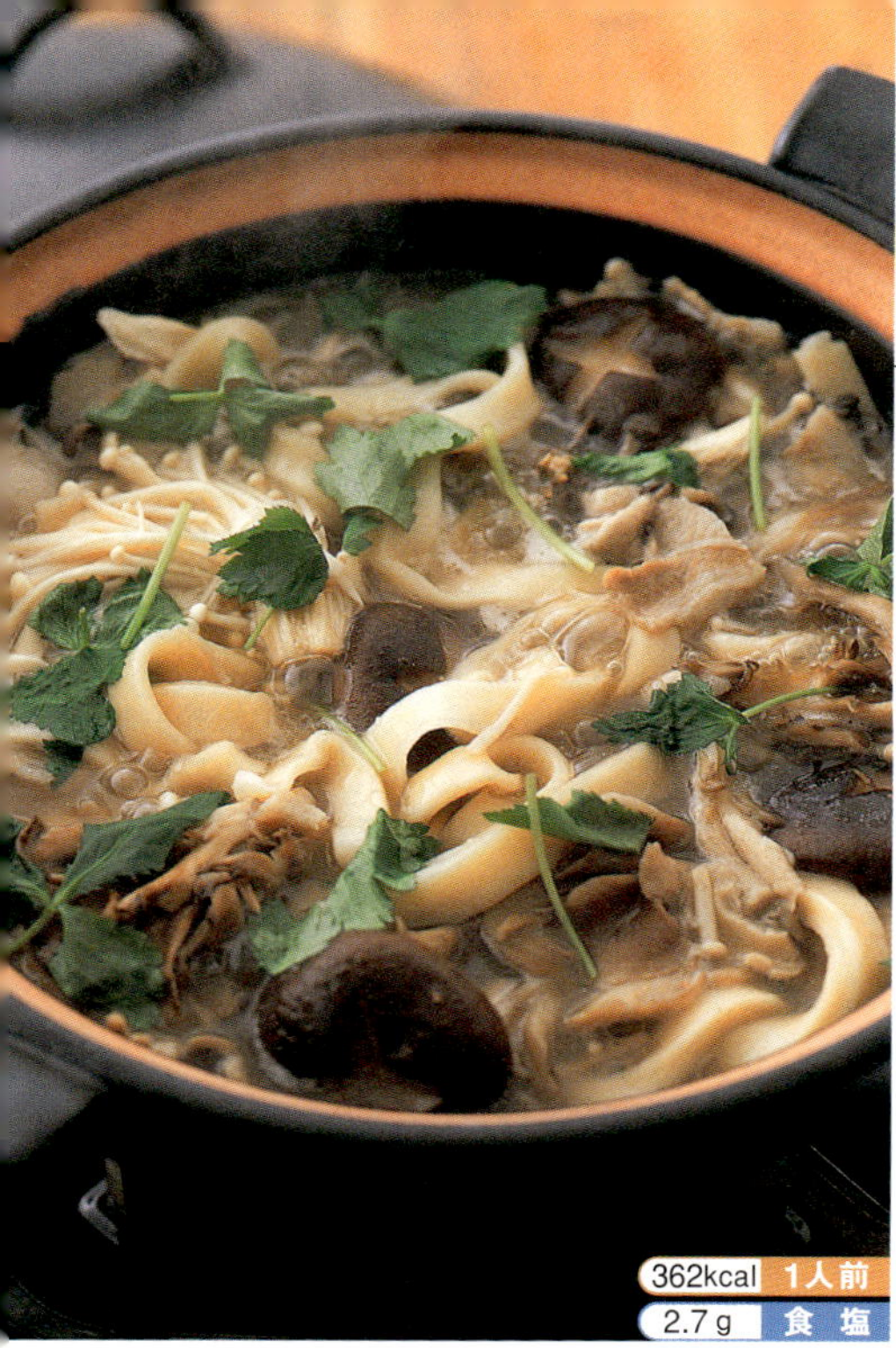

各種たっぷりのきのこを入れて

きのこうどん鍋

362kcal 1人前
2.7g 食塩

材 料（2人分）

ゆでうどん……200g
しいたけ……4個
しめじ……1パック（100g）
えのきだけ…1/2袋（50g）
まいたけ 1パック（100g）
豚ばら肉（薄切り）…100g
みつば……20g
みそ……大さじ2
だし……カップ4

作り方

❶ しいたけは軸をとり、十字に切りこみを入れる。ほかのきのこは根元を切り落とし、食べやすい大きさに分ける。みつばは3cm長さに切る。
❷ 豚肉は3cm長さに切る。
❸ 土鍋にだしときのこ、豚肉を入れ、アクをとりながら2～3分煮る。うどんとみそを加え、約5分煮て、みつばを加える。

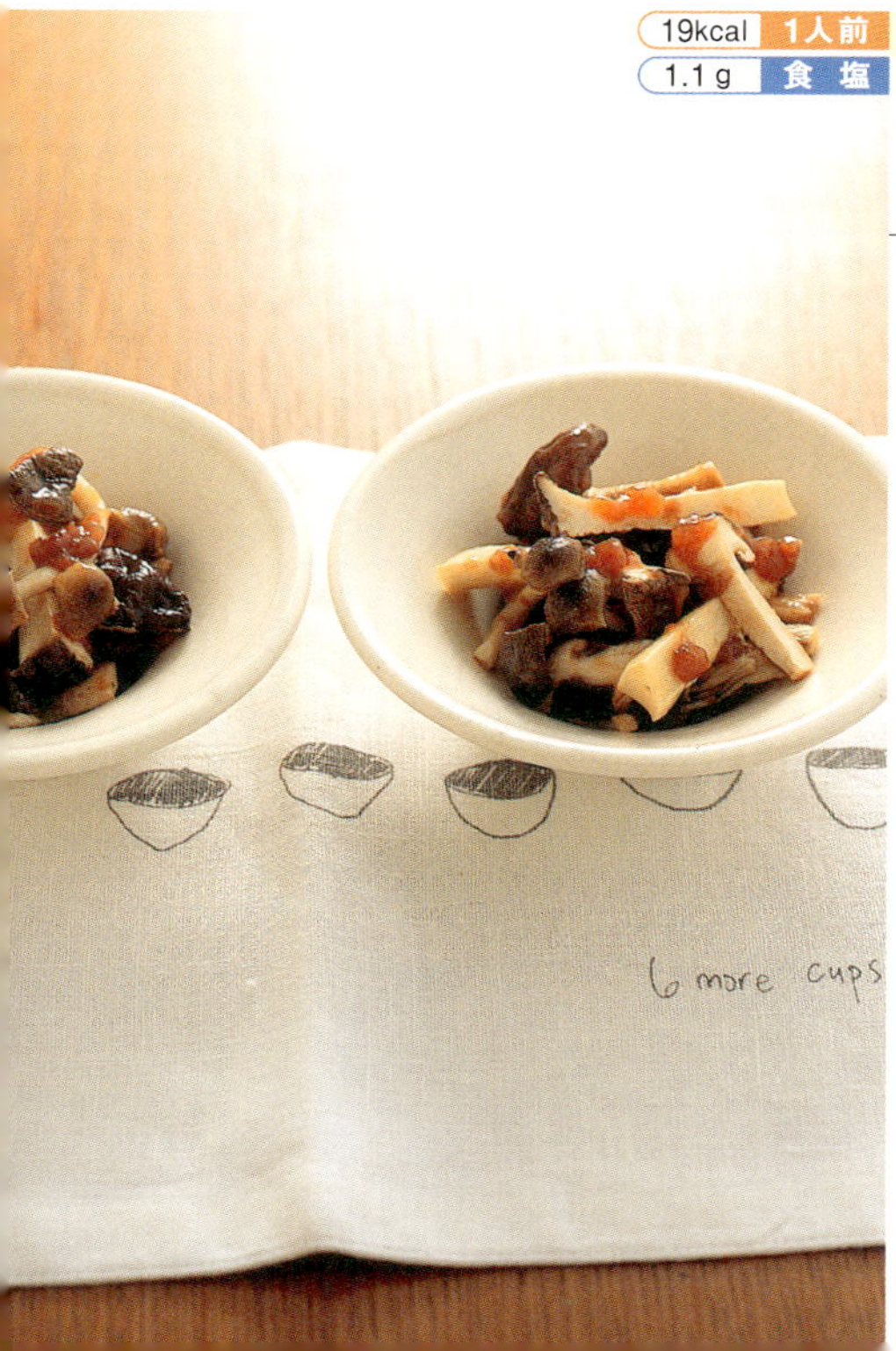

19kcal 1人前
1.1g 食塩

酒の肴にもぴったり

いろいろきのこの梅肉あえ

材 料（2人分）

しいたけ……2個
エリンギ……1本
しめじ1/2パック（50g）

A
梅干し……1/2個
しょうゆ 小さじ1/2
みりん……小さじ1

作り方

❶ しいたけは石づきをとって半分に切る。エリンギは長さを半分に切り、しめじは根元を切り、小房に分ける。
❷ 梅干しは種をとって細かくし、Aのほかの調味料と合わせておく。
❸ ❶のきのこを少ししんなりするまでグリルで焼き、食べやすく切る。❷であえる。

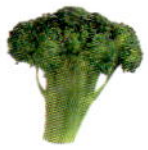

ブロッコリーでがん予防

ブロッコリーには、イソチオシアネート（スルフォラファン）というものが含まれ、動物実験で発がん抑制作用を発揮することがわかった。それ以外にも、発がん抑制作用を促す成分が含まれている。ポリフェノールの仲間、ケルセチン、またブロッコリーに多く含まれるビタミンC、B_2、E、カロテンには抗酸化作用があり、がん化を促す活性酸素を消去する働きがある。

米国のハーバード大学とオハイオ州立大学の共同研究によると、2分の1カップのブロッコリーを週2回以上摂取した男性は、週1回未満の男性よりも、ぼうこうがん発生率が44%低下したという。

ブロッコリーはたいへん鮮度が落ちやすく、ビタミンCは収穫後3日間くらいで半減してしまう。そこで、できるだけ新鮮なものを求めることが大切。ゆでたりすると、水に溶けやすいビタミンB_2、Cともに半分くらいになってしまう。

そこで、こんな調理法をしてみたらどうだろう。ブロッコリーをひと口大に切り、ゆでずにサラダ油（ビタミンEが多い）とにんにく少々で炒め、塩、こしょう、スープ（スープの素＋水）を加え、ふたをして蒸し煮にする。また天ぷらにしてもおいしくとれる。油を使用すれば、脂溶性ビタミンであるカロテンやビタミンEの吸収率が高まる。

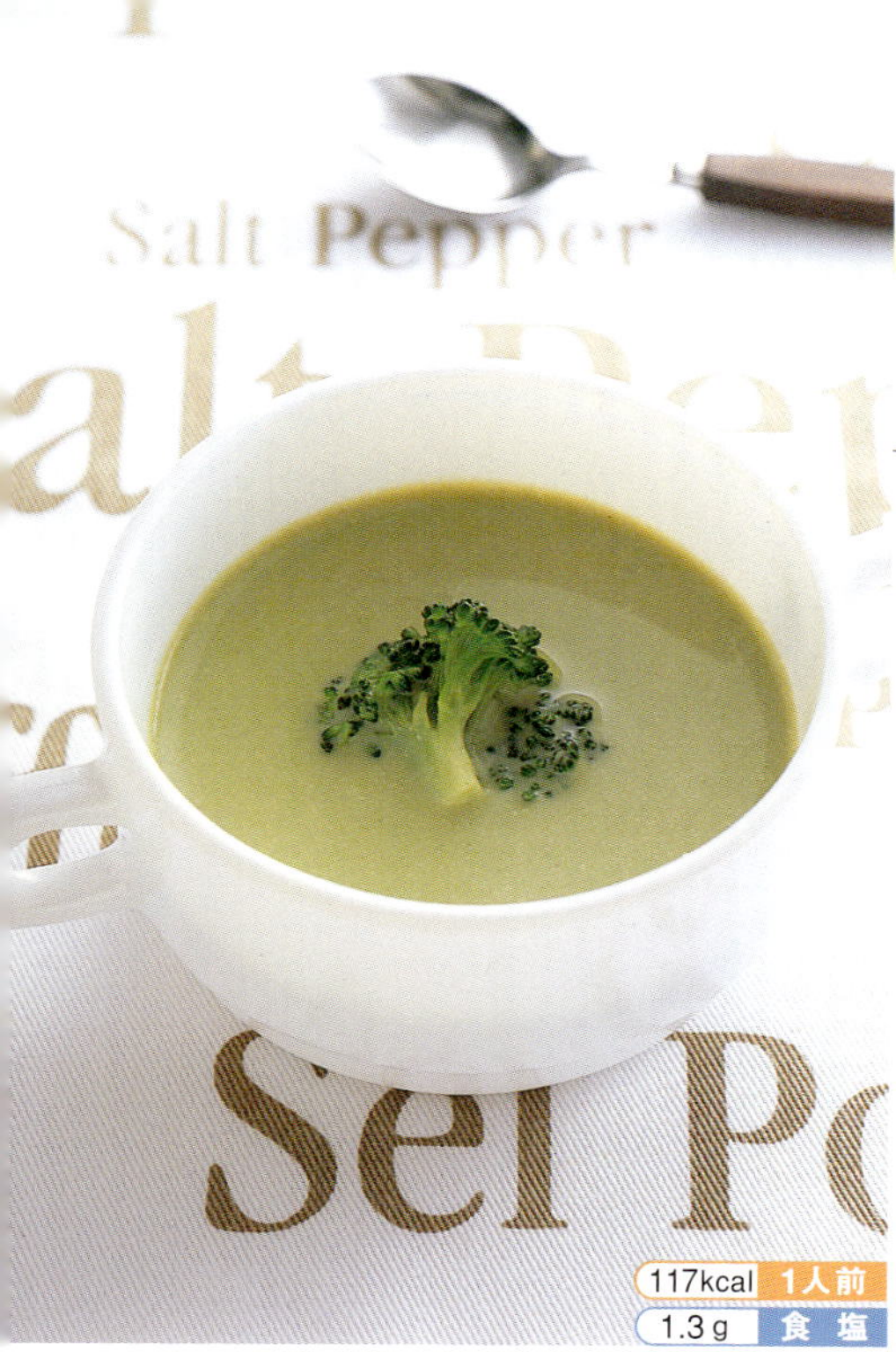

117kcal 1人前
1.3g 食塩

ブロッコリーの栄養を逃がさずスープで

ブロッコリーのスープ

材料（2人分）

ブロッコリー……100g
たまねぎ……30g
バター……10g
A［水……カップ1
　固形スープの素1個］
牛乳……150mℓ
塩・こしょう……各少々

作り方

1. ブロッコリーは飾り用に小房をとりおく。ブロッコリーとたまねぎは薄切りにする。
2. 鍋にバターを溶かし、たまねぎを色づかないように中火でいため、ブロッコリーを加えてさらにいためる。Aを入れ、10分ほど煮て火を止め、さます。
3. ❷をミキサーにかけてなめらかにする。鍋にもどし、牛乳を加えて中火でふきこぼれないように混ぜながら温め、塩、こしょうで調味し、器に入れる。
4. 飾りのブロッコリー（ラップをして電子レンジで約20秒加熱）をのせる。

120kcal 1人前
1.1g 食塩

目先も変わって美味！

ブロッコリーとピータンの中華サラダ

材料（2人分）

ブロッコリー……1/2個（100g）
ピータン……1個
さくらえび……5g
A［塩……小さじ1/4
　酢……大さじ1
　ごま油……大さじ1
　七味とうがらしまたは花椒《ホワジャオ》……少々］

作り方

1. ブロッコリーは小房に分けて洗う。水気がついたままラップをして約3分、電子レンジで加熱する。
2. ピータンは殻をむき、6～8等分のくし形に切る。さくらえびは、フライパンで軽くいる。
3. Aを合わせ、ブロッコリーとピータンをあえ、さくらえびを散らす。

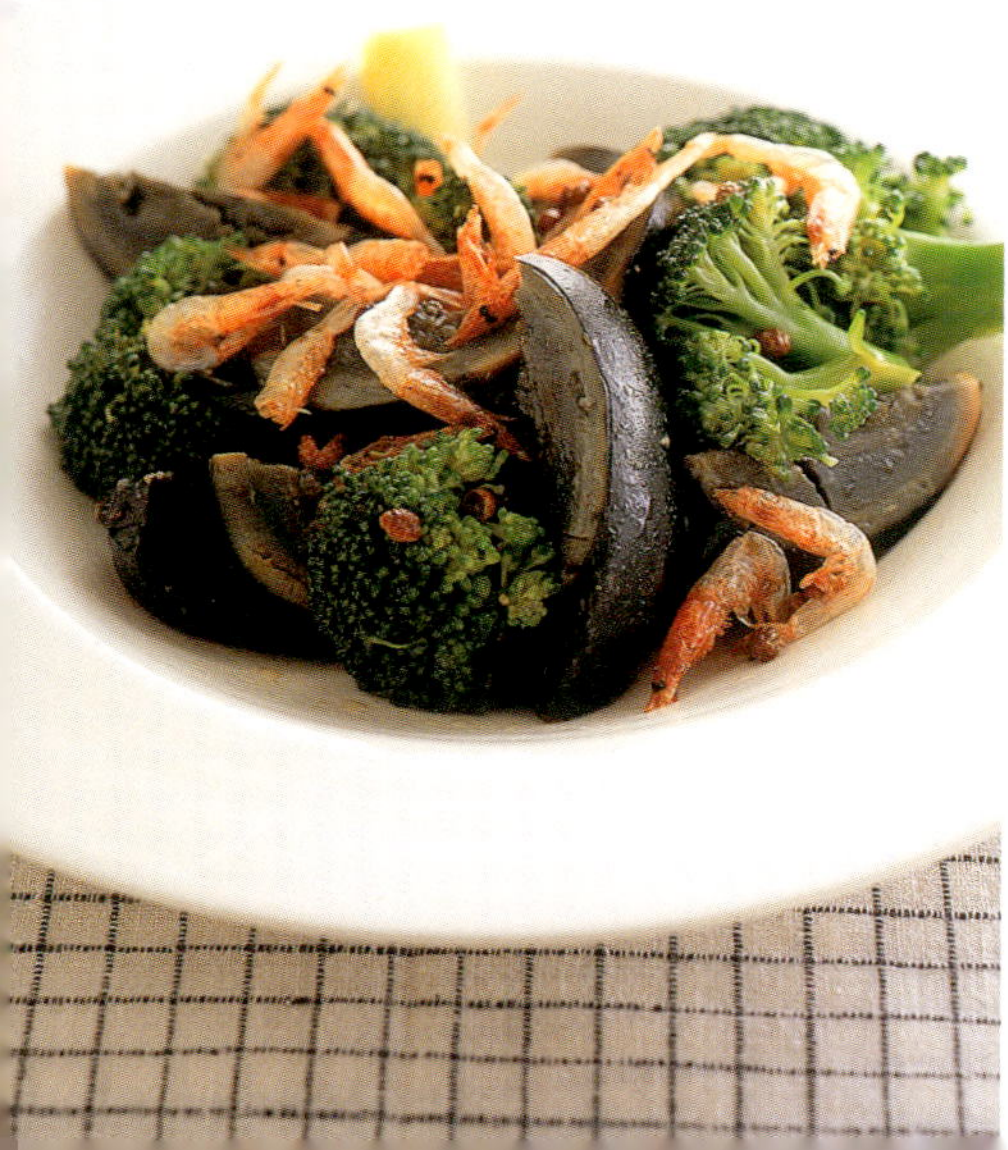

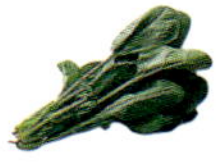

ほうれんそうは野菜の王様

漫画「ポパイ」のスタミナ源はほうれんそう。栄養価の高い典型的緑黄色野菜である。なかでもカロテンやビタミンC、Eが多く含まれているため、がんや動脈硬化、老化などを促す活性酸素を消去する働きが期待できる。ほかにも疲れを防ぐビタミンB_1やB_2、またナトリウムを排出して高血圧を防ぐカリウム、骨を丈夫にするカルシウム、貧血を防ぐ鉄などが豊富だ。

さらに最近注目されているのが、抗酸化物質カロテノイドの一種であるルテイン、ゼアキサンチンが多く含まれていること。これは目の老化を防ぎ、視力の低下を抑える効果があるとされる。特に、50歳以上の人に発症しやすく失明の大きな原因になる、加齢黄斑変性症を予防する働きがあることがわかってきた。ルテインとゼアキサンチンには抗酸化作用があるので、眼球内に入ってきた紫外線で発生した活性酸素を抑え、目の網膜やその中心にあって視力を司る黄斑の健康を保つという。

ほうれんそうは1年を通じて手に入るが、旬は冬から春にかけてで、これには夏のものに比べてカロテンが1.5倍以上、ビタミンCは3倍以上も含まれ、やわらかくて味もよい。

ところで、ほうれんそうというと鉄が頭に浮かぶ。これは吸収率の悪い非ヘム鉄と呼ばれるものだが、動物性たんぱく質やビタミンCと一緒にとると吸収率が高まる。ゆでたほうれんそうにオイルツナ(缶)を加え、マヨネーズとレモン汁などで調味すると味もよくなり、鉄や脂溶性であるカロテンやビタミンEの吸収率もアップし、栄養のバランスもとれる。

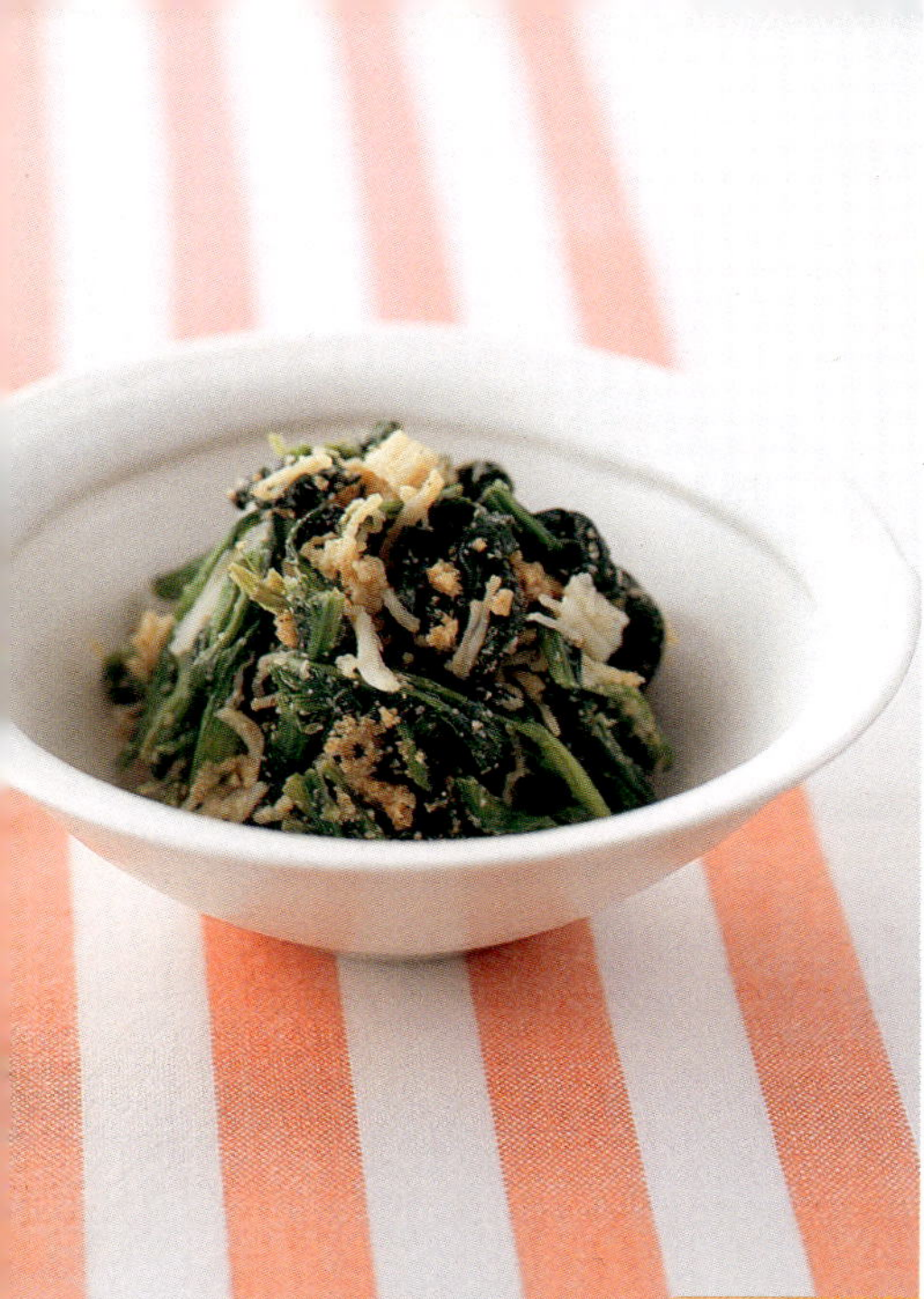

65kcal 1人前
0.4g 食塩

ささっと作れる

ほうれんそうとほたて缶のごまあえ

材料（2人分）

ほうれんそう ……… 1/2束（100g）
ほたて水煮缶詰 …… 小1/2缶（約30g）

A
- すりごま（白）大さじ2
- 砂糖 ……… 小さじ1
- ほたて缶汁 ………… 小さじ1
- しょうゆ小さじ1/2
- ごま油　小さじ1/2

作り方

1. ほうれんそうはゆでて水にとり、水気をしぼって4㎝長さに切る。ほたてはざっとほぐす。缶汁は小さじ1をとりおく。
2. Aを合わせ、ほうれんそう、ほたてをあえる。

426kcal 1人前
1.5g 食塩

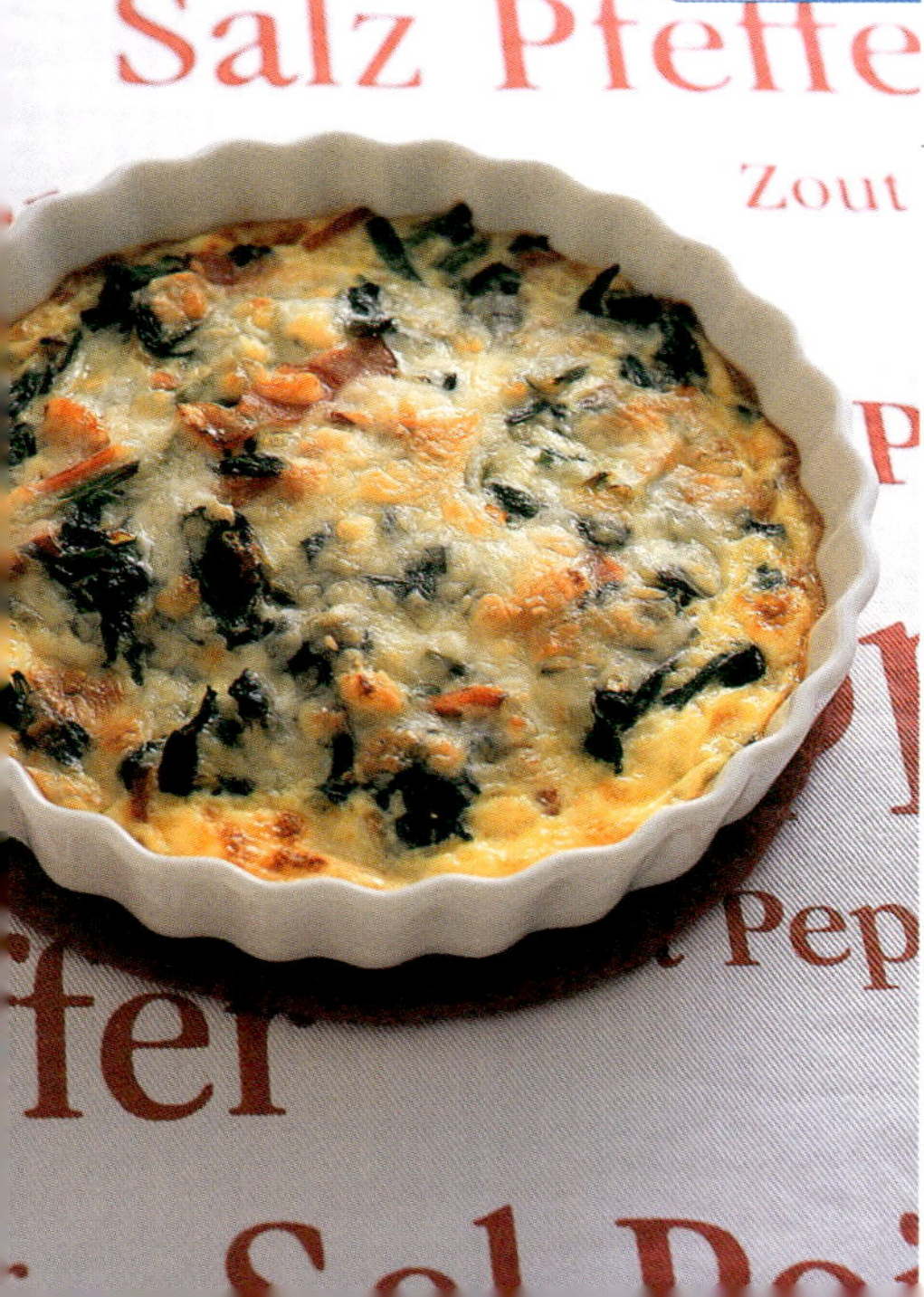

カルシウムやたんぱく質も一緒に

ほうれんそうのかんたんキッシュ

材料（2人分）

ほうれんそう ………… 1束（200g）
たまねぎ ‥1/4個（50g）
ベーコン ………… 50g
バター ……………… 10g
塩・こしょう ……各少々
卵 ………………………… 1個
生クリーム・牛乳 ………… 各カップ1/4
ピザ用チーズ …… 50g

作り方

1. ほうれんそうはさっとゆでて水にとり、水気をしぼって2㎝長さに切る。
2. たまねぎはみじん切り、ベーコンは2㎝幅に切る。
3. フライパンにバターを溶かし、❷をいため、ほうれんそうも加え、塩、こしょうをふる。
4. 卵をとき、生クリームと牛乳を混ぜる。
5. 耐熱容器に❸を平らに入れ、❹を入れてチーズをのせる。220℃のオーブン（ガスなら200℃）で約15分焼く。

第７の栄養素 ファイトケミカル

栄養のバランスは従来、たんぱく質、炭水化物、脂質（脂肪）、ビタミン、ミネラルの５大栄養素をとればよいといわれてきたが、近年、食物繊維は、便秘や各種生活習慣病を防ぐということから第６の栄養素といわれるようになった。厚生労働省ではそれぞれの栄養素の所要量などを決めている。ところが、植物の中には、人体で重要な働きをする、ビタミン、ミネラルとは異なる物質が含まれていることが１９８０年代になってわかり、これをファイトケミカルと呼んでいる。「ファイト」とはギリシャ語で植物を意味し、有害物質から身を守るために野菜や果物、豆類などに多く含まれている。その種類は数千種類以上あるといい、これはカロテノイド類、ポリフェノール類などと大きく分けられる。

ファイトケミカルの主な働きは、抗酸化作用。つまりがんや動脈硬化、老化防止などを促す活性酸素を消去する働きがあるので、植物由来の抗酸化栄養素ともいえ、第7の栄養素と呼ばれている。

ファイトケミカルは従来の栄養素のように、不足するとすぐに欠乏症を起こすということはないが、その必要量を得るには、いろいろな野菜を１日に３５０ｇ以上、果物を２００ｇ以上とることが目標とされている。また、ファイトケミカルには、固有の働きをもつものがある。大豆中に多く含まれるフラボノイドの一種イソフラボンは、女性ホルモン様の働きがあり、更年期や骨粗しょう症に有効。茶のカテキンは食中毒菌を抑える。

【ファイトケミカルを、五感でわかる項目をもとに大まかに分類すると…】

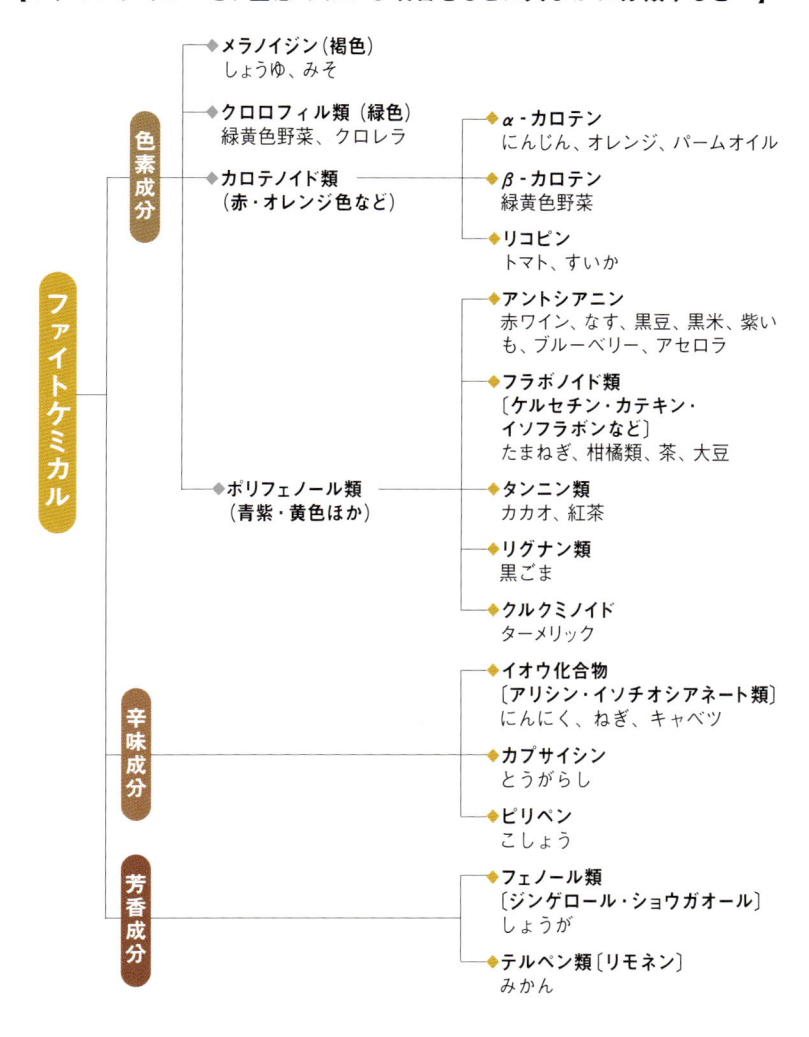

- **ファイトケミカル**
  - **色素成分**
    - **メラノイジン（褐色）**
      しょうゆ、みそ
    - **クロロフィル類（緑色）**
      緑黄色野菜、クロレラ
    - **カロテノイド類（赤・オレンジ色など）**
      - **α-カロテン**
        にんじん、オレンジ、パームオイル
      - **β-カロテン**
        緑黄色野菜
      - **リコピン**
        トマト、すいか
    - **ポリフェノール類（青紫・黄色ほか）**
      - **アントシアニン**
        赤ワイン、なす、黒豆、黒米、紫いも、ブルーベリー、アセロラ
      - **フラボノイド類〔ケルセチン・カテキン・イソフラボンなど〕**
        たまねぎ、柑橘類、茶、大豆
      - **タンニン類**
        カカオ、紅茶
      - **リグナン類**
        黒ごま
      - **クルクミノイド**
        ターメリック
  - **辛味成分**
    - **イオウ化合物〔アリシン・イソチオシアネート類〕**
      にんにく、ねぎ、キャベツ
    - **カプサイシン**
      とうがらし
    - **ピリペン**
      こしょう
  - **芳香成分**
    - **フェノール類〔ジンゲロール・ショウガオール〕**
      しょうが
    - **テルペン類〔リモネン〕**
      みかん

出典：『免疫力を高める野菜おかず139』（ベターホーム出版局）

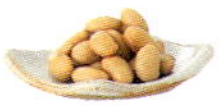

小さな大豆に大きなパワー

大豆はそら豆やいんげん豆に比べるとずっと小さいのに、大豆といわれるのはなぜだろう？　一説によると、大豆は他の豆より大きな機能をもつからだという。

大豆は栄養面からみると、たんぱく質と脂肪をたくさん含み、鉄やカリウム、カルシウム、ビタミンB_1、E、食物繊維なども多く含まれている。炭水化物は他の豆類に比べると少ないが、その主成分はオリゴ糖である。オリゴ糖は吸収されにくいので体脂肪になりにくく、また腸内のビフィズス菌など善玉菌のえさになってこれを増やし、整腸効果や免疫力を高める。

ところで大豆たんぱく質だが、たんぱく質の良否を決めるアミノ酸スコアが１００なので、無駄なく血や肉になりやすい。「畑の肉」といわれるゆえんである。また、大豆たんぱく質は血中総コレステロール値を低下させる働きがある。腸内で胆汁酸やコレステロールと結合して吸収を抑制し、体外に排出する効果があるからだ。さらに血管に弾力性を与えて丈夫にし、脳卒中を防ぐ効果も発揮する。大豆脂肪にはオレイン酸、リノール酸、アルファ－リノレン酸が多く含まれ、これらはともに血中総コレステロール値を下げる。ほかに、認知症を予防したりするレシチン、更年期症状の緩和や骨粗しょう症の予防などが期待できるイソフラボンがたくさん含まれている。

大豆は栄養価が高く、生活習慣病予防にもなるすばらしい食品。これを常食している日本人が長寿だということが納得できる。

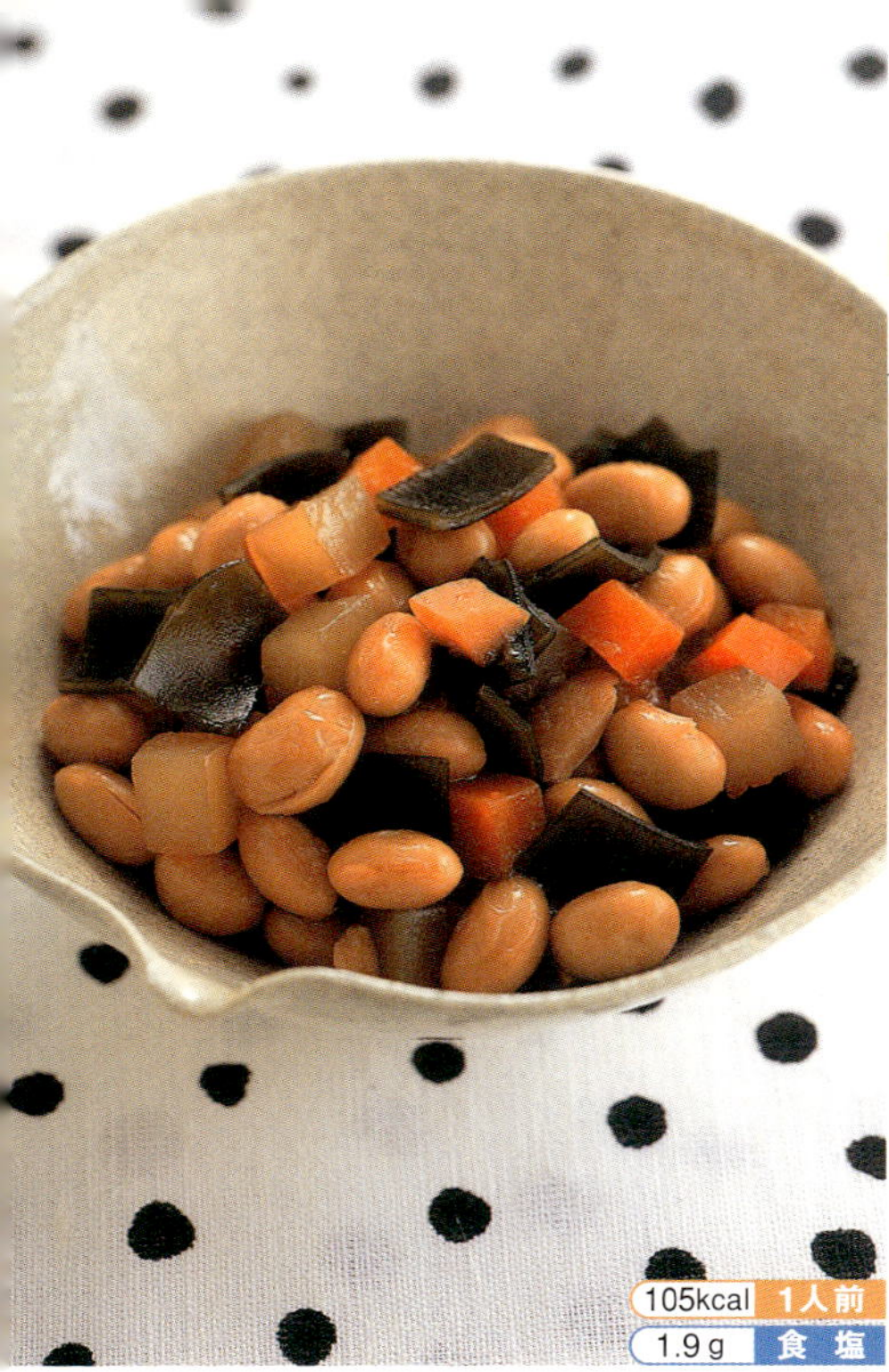

105kcal 1人前
1.9g 食塩

定番かあさんの味

煮豆

材料（2人分）

大豆（水煮缶詰）	100g	A 水	カップ1
にんじん	20g	A 砂糖	大さじ1強
こんにゃく	20g	A しょうゆ	大さじ1
こんぶ	10g		

作り方

❶ こんぶははさみで1㎝角に切る。にんじんとこんにゃくは7～8㎜角に切る。

❷ 鍋に❶と大豆、Aを入れ、落としぶたをし、中火で煮汁がなくなるまで煮る。

328kcal 1人前
0.3g 食塩

サクサクおいしい

大豆とれんこんのかき揚げ

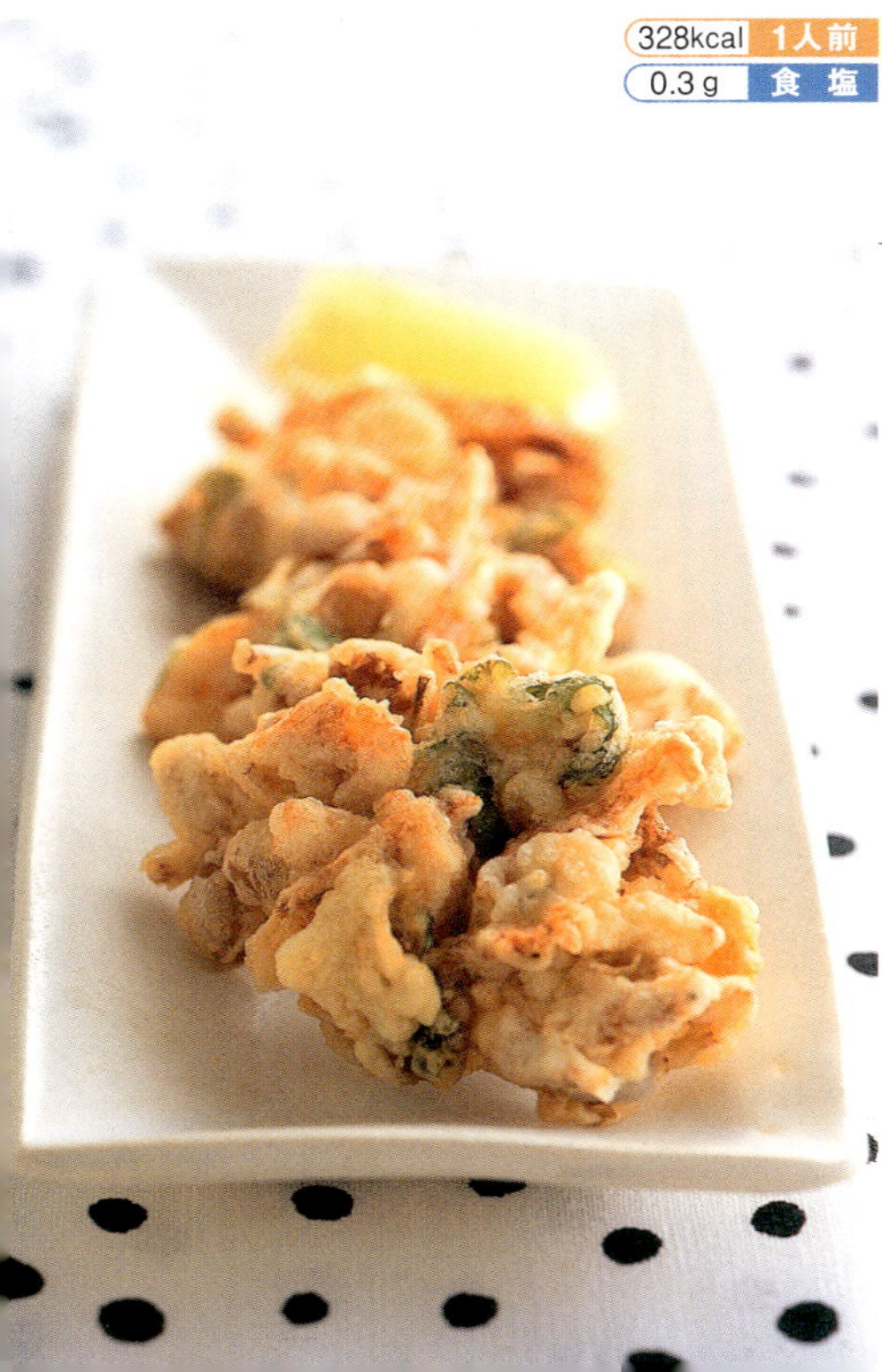

材料（2人分）

大豆（水煮缶詰）	60g	揚げ油	適量
れんこん	60g	レモン	1/4個
さくらえび	10g	〈衣〉	
みつば	10g	卵1/4個＋冷水	80㎖
		小麦粉	50g

作り方

❶ れんこんは皮をむき、大豆と同じくらいの大きさに切る。みつばは1㎝長さに切る。

❷ 衣の材料を合わせる。衣に大豆、れんこん、さくらえび、みつばを入れて混ぜ、6等分する。

❸ ❷をしゃもじなどで平らに広げて形作りながら、中温（170℃）の油で揚げる。

❹ 器に盛り、くし形に切ったレモンを添える。

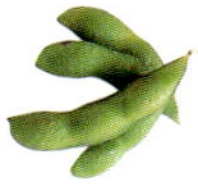

枝豆で疲労回復

ビールのおつまみには枝豆が定番。緑色のつやつやした豆を見ると清涼感を感じるので、これはまさに夏の風物詩である。枝豆は、大豆の未成熟な種実なので、豆類というよりも野菜類に入る。

さて枝豆の栄養価だが、大豆と同様の栄養素が含まれている。「畑の肉」と呼ばれる大豆並みの栄養価が期待できる。たんぱく質、炭水化物、脂肪、カリウム、カルシウム、鉄、ビタミンB_1、B_2、E、葉酸、食物繊維などを多く含むが、大豆に比べ未成熟な種実で水分を多く含むため、栄養素の中には大豆に比べ、やや少ないものもある。しかし、大豆に含まれていないビタミンCが１００ｇ中27mg、大豆に少ないカロテンが２６０μgも含まれている。更年期障害や骨粗しょう症予防の働きをもった大豆イソフラボンもあるという。特記すべきことは、枝豆には夏に不足しやすいビタミンB_1が１００ｇ中０・３１mgも含まれていることだ。このビタミンは、炭水化物の代謝を促し、エネルギーをつくる重要な働きをする。夏はさっぱりしたものが欲しくなるので、ついそうめんやひやむぎ、おにぎり、お茶漬け、清涼飲料などを偏ってたくさんとるので、ビタミンB_1不足が起こりやすく、疲労感や食欲不振などが生じやすい。これを補うのが、枝豆である。

枝豆にはグルタミン酸などのうま味成分が多いのでたいへんおいしい。その上、枝豆だけでもほぼ栄養のバランスがとれるのがすばらしい。

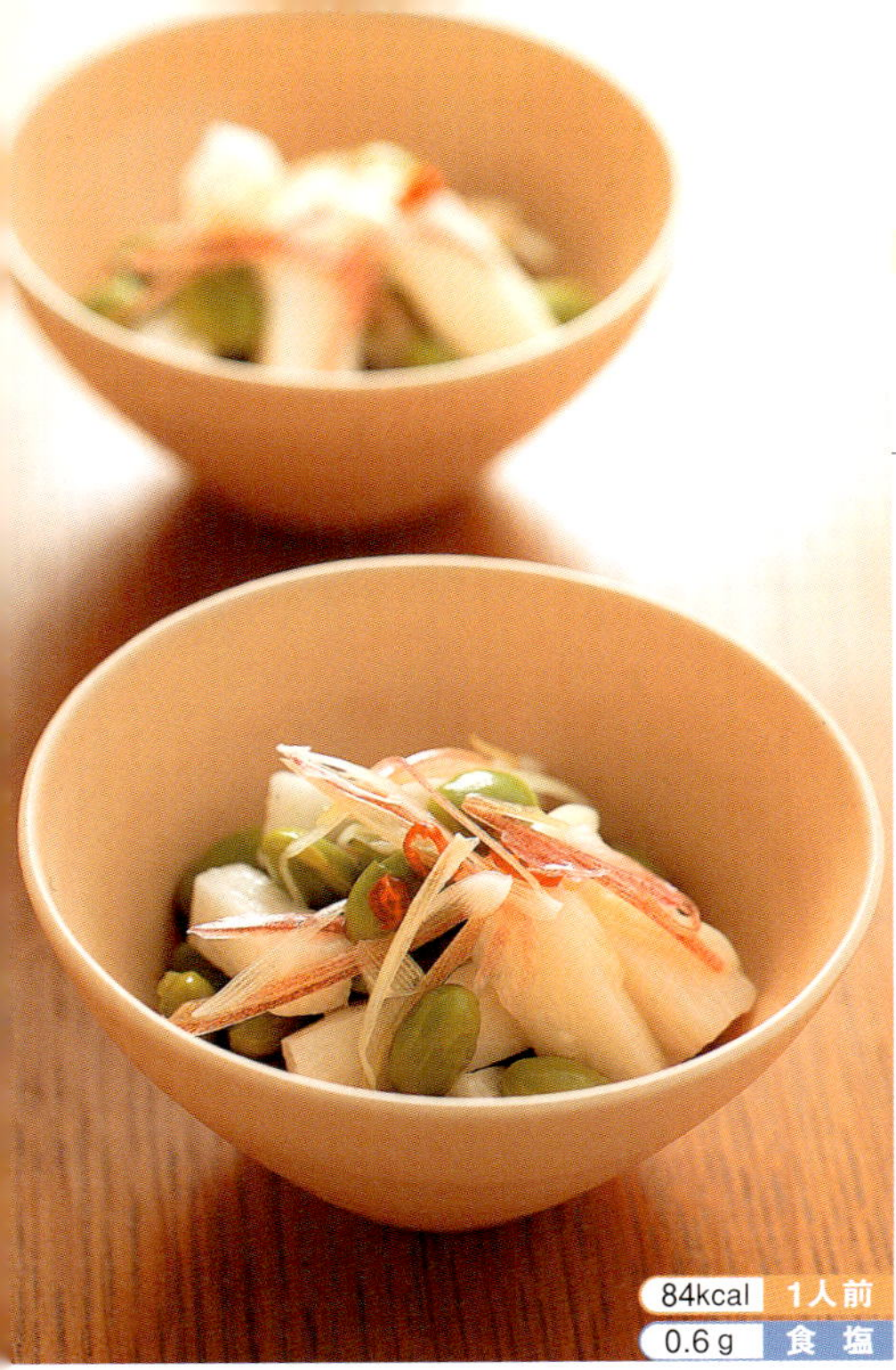

84kcal 1人前
0.6g 食塩

酢の酸味と長いものねばねばも体によい

枝豆と長いもの甘酢あえ

材料（2人分）

- 枝豆（さやつき）……100g
- 長いも……100g
- みょうが……1個
- A
  - 赤とうがらし 1/2本
  - 砂糖……大さじ1
  - 酢……大さじ2
  - 塩……小さじ1/4

作り方

1. 枝豆はさやのまま洗って塩小さじ1/3（材料外）をもみこみ、熱湯で4〜5分ゆでてざるにとる。さやから豆をとり出す。
2. 長いもは皮をむき、1.5㎝角に切る。みょうがは縦半分に切ってから薄切りにする。
3. 赤とうがらしは小口切りにしてAを合わせ、❶、❷をあえる。

303kcal 1人前
0.6g 食塩

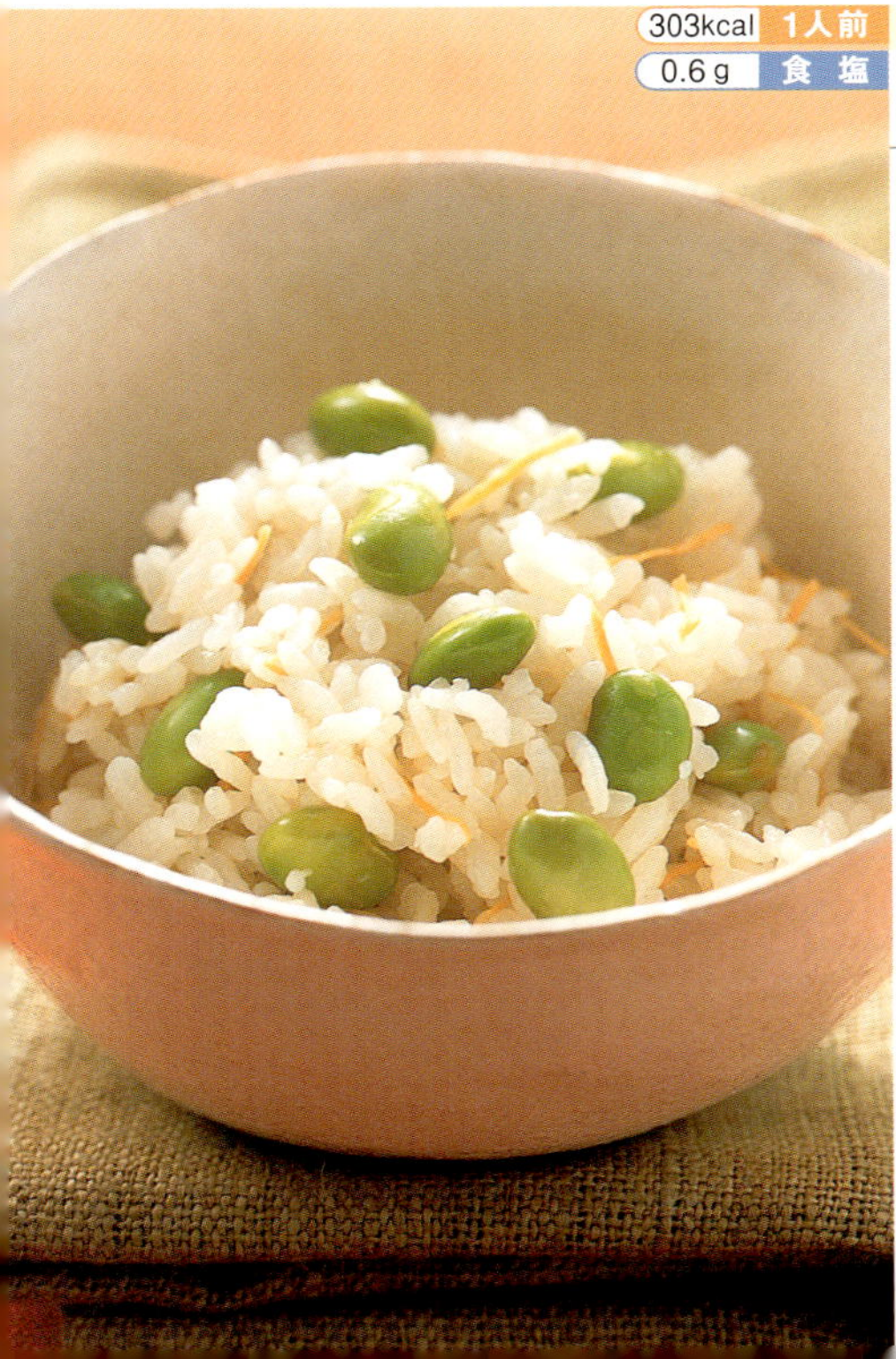

こぶ茶を隠し味に使うのがミソ

枝豆ごはん

材料（4人分）

- 米…米用カップ2（360㎖）
- 水……360㎖
- 枝豆（さやつき）……180g
- しょうが……20〜30g
- A
  - こぶ茶 大さじ1/2
  - 塩……小さじ1/6
  - 酒……小さじ1

作り方

1. しょうがは皮をこそげてせん切りにする。
2. 米をとぎ、分量の水につけて30分以上おく。しょうがとAを加えて炊く。
3. 枝豆はさやのまま洗って塩小さじ1/3（材料外）をもみこみ、熱湯で4〜5分ゆでてざるにとる。さやから豆をとり出す。
4. 炊きあがったごはんに豆を加えて混ぜる。

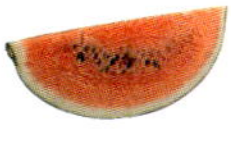

利尿作用など　すいかに期待

夏の風物詩というとすいかも頭に浮かぶ。すいかは水分が90%くらい含まれ、がっぷりかぶりついたときのなんともいえない清涼感をもった甘い水菓子、まさに甘露である。

すいかは昔から腎臓病、心臓病、高血圧、妊娠中のむくみなどによいといわれてきた。これらの病気によい理由については、カリウムが多く含まれ、利尿作用や血圧低下作用が期待できるからだという。オレンジにはカリウムが１００g中１８０mg、これに対してすいかは１２０mgと少ないのだが、一度にたくさんおいしく食べられるので、その分カリウムと水分も充分にとれる。すいかには強い利尿作用があるが、これは、カリウム以外にアミノ酸の一種であるシトルリンという特殊成分が含まれているからだ。熱をとり体を冷やし、口の渇きを癒す働きのある寒涼性食品(P.24表)なのである。この点も、夏好んで食べられる理由のひとつになっている。なお、すいかの皮には果肉以上に利尿作用があることから、中国では、皮をせんじたものを腎臓病などに使っている。

お茶の水女子大学の近藤和雄教授によると、すいかの赤い色をつくっている色素は、抗酸化物質のカロテノイドの仲間で、リコピンと呼ばれるもの。これはトマトに多いが、すいかではこの1.5倍くらい多く含まれているという。活性酸素を消去する働きが強く、がんや動脈硬化予防によいとされている。この働きはベータカロテンの2倍以上、ビタミンEの１００倍以上も強いという。すいかは、典型的な薬食同源のおいしい食品と考えてよいだろう。

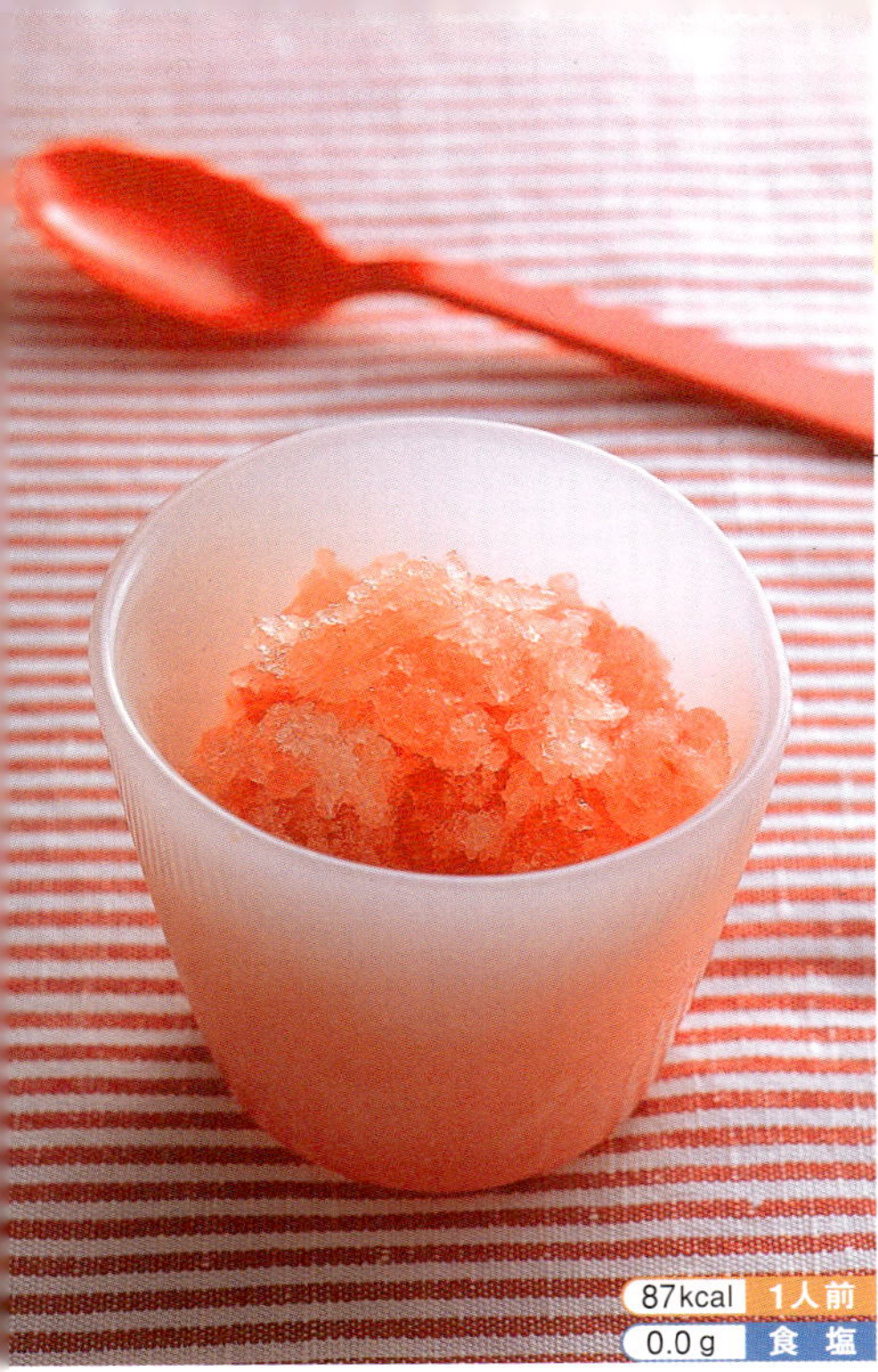

87kcal 1人前
0.0g 食塩

夏のデザートに

すいかのシャーベット

材料（2人分）

すいか（果肉）…150g
ゼラチン…小さじ1/2
水…大さじ1
A 砂糖…30g
A 水…150mℓ

作り方

1. ゼラチンは大さじ1の水にふり入れ、15分以上おく。
2. すいかは種をとり、すりおろす。
3. 鍋にAを入れて火にかけ、砂糖が溶けたら火からおろし、❶を入れて完全に溶かす。
4. さめたら、❷を加えて容器に入れ、冷凍庫で冷やす。1〜2時間後、固まりかけたらフォークでかき混ぜる。これを2〜3回くり返す。

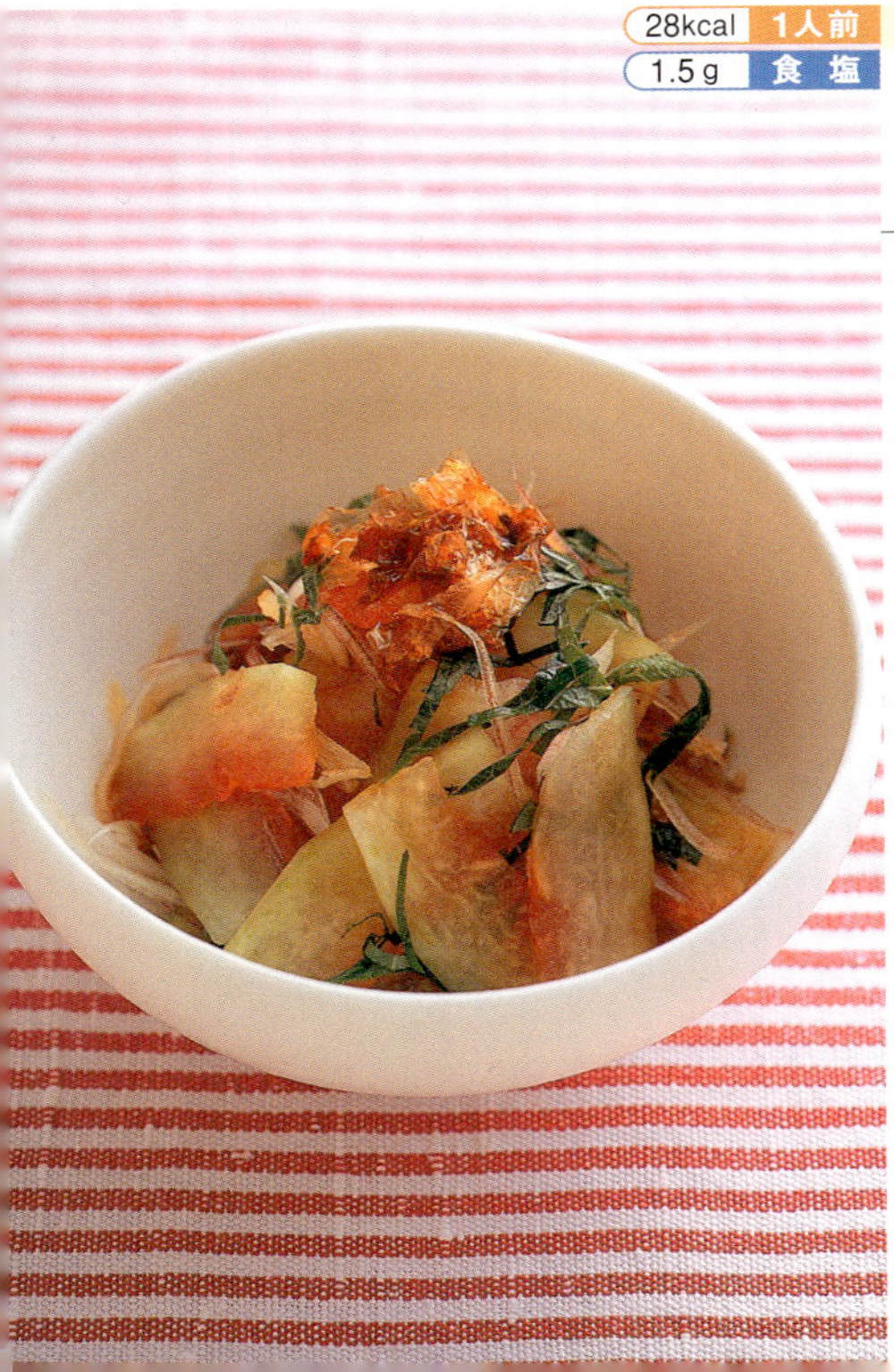

28kcal 1人前
1.5g 食塩

ごみの減量にも貢献

すいかの皮の即席漬け

材料（2人分）

すいかの皮…200g
みょうが…2個
しょうが…1かけ（10g）
塩…小さじ1/2
しその葉…2枚
A けずりかつお 1g
A しょうゆ 大さじ1
A 酒…大さじ1
A 酢…大さじ1/2

作り方

1. Aを合わせておく（土佐じょうゆ）。
2. すいかは外側のかたい緑の部分は除き、白い部分（赤い果肉が多いとより美味）を薄切りにする。みょうがは縦半分に切って薄切り、しょうがはせん切りにする。
3. しそは軸をとって細切りにする。
4. ❷をボールに合わせ塩をふり、少しおく。しんなりしたら水気をしぼる。
5. 器に❹としそを盛り、Aをかける。

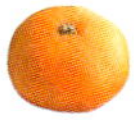

みかんを食べて、風邪予防

みかんといえば、温州みかんをさす。温州みかんは柑橘類の中でも皮が薄くてむきやすく、原産地は九州。江戸時代初期に中国から伝わった柑橘類から偶然に生まれた品種だという。

みかんは栄養的にみると、炭水化物とカロテン、ヘスペリジン（ビタミンＰ）、ビタミンＣ、食物繊維が多く含まれている。甘味は蔗糖、果糖、ブドウ糖。酸味は主としてクエン酸によるもので、ともに疲労回復に役立つ。カロテンは体内でビタミンＡに変わり、皮膚、粘膜をじょうぶにし、風邪などの感染症を予防する。また、多く含まれるカロテンの一種、ベータクリプトキサンチンは、抗酸化作用が強く、がん、特に肺がんを防ぐという。またヘスペリジンは、毛細血管をじょうぶにし、脳出血を防ぐ。これは血管の結合組織、コラーゲンをつくるのに必要なビタミンＣの働きを補強するからだ。ビタミンＣは１００ｇ中に35mg含まれるので、３個食べれば成人の１日の推奨量１００mgを満たすことができる。ビタミンＣはベータクリプトキサンチンと同様、抗酸化力が強く、活性酸素を消去して、生活習慣病を防ぐ。また寒さなどのストレスに対抗する副腎皮質からのホルモンをつくるのに、なくてはならないビタミンでもある。食物繊維は不溶性と水溶性の食物繊維（ペクチン）が半々に含まれ、前者は便秘の予防・治療になり、後者は血中総コレステロール値の上昇を抑える。

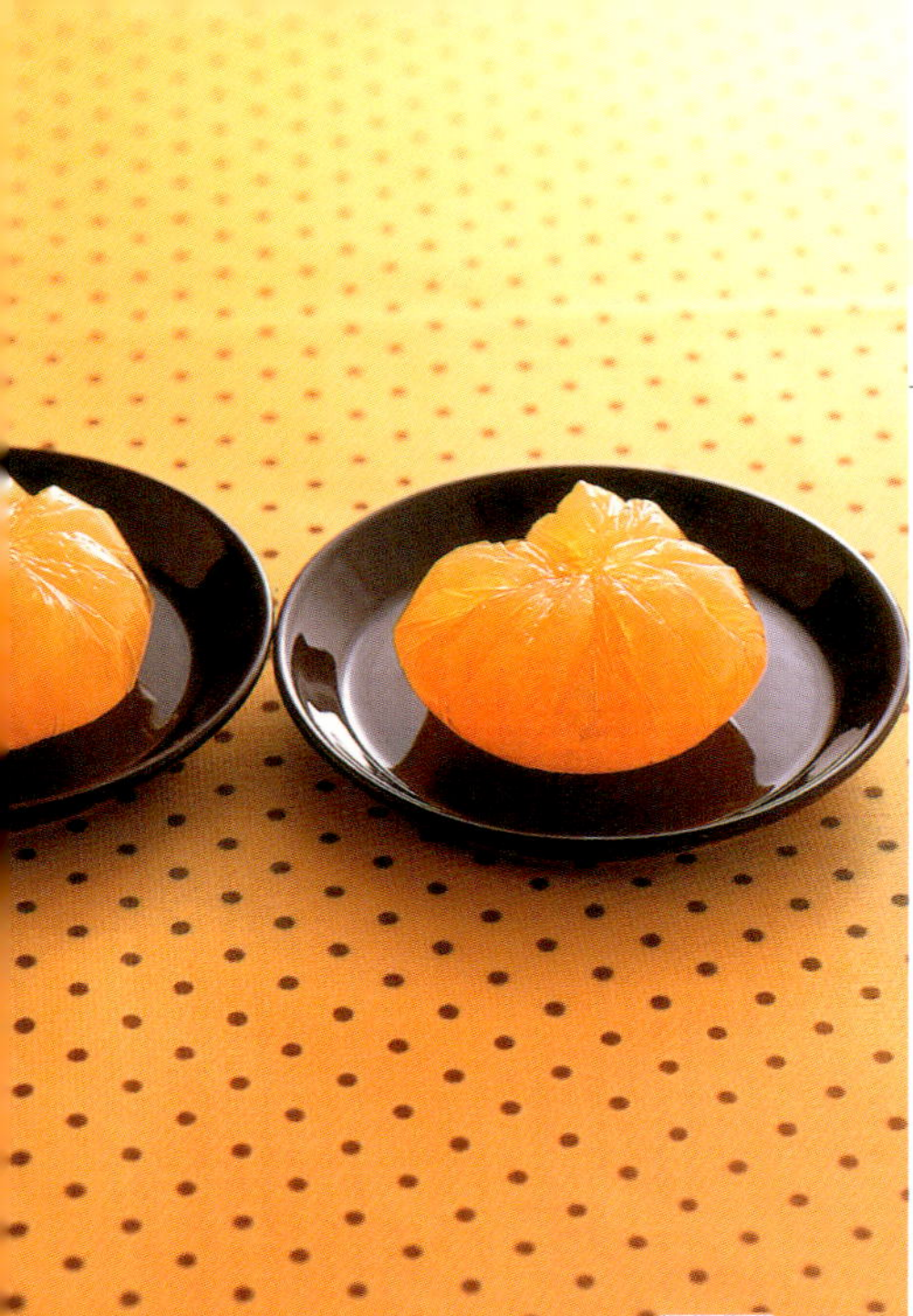

47kcal 1個分
0.0g 食塩

上品な甘味がうれしい

みかんかんてん

材料（4個分）

- みかん……2個
- 粉かんてん……小さじ1（2g）
- 水……150mℓ
- 砂糖……30g
- ラップ・輪ゴム……適量
- プリン型や小さめのグラスなどの容器 4個

作り方

❶ みかんは皮をむき、果肉を房から4つとり出す。残りは果汁をしぼって50mℓをとりおく。
❷ 鍋に水と粉かんてんを入れ、中火で混ぜながら煮る。沸とう後1〜2分煮て、完全にかんてんが溶けたら、砂糖を加えて溶かし、火を止める。
❸ ❷の鍋をおろし、❶の果汁を加えて混ぜる。
❹ 容器4つそれぞれにラップを敷いて、❸を入れ、果肉を1つずつ入れてラップの口をしぼり輪ゴムでとめる。あら熱がとれたら冷蔵庫に入れる。
❺ 固まったら、ラップからとり出す。

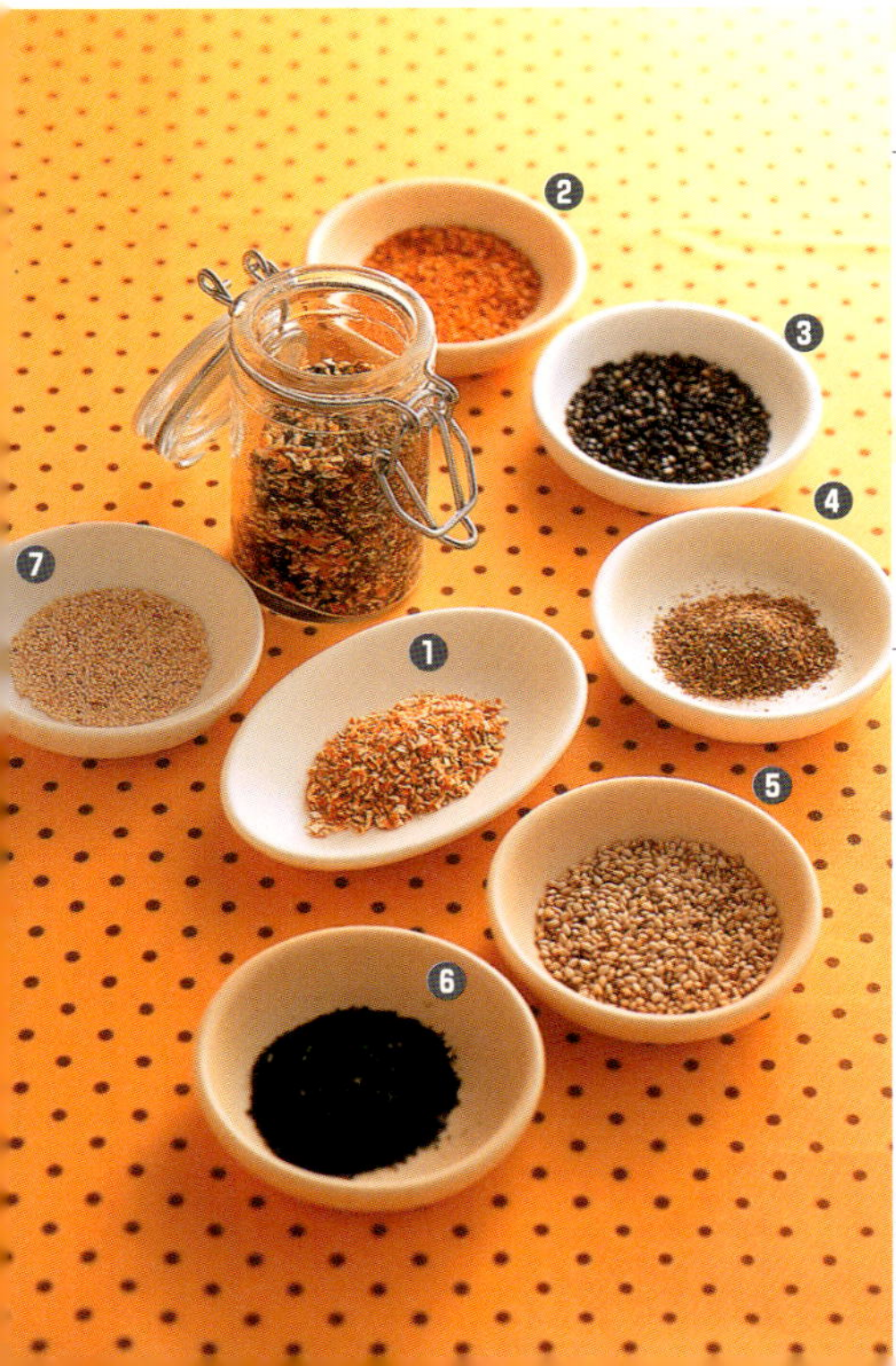

皮の栄養成分を凝縮

陳皮（ちんぴ）

作り方

みかんの皮を、太陽の光の当たるところに2〜3日さらして、自然乾燥させる。みじん切りにする。（写真中央のだ円の器の中❶）

風味が全然違います

自家製 七味とうがらし

作り方

上の陳皮❶に、（写真上から右回りに）❷一味とうがらし、❸黒ごま、❹粉さんしょう、❺白ごま、❻青のり、❼けしの実を、それぞれ好みの量ずつ加える。

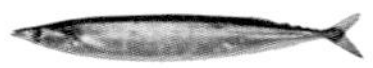

脂肪の多い魚で心臓病予防

心筋梗塞のような心臓病の大きな原因は肉や脂肪（脂質）のとり過ぎだとよくいわれるが、牛や豚などと違って、魚の場合は、動物性でも脂肪の成分が異なるので、心臓病になるどころか、逆に予防や治療にもなる。

牛や豚、バターなどの脂肪には血中総コレステロール値を上げるパルミチン酸、ミリスチン酸のような飽和脂肪酸が多く含まれているが、これに対し、魚の脂肪にはエイコサペンタエン酸（ＥＰＡ）やドコサヘキサエン酸（ＤＨＡ）といったｎ－３系の多価不飽和脂肪酸が多く含まれている。これは血中総コレステロール値や中性脂肪値を下げ、さらに血小板の凝集を抑え、血液をサラサラにして、血栓のできるのを予防し、動脈硬化、心筋梗塞や脳梗塞を予防する。

ところで魚がよいといっても、脂肪の少ないものでは効果は期待できない。脂肪の多い魚としては、一般に青背の魚が挙げられる。さんま、さば、はまち（ぶり）、まぐろ、いわし、にしん、河川や湖などでとれるうなぎ、こいなども挙げられる。しかし、赤背の魚、鯛、きちじ（きんき）などでも、脂肪が多ければ同じ働きが期待できる。

最近は養殖の鯛が出回っているが、このほうが天然の物よりも脂肪が多い。1日の魚の適量は、70ｇ前後（1切れか小1尾）である。**魚の脂肪の抗血栓作用は24時間ぐらいだから、1日1回は魚を食べるようにしよう。**手軽にいわし、さばなどの缶詰を利用してもよい。

【主な魚のエネルギー量と脂質(脂肪)量】

魚の名前	重量(めやす)	エネルギー(kcal)	脂質(g)
さんま	150g(中1尾)	326	25.8
まさば(国産)	100g(1切れ)	202	12.1
大西洋さば(輸入)	100g(1切れ)	326	26.8
ぶり	90g(1切れ)	231	15.8
まぐろ(大トロ)	50g(1食分)	172	13.8
まいわし	100g(中1尾)	109	7.0
うなぎ	100g(1枚)	255	19.3
こい	150g(1切れ)	219	13.1

『ベターホームの食品成分表〈五訂〉』より抜粋

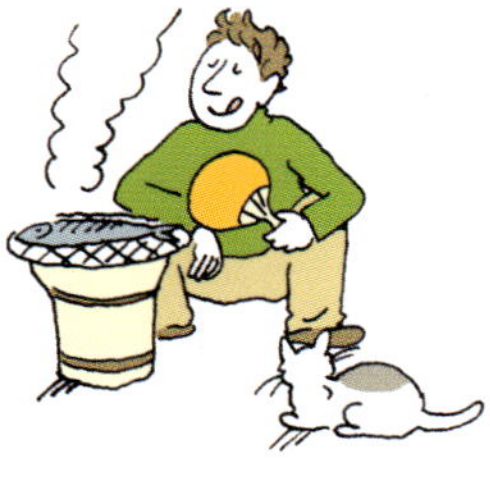

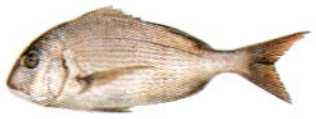

鯛《たい》は栄養面でも海の王者

鯛は昔から海の王者といわれる。美味で姿よし、色彩よしと三拍子そろっているからだ。鯛はタイ科の魚で真鯛、黒鯛、ち鯛などがある。石鯛、あま鯛、きんめ鯛などはタイ科ではないが、色が赤いとか鯛の形に似ているとかいうことから鯛と名がついている。鯛というと一般的には真鯛をさし、日本では昔から「めで鯛」「腐っても鯛」などともてはやされ、高級魚として扱われている。値段の高いのが難点だが、近年養殖物が普及し、流通する真鯛の約80％を占め、天然物の半分くらいの値段で手に入るようになった。養殖技術も向上したので、味も天然物に比べて遜色のないものも多い。鯛のうま味成分はイノシン酸で、甘味はグリシン、クレアチン、タウリンによる。鮮度が落ちても味に変化が出にくいことが、腐っても鯛といわれるゆえんである。

鯛は栄養面からみると良質なたんぱく質食品で、養殖物は天然物に比べ、良質な脂肪やビタミンＥが２倍くらい、ビタミンB_1が４倍くらい含まれている。養殖物に脂肪などが多いのは、えさの違いや運動不足によるらしい。ところで脂肪だが、ここにはＥＰＡ、ＤＨＡといった多価不飽和脂肪酸が多く含まれ、血中総コレステロール値や中性脂肪値を下げたり、血栓ができるのを防いだりする。また魚の脂肪は肉の脂肪に比べて体脂肪になりにくいといわれ、現代人には好ましい。

鯛は刺し身や塩焼き、煮つけ、吸い物などになるが、洋風にソテーにしたりホイル焼きにしたり、中華風に野菜と一緒に炒めたりしてもたいへんおいしく、栄養のバランスもとれる。

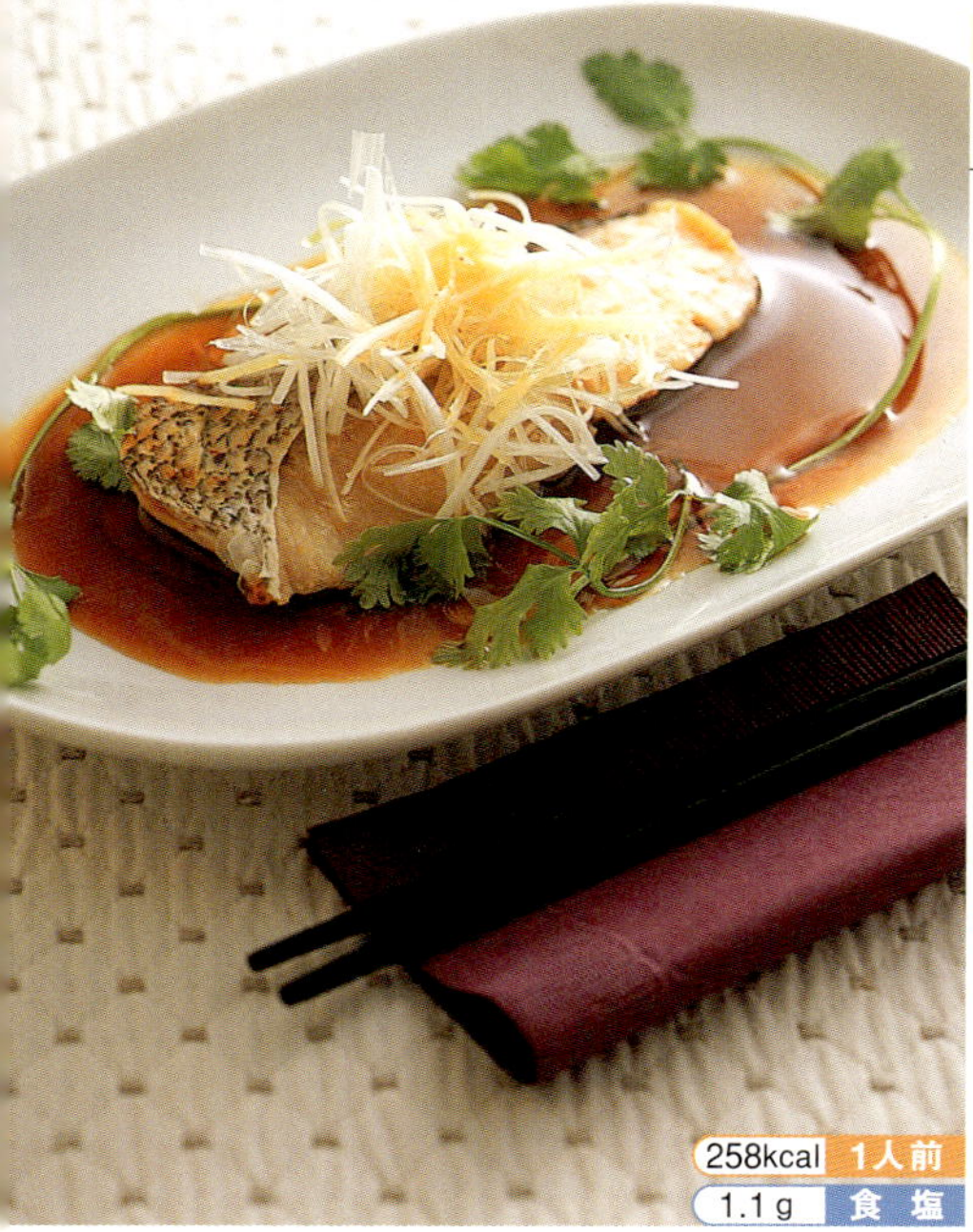

258kcal 1人前
1.1g 食塩

食卓で熱いごま油をジャッ！

鯛の中国酒蒸し

材料（2人分）

まだい
……2切れ（160〜200g）
塩……少々
紹興酒……大さじ1/2
ねぎ……1/2本
しょうが　1かけ（10g）

A
しょうゆ　大さじ1
紹興酒　大さじ1/2
酢……大さじ1/2
みりん……小さじ1

香菜《シャンツァイ》……2〜3本
ごま油……大さじ2

作り方

1. たいは塩をふって10分ほどおく。
2. ねぎは4cmに切り、芯を除く。せん切りにし、水に放して水気をきる（白髪ねぎ）。芯は包丁でつぶす。しょうがは半分は皮つきで薄切り、残りは皮をむいて細切り。細切りは水にさらし、水気をきる。Aを合わせる。
3. 皿に❶を2切れのせ、紹興酒をふる。ねぎの芯、しょうがの薄切りをのせてラップをかけ、電子レンジで約2分30秒加熱する。
4. たいを皿に分けて盛り、Aを1/2量ずつかける。白髪ねぎと細切りのしょうが、香菜をのせる。ごま油を小鍋で温め、上からかける。

272kcal 1人前
0.6g 食塩

バルサミコでちょっとリッチに

鯛のポワレ

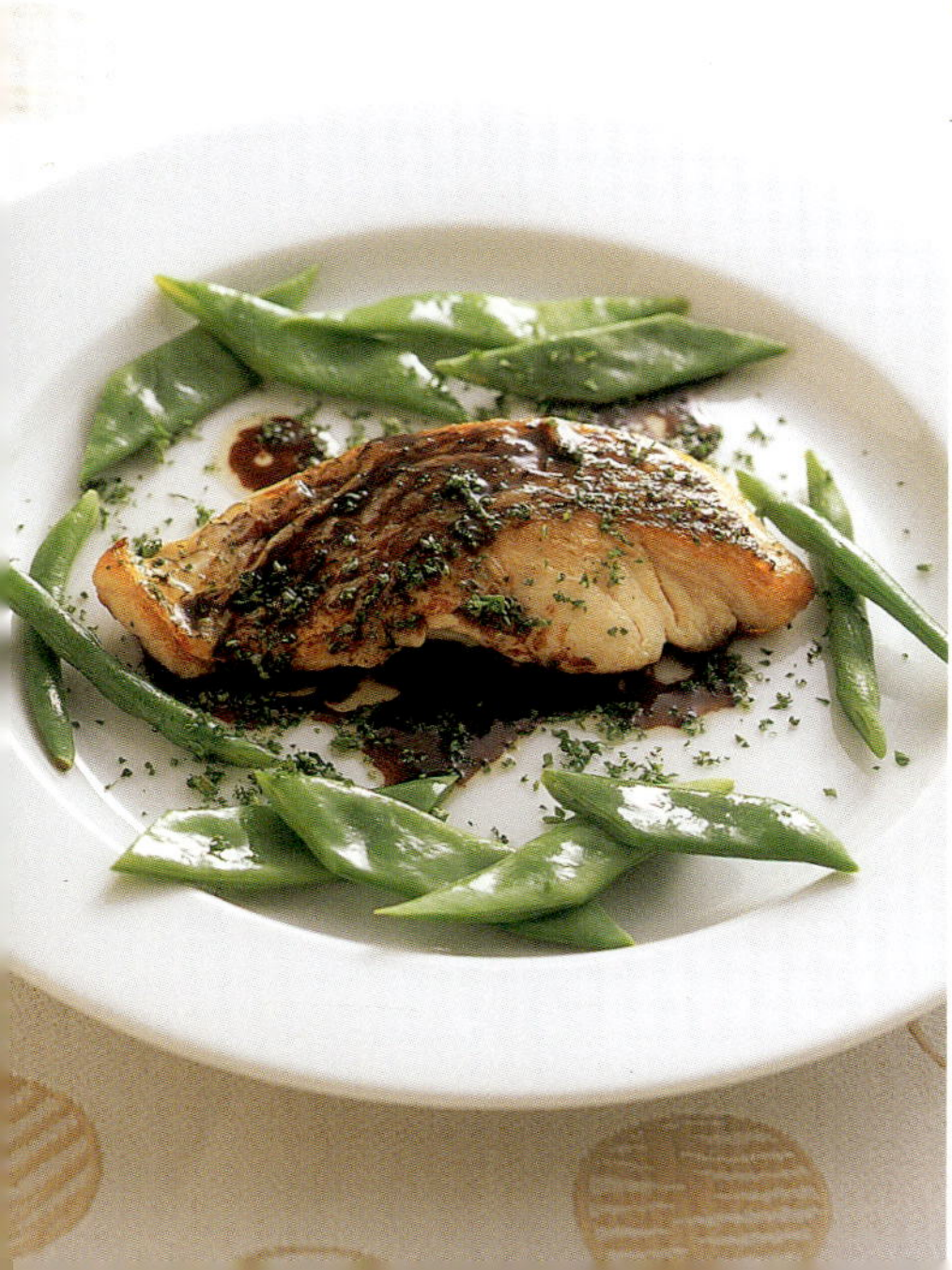

材料（2人分）

まだい　2切れ（160g）
塩……小さじ1/4
こしょう……少々
オリーブ油……大さじ1
モロッコいんげん・さやいんげん……各4本

A
バルサミコ　大さじ2
白ワイン　大さじ2
水……大さじ1
バター……10g
塩・こしょう……各少々

パセリのみじん切り少々

作り方

1. たいは両面に塩、こしょうをふり、10分おく。
2. いんげんはゆでて、やや斜めに切る。
3. 鍋にAを合わせ、中火にかける。約7分、少しとろみが出るまで煮つめる。
4. たいの水気をふく。フライパンに油を熱し、強めの中火で、たいの皮から焼く。焼き色がついたら返して、火を弱めて5〜7分、中まで火を通す。
5. 皿にたいといんげんを盛り、❸のソースをかけ、パセリをふる。

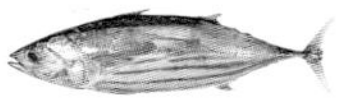

五味が調和、かつおのたたき

「目には青葉　山ほととぎす　初がつお」の句にあるように、かつおは初夏の風物である。かつおはまぐろと同じサバ科の回遊魚で、味がよい赤身の魚。4～6月が旬の初がつお、秋口が旬の戻りがつおがある。

栄養面からみると良質なたんぱく質食品で、ＥＰＡ、ＤＨＡといった血栓を予防する脂肪酸を含んだ脂肪、そして鉄やカリウム、ビタミンB_1も多い。かつおはまぐろに比べて足が早いのが難点。そこで江戸時代から、かつおには殺菌作用のあるからしをつけて食べていた。間に合わないときは、おろしだいこんで。わさびじょうゆはかえって味をそこなうといっていた。

高知県、土佐の「かつおのたたき」は有名だ。三枚におろしたかつおを皮つきのまま串に刺し、わらなどを燃やした炎にかざす。皮にさっとこげめがつき、肉の表面が白くなる程度にあぶってまな板にのせ、さめたところに塩少々をふり、酢を塗った包丁の腹で軽くたたいたことから、「たたき」という。塩も酢も身をしめるためだという。これを厚めの刺し身に作って器に盛り、つまにはみじん切りのねぎ、薄切りのにんにく、おろししょうがやだいこんなどを添え、つけじょうゆには果実酢を入れて食した。酸、苦、甘、辛、鹹《かん》（塩からい）の五味の調和のとれた味に仕上げているのでたいへんおいしい。また一説によると、生のにんにく、ねぎ、しょうが、だいこんには生臭みをとる以外に殺菌力があることから、食中毒予防の意味を兼ねて使われたともいう。

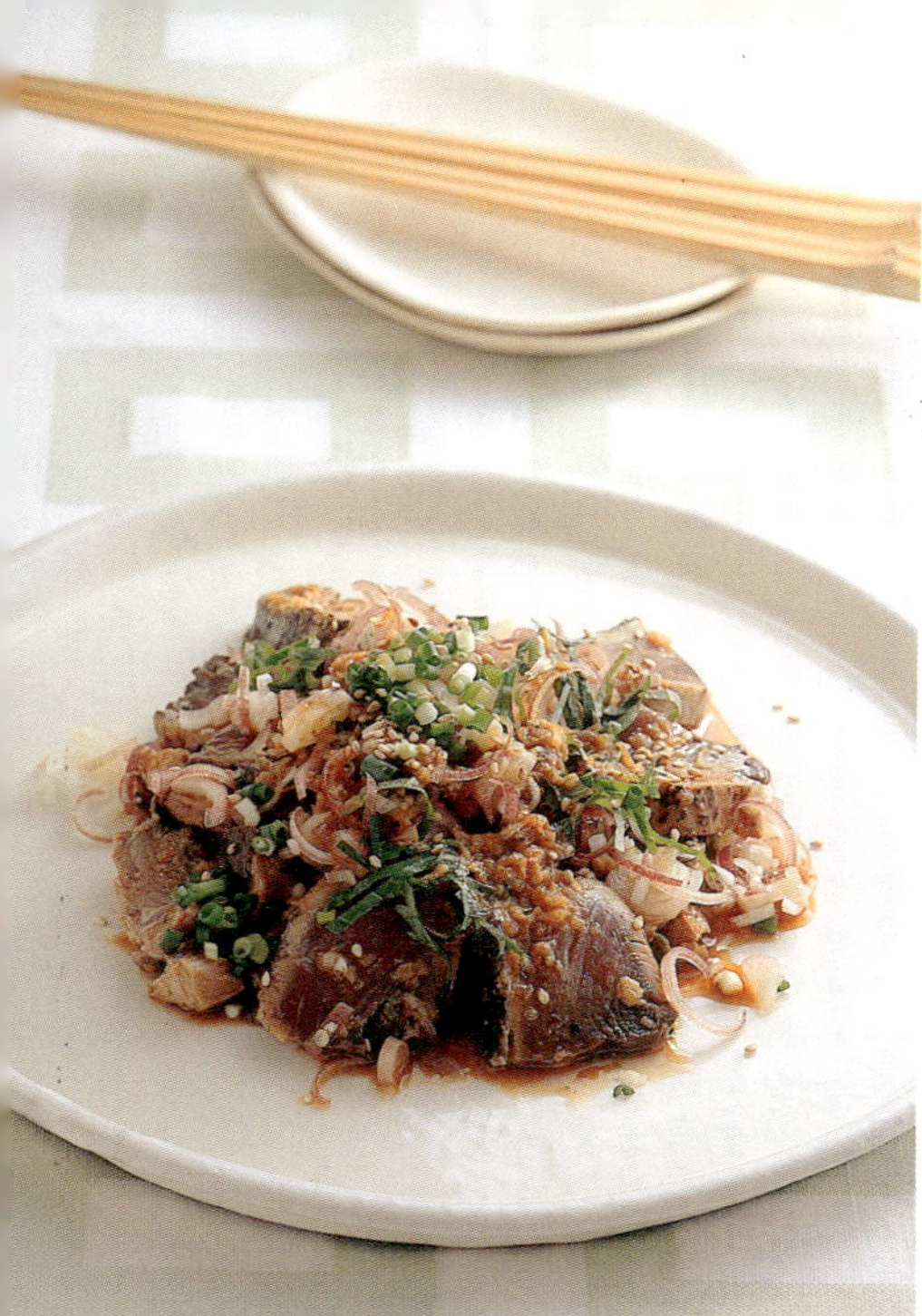

136kcal 1人前
2.4g 食塩

香味野菜をたっぷりのせて

かつおのたたき

材料（2人分）

- かつお（皮つき・さく）150g
- 塩……小さじ1/4
- サラダ油……小さじ1/2
- A
  - にんにく…1片（10g）
  - しょうが汁…大さじ1
  - しょうゆ……大さじ2
  - レモン汁 大さじ1・1/2
- みょうが……2個
- しその葉……2枚
- 万能ねぎ……2本
- いりごま（白）‥大さじ1

作り方

1. かつおは塩をふり、5分おく。
2. Aのにんにくはみじん切りにし、ほかの材料と合わせる。ボールに氷水を用意しておく。
3. フライパンに油を熱し、かつおを皮目を強火で15～20秒焼いて焼き色をつけ、ほかの面はさっと焼く。すぐに氷水にとって冷やし、水気をふく。7㎜厚さに切り、Aのつけ汁につける。
4. みょうがは小口切り、しそは細切りにして水にさらし、水気をきる。ねぎは小口切りにする。
5. かつおにみょうが、しそ、ねぎ、いりごまをのせるように盛り、つけ汁をかける。

115kcal 1人前
1.3g 食塩

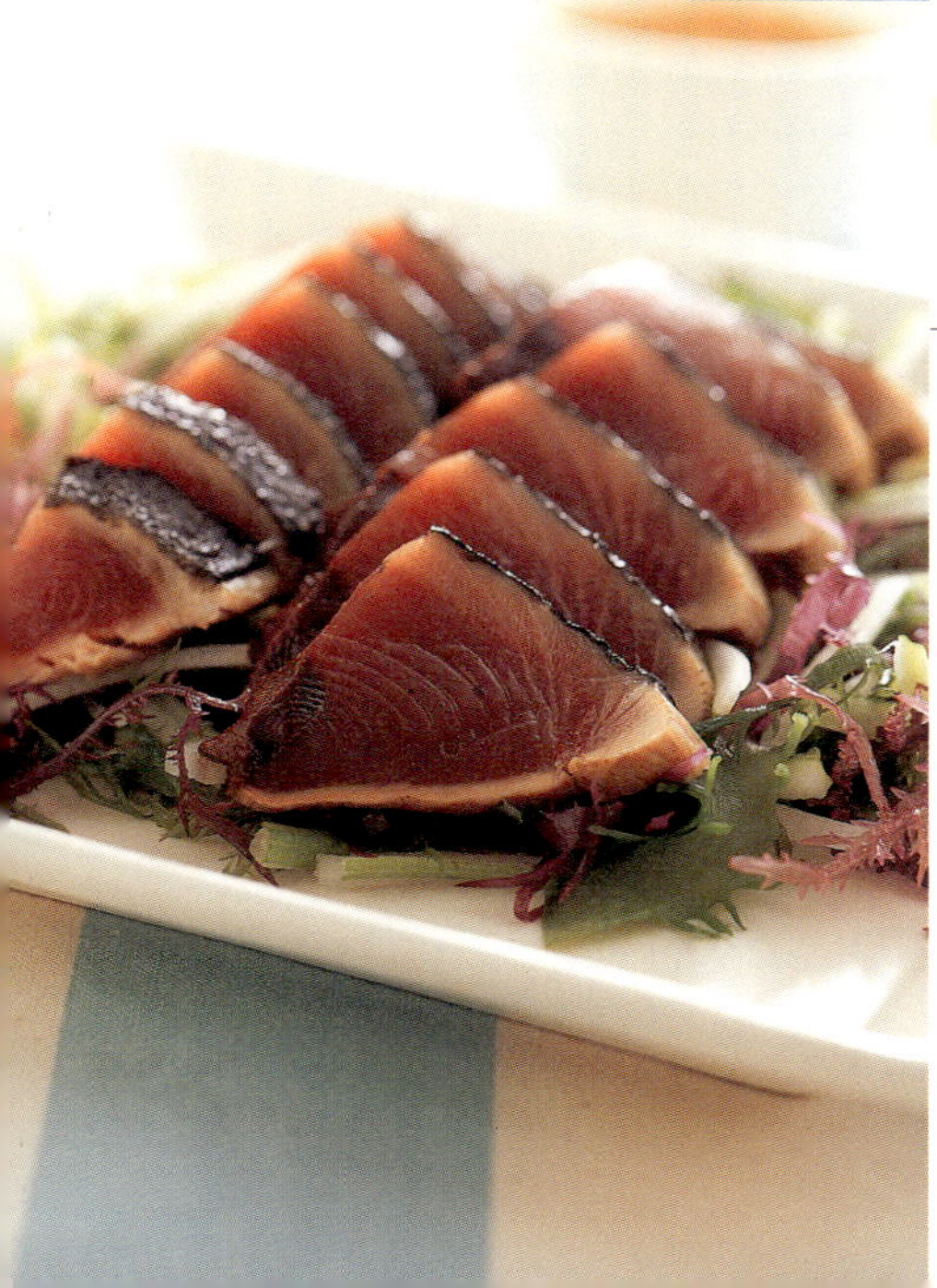

マスタード風味で美味！

かつおのたたきの洋風海藻サラダ

材料（2人分）

- かつお（たたき・さく）150g
- 海藻サラダ（乾燥）……5g
- セロリ……50g
- A
  - 粒マスタード……大さじ1
  - しょうゆ‥大さじ1
  - 白ワイン 大さじ1
  - 酢……大さじ1/2

作り方

1. かつおのたたきは7㎜厚さに切る。
2. 海藻サラダは水でもどす。セロリは筋をとり、太めのせん切りにして冷水に放し、水気をきる。
3. ❷を皿に敷き、かつおを並べる。Aを合わせ、食べるときにかける。

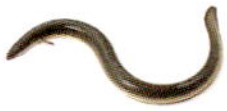

うなぎのコレステロール、心配なし

うなぎは古来から滋養強壮の魚とされ、『万葉集』の中には大伴家持の歌として、「石麻呂に吾《われ》もの申す、夏痩せによしといふものぞ鰻《むなぎ》とり食《め》せ」とある。これは痩せっぽちの石麻呂にうなぎを勧め、夏バテしないように忠告したのだという。夏の土用の丑の日にうなぎを食べる風習があるが、一説によると江戸時代中期の本草学者、平賀源内が、うなぎは夏の薬になると宣伝したことに始まるといわれている。

うなぎには夏に不足しやすい良質なたんぱく質と脂肪がたくさん含まれ、ほかにビタミン、ミネラルも豊富で、まさにスタミナ食品。コレステロールが多いことが心配されるが、脂肪には、コレステロールを抑えるオレイン酸、ＥＰＡ、ＤＨＡのような不飽和脂肪酸がたくさん含まれているので、それほどコレステロールの心配をしなくてよいだろう。なおコレステロールは、性ホルモンや夏の暑さなどのストレスに対抗する副腎皮質ホルモンをつくるのに必須のものだから、日ごろ肉や脂肪の不足しがちな人たちがとると、強壮強精効果が得られるかもしれない。

ほかに皮膚や粘膜をじょうぶにし、美肌づくりや抗がん作用のあるビタミンA、疲労回復に貢献するビタミンB_1、B_2、老化を防ぐビタミンE、骨をじょうぶにするビタミンD、カルシウムなども多く含まれている。しかし、ビタミンCや食物繊維がうなぎにはほとんどないので、これを補うために、野菜や海藻、果物を一緒にとることが大切だ。

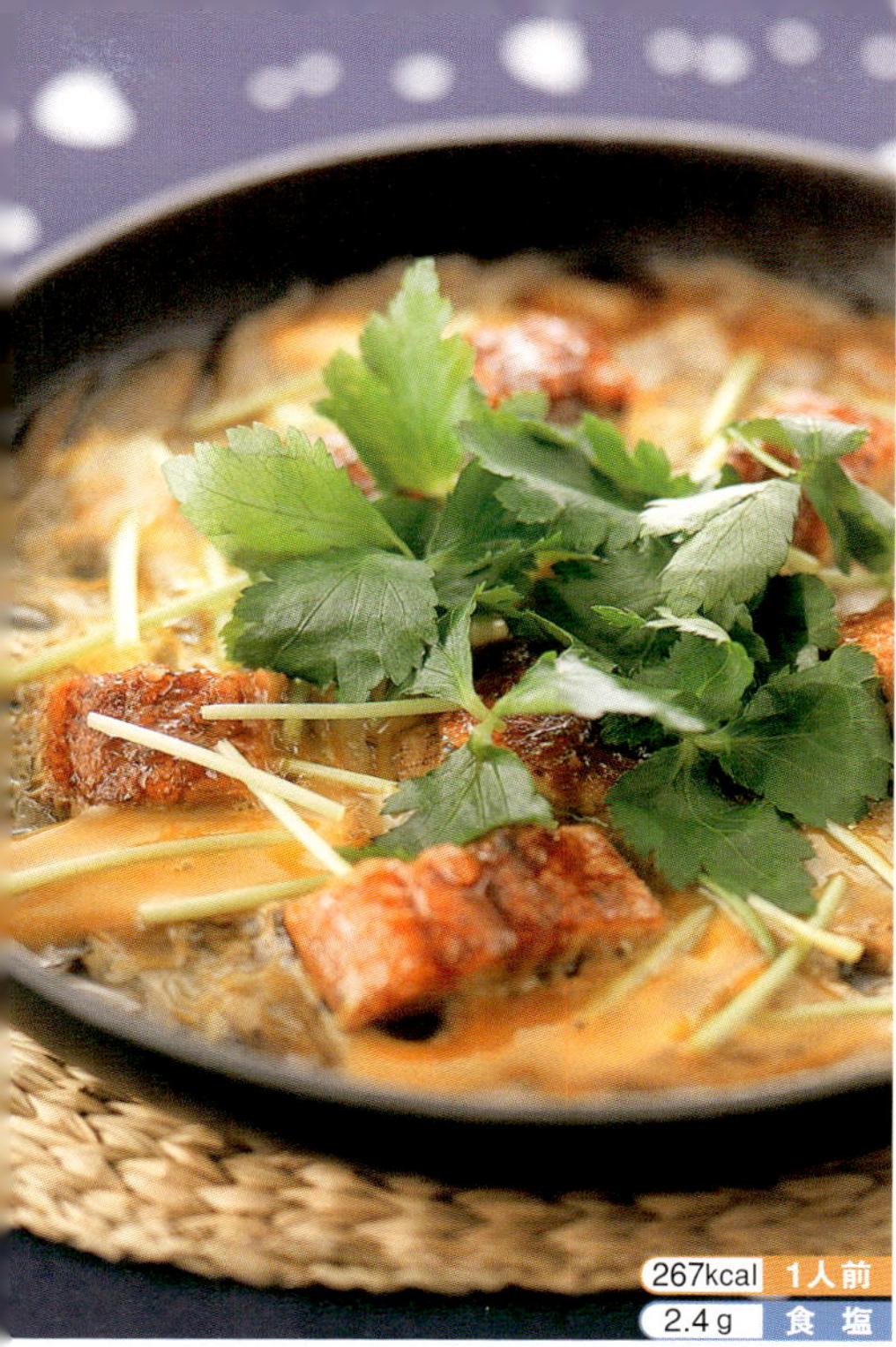

267kcal 1人前
2.4g 食塩

食べやすくて、滋養たっぷり

うなぎの柳川風

材料（2人分）

うなぎのかば焼き ……… 1串（100g）
ごぼう ……… 100g
みつば ……… 1/2束（10g）
卵 ……… 2個
A かば焼きのたれ ……… 大さじ1/2
A しょうゆ　大さじ1
A 水 ……… カップ1
粉さんしょう（好みで） ……… 少々

作り方

1. ごぼうは皮をこそげて、3～4cm長さのささがきにし、水にさっとさらして水気をきる。みつばは3～4cm長さに切る。
2. うなぎは2cm幅に切る。卵は割りほぐす。
3. 鍋かフライパンにAを合わせ、ごぼうを入れて火にかける。沸とうしたら、中火で3～4分煮、うなぎを加えて1～2分煮る。
4. 卵を回し入れ、すぐにふたをする。半熟になったら火を止め、みつばを散らす。器に盛り、粉さんしょうをふる。

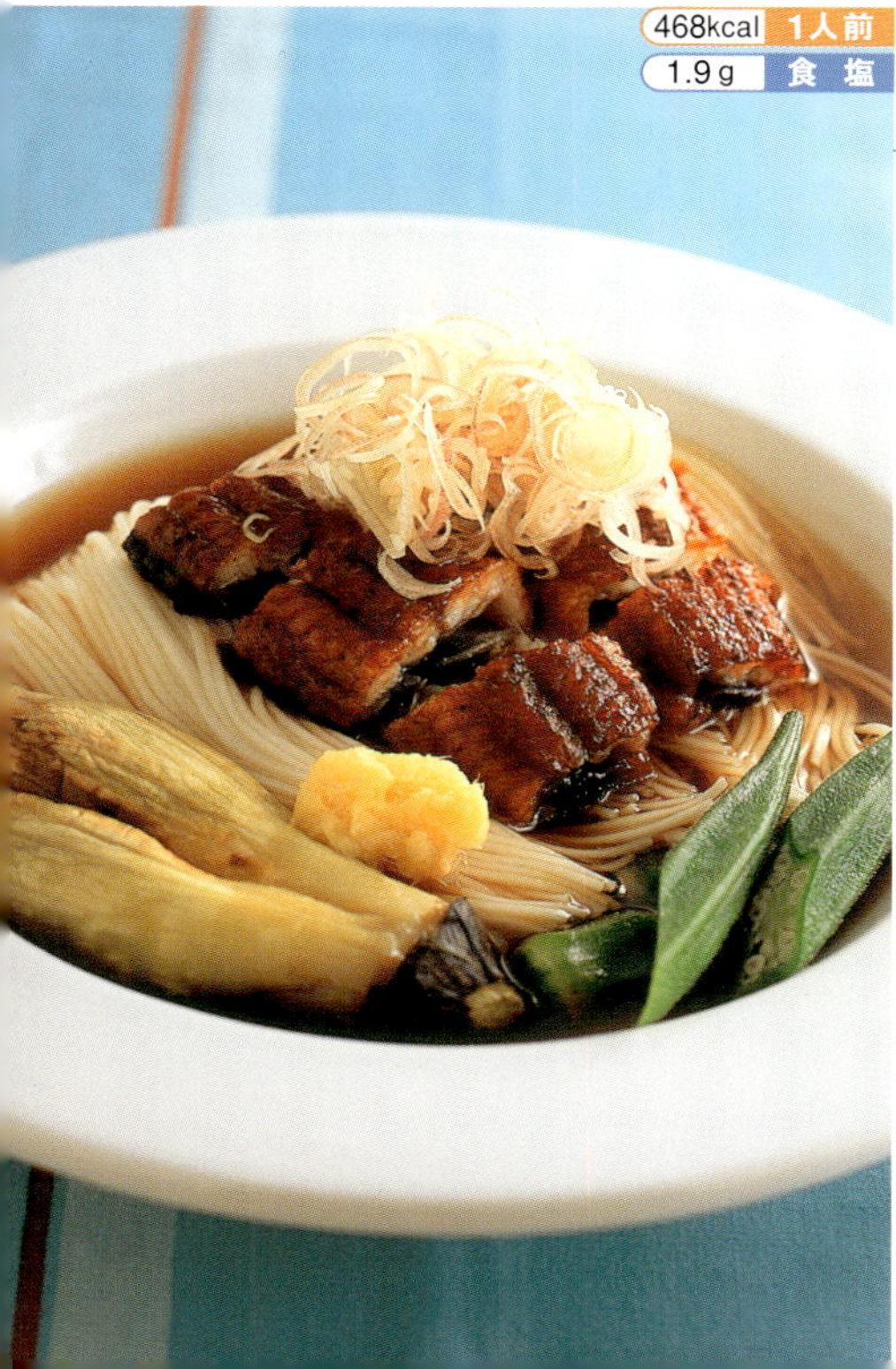

468kcal 1人前
1.9g 食塩

夏バテも吹きとぶ！

うなぎそうめん

材料（2人分）

うなぎのかば焼き100g
なす ……… 小2個（100g）
オクラ ……… 4本
みょうが ……… 1個
しょうが ……… 5g
そうめん ……… 160g

〈めんつゆ〉
こんぶ ……… 5cm
けずりかつお ……… 5g
水 ……… カップ1
みりん ……… 大さじ1・1/2
しょうゆ ……… 大さじ1・1/2

作り方

1. 鍋にめんつゆの材料を入れ、静かに沸とうさせて2～3分煮てこす。冷やしておく。
2. うなぎは電子レンジで約2分加熱する。
3. なすはグリルで焼く。水にとり、へたをつけたまま皮をむく。包丁で縦に切りこみを入れる。
4. オクラはがくをけずり、塩少々（材料外）でこすって、熱湯で1分ゆで、半分に切る。みょうがは小口切りにし、しょうがはすりおろす。
5. そうめんをたっぷりの湯で表示どおりにゆで、ざるにあげて水で洗い、水気をきる。
6. 器にそうめん、具をのせ、つゆをかける。

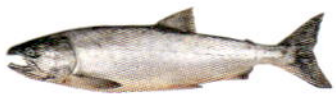

旬の鮭で疲れをとる

鮭の旬は秋から冬にかけてで、手軽に手に入る庶民的で美味な魚のひとつだ。栄養面からみると、良質なたんぱく質と脂肪、そしてビタミン、ミネラルも豊富。特にビタミンB_1、B_2、B_{12}といったビタミンＢ群が多い。これらは炭水化物、脂肪、アミノ酸の代謝に関与するので、疲れをとり元気をつける働きがある。ビタミンＤも多く、これはカルシウムの吸収を促し、骨をじょうぶにする。脂肪には多価不飽和脂肪酸であるＥＰＡ、ＤＨＡが含まれ、血中の中性脂肪値や総コレステロール値を下げる働きがある。さらに血液中に血栓ができるのを防ぐので、心筋梗塞や脳梗塞を予防する。

最近注目されているのは、鮭の身の赤色の色素である。これはカロテノイドの一種で、アスタキサンチンと呼ばれる脂溶性抗酸化物質で、老化や動脈硬化、がんの発生を促す活性酸素を消去する働きがある。その力は同じく抗酸化作用のあるカロテンやビタミンＥより強いという。鮭にはさまざまな種類がある。アスタキサンチンがもっとも多いのは紅鮭で、１００g中に３・１５mgだ。次いでキングサーモンと銀鮭がそれぞれ同１・０５mg。一般によく食べられているしろ鮭は０・４５mgと少ない。

「チャンチャン焼き」という漁師料理を紹介しよう。これは鮭にビタミンＣの多いキャベツやピーマンなど、それに、みそ、砂糖、酒、バター、にんにく、とうがらしを加えて味をつけ、鉄板で蒸し焼きにした料理。鮭、野菜がたくさんおいしくとれるので、試してみてはいかがだろう。

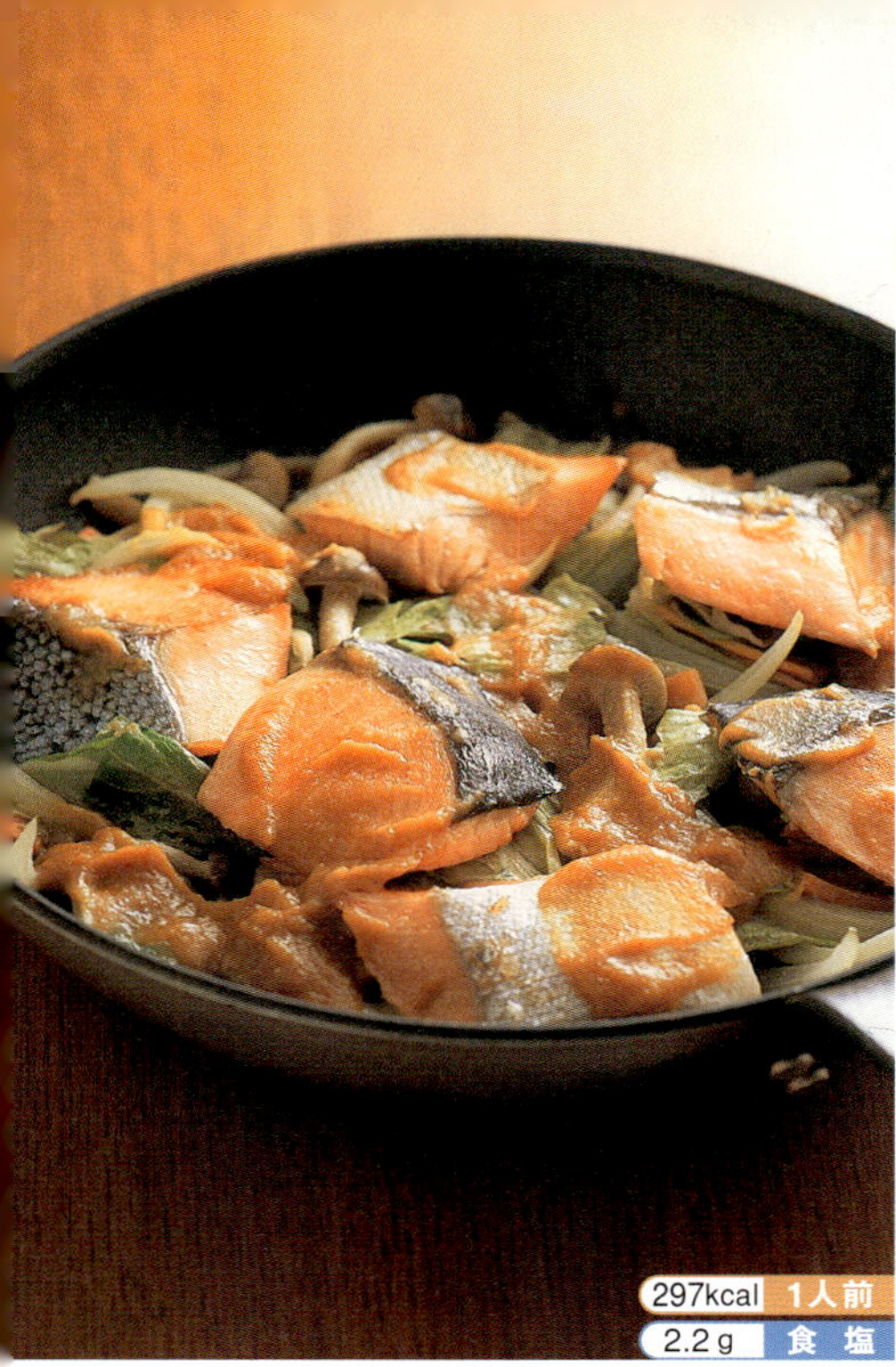

297kcal 1人前
2.2g 食塩

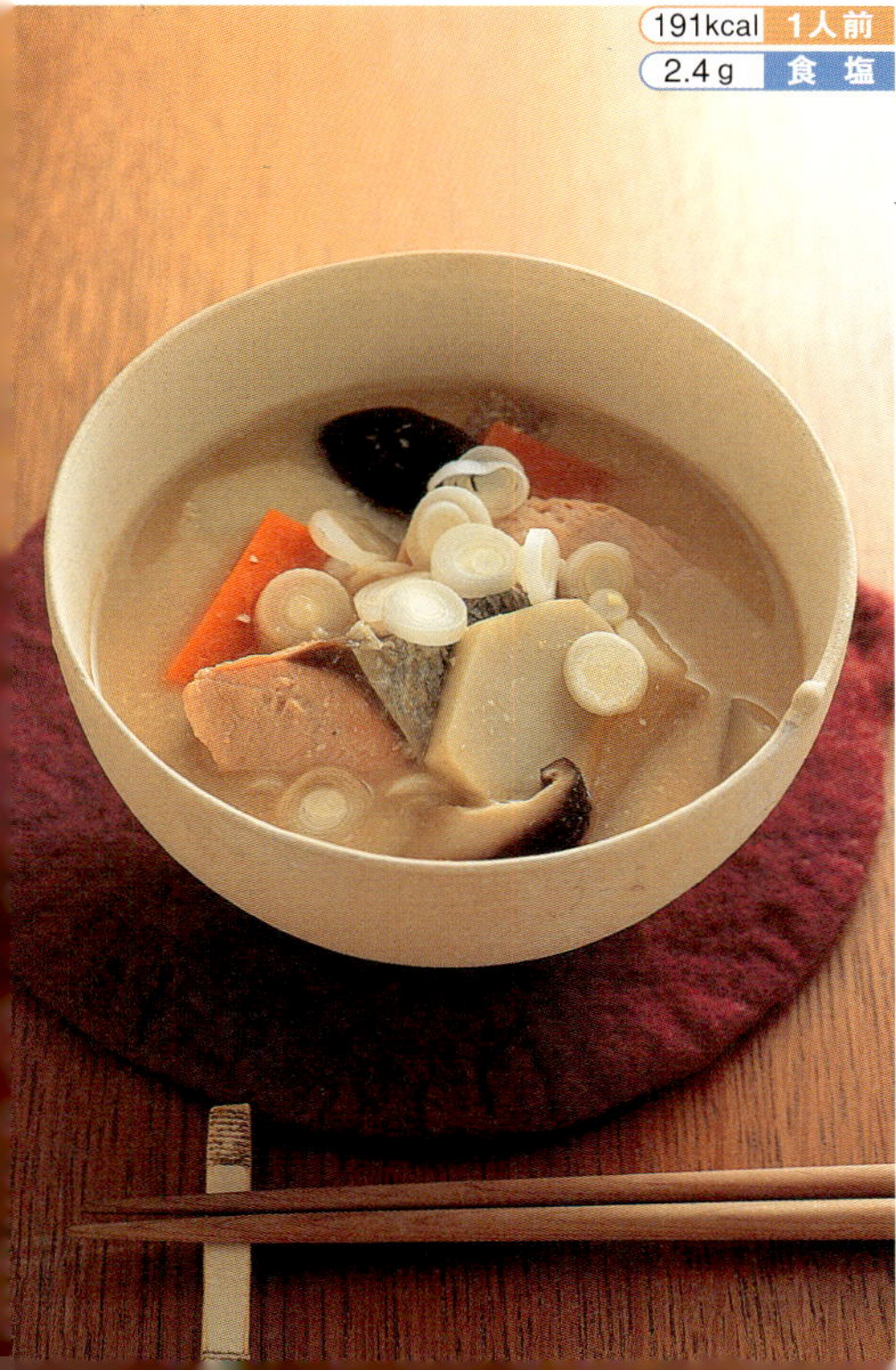

191kcal 1人前
2.4g 食塩

鮭と一緒に野菜もたっぷり

鮭のちゃんちゃんフライパン焼き

材料（2人分）

さけ切り身（生）……2切れ（200g）
キャベツ……200g
たまねぎ 1/2個（100g）
にんじん……80g
しめじ 1/2パック（50g）
サラダ油……大さじ1
A みそ……大さじ2
A 酒……大さじ1
A みりん……大さじ1
七味とうがらし……少々

作り方

❶ さけは1切れを3つに切る。キャベツは4～5㎝角、にんじんは薄切り、たまねぎは5㎜幅に切る。Aは合わせておく。
❷ フライパンに油を熱し、さけの両面をこんがりと焼いてとり出す。野菜を中火でいため、キャベツがしんなりしたら、さけを野菜の上にのせ、Aをかける。ふたをして弱火で7～8分蒸し焼きにする。
❸ 器に盛り、七味とうがらしをかける。

寒い日も体がポカポカ

鮭のかす汁

材料（2人分）

さけ切り身（甘塩）……1切れ（100g）
干ししいたけ……1個
だいこん……40g
にんじん……20g
さといも小2個（100g）
こんにゃく……30g
ねぎ……5cm
だし……カップ2
A 酒かす……30g
A みそ……大さじ1
A しょうゆ 大さじ1/2

作り方

❶ さけは4等分してざるに並べる。熱湯（材料外）を上からさっとかけてくさみをとる。
❷ 干ししいたけは水でもどし、1.5㎝幅に切る。だいこん、にんじん、こんにゃくは5㎜厚さの短冊切り、さといもは5㎜厚さの輪切りか半月切りにする。
❸ ねぎは小口切りにする。
❹ 鍋にだし、❶、❷を入れて煮る。野菜がやわらかくなったら、Aを煮汁でといて加える。
❺ 器に盛り、ねぎを散らす。

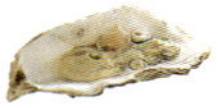

かきで味覚障害を治す

かきは美味で海のミルクといわれるぐらい栄養的にも優れた食品だ。たんぱく質、炭水化物、脂肪、ビタミン、ミネラルが満遍なく含まれ、なかでも亜鉛と鉄が豊富だ。

亜鉛は、近年注目されているミネラルのひとつ。というのは、味覚障害を引き起こす原因の６割近くが亜鉛不足によるものであるからだ。自覚していなくても、味覚が衰えているという人がけっこう多い。高齢で食欲が低下している場合のほか、若い女性の20%近くが偏食やダイエットによって亜鉛不足に陥っているという。亜鉛はＤＮＡに関与するたんぱく質の合成になくてはならない酵素をつくるミネラルで、細胞の新生を促す。味を感知する味蕾《みらい》の細胞は新陳代謝が早く、ラットでは10日くらいで入れ替わるという。人の場合、亜鉛不足による味覚障害は、亜鉛を補うと半年ほどで約80%が回復する。しかし、それを過ぎると回復しにくく、特に高齢者の場合は、治癒率が低下するという。対策としては、亜鉛を多く含む食品を知って積極的にとることだ。牛もも肉１００ｇ中に4.4mg、豚レバーには同6.9mgと多く含まれるが、それにも増してかきの場合は１００ｇ（中サイズ７～８個）に、なんと１３・２mgも含まれている。亜鉛の１日の推奨量は、成人男性９mg、女性７mgである。典型的な日本食をとっている場合で９mgくらいはとれるが、ダイエット中の女性の食事内容では約６mgしかとれないという。

かきは寒くなるにつれおいしくなるので、酢の物、フライ、鍋物などにして大いにとりたい。

たっぷりのだいこんおろしで

雪見がき

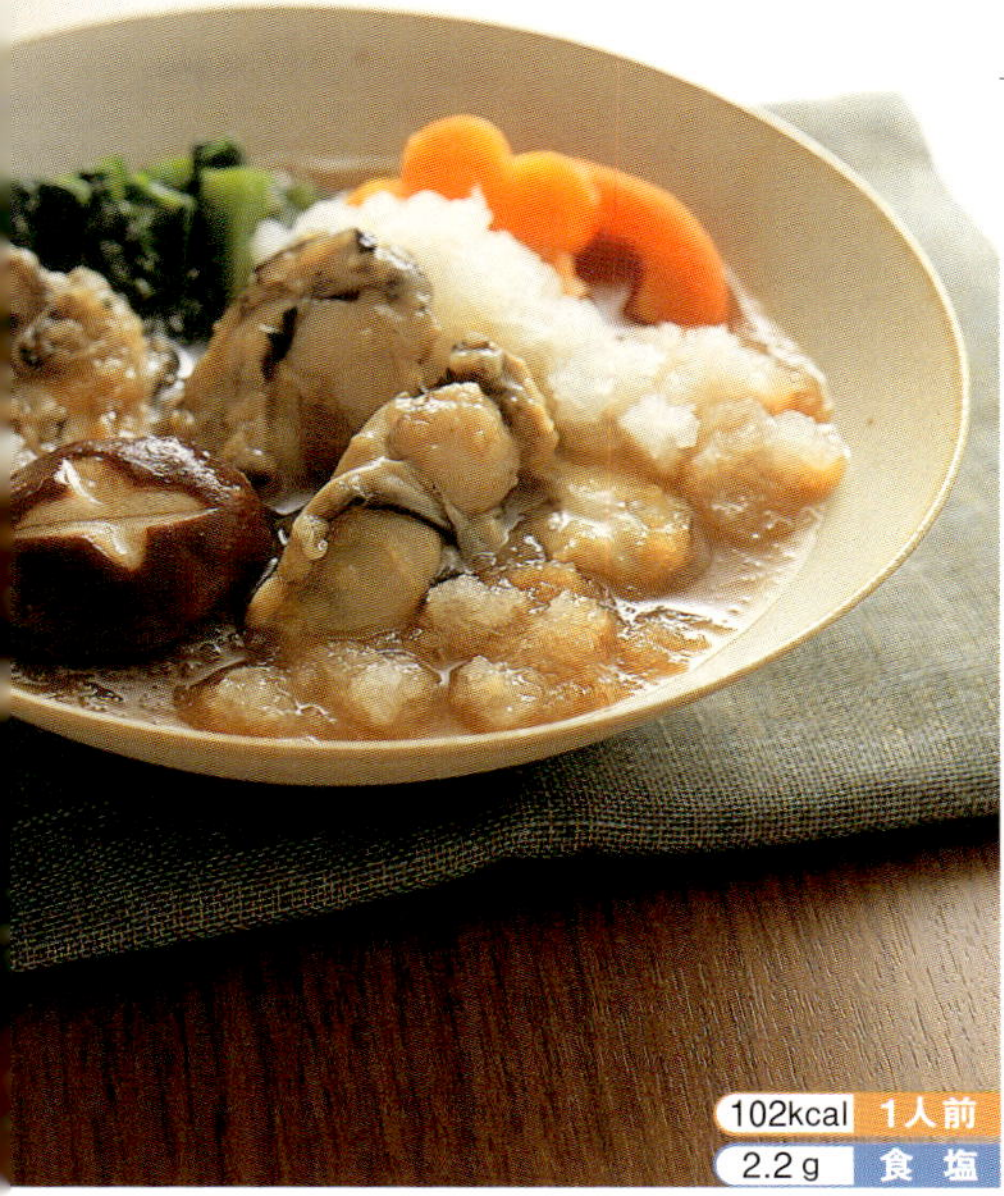

102kcal 1人前
2.2g 食塩

材料（2人分）

かき（生食用）…100g
酒…小さじ1
小麦粉…大さじ1
にんじんの輪切り（5mm厚さ）…2枚
しゅんぎく…50g
しいたけ…2個
だいこん…300g
A
だし…カップ3/4
みりん　大さじ1/2
酒…大さじ1
しょうゆ　大さじ1

作り方

1. かきは塩水（水カップ1・塩小さじ1）で洗ってから真水で洗う。水気をふき、酒をふる。
2. にんじんとしゅんぎくはゆでる。しゅんぎくは4cm長さに切る。しいたけは飾り切りを入れる。だいこんはすりおろし、ざるに入れて水気をきる。
3. かきに小麦粉をまぶす。鍋にAを煮立て、しいたけを1分煮、かきを加えて1～2分煮る。にんじん、しゅんぎく、半量のだいこんおろしを加えて火を止める。
4. 器に盛り、残りのだいこんおろしをのせる。

164kcal 1人前
1.6g 食塩

たれは好みで

かきの韓国式ピカタ

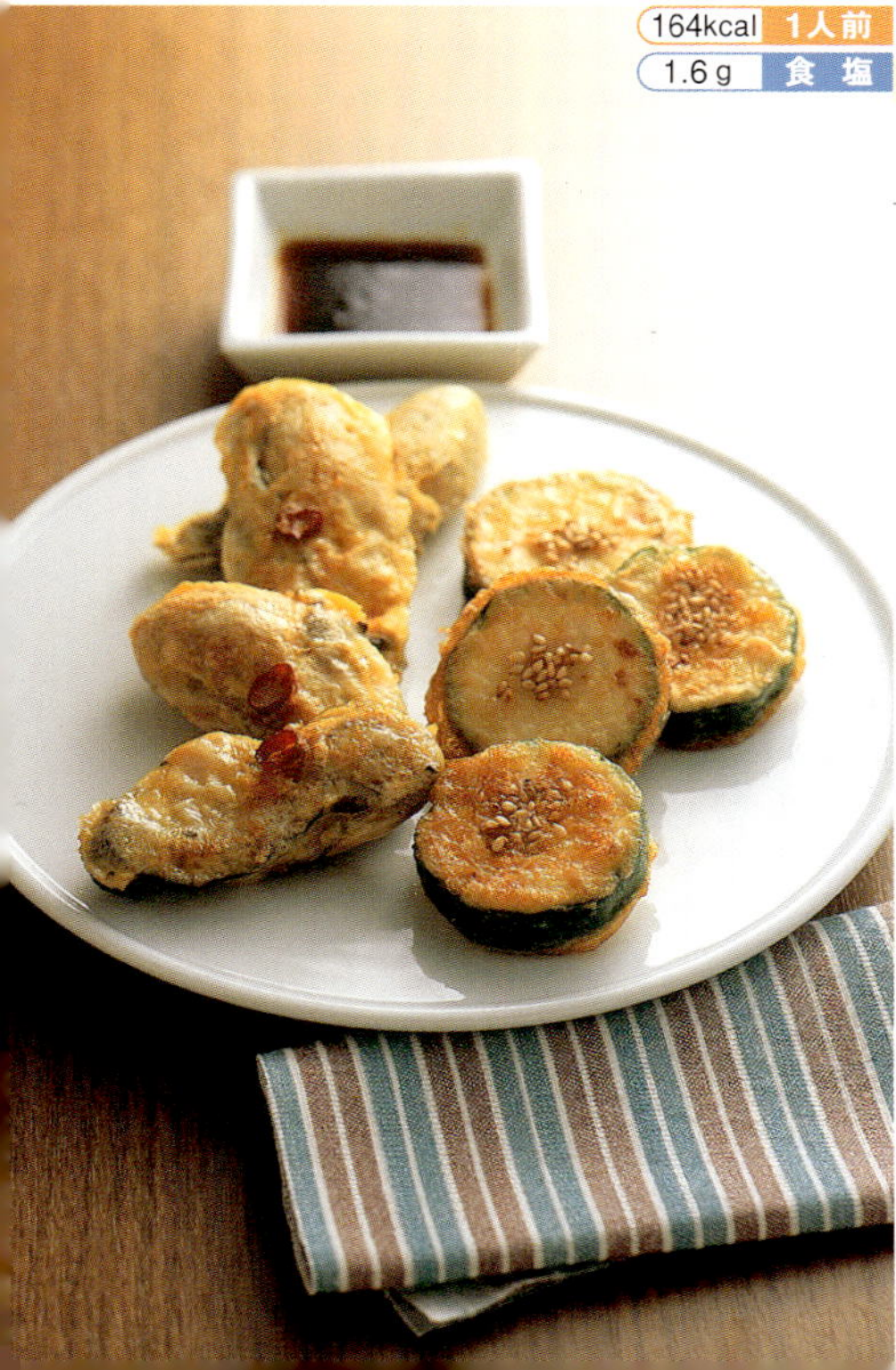

材料（2人分）

かき（加熱用）…8個
塩・こしょう　各少々
ズッキーニ…1/2本
塩…少々
小麦粉…大さじ2・1/2
とき卵…1個分
ごま油…大さじ1
赤とうがらし…1本
いりごま（白）　小さじ1
A
しょうゆ　小さじ2
酢…小さじ1
ラー油…少々

作り方

1. かきは塩水（水カップ1・塩小さじ1）で洗ってから真水で洗う。水気をふき、塩、こしょうをふる。ズッキーニは1cm厚さの輪切りにして塩をふる。とうがらしは種をとり、小口切りにする。
2. かき、ズッキーニそれぞれに小麦粉をまぶす。
3. フライパンにごま油を熱し、❷をとき卵につけて入れる。かきにはとうがらし、ズッキーニにはごまをのせる。中火～弱火にして、両面をよく焼いて、火を通す。
4. Aのたれを、好みでつけて食べる。

中国・韓国の食比較コラム　その三

漬物を健康的に食べるくふう

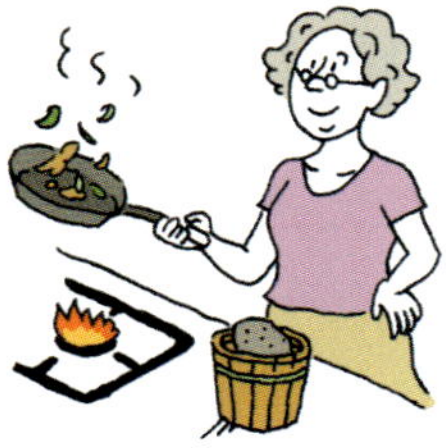

漬物というと、日本人は「ごはんをおいしく食べるためのおかず」と考えている。その結果、食塩をとりすぎて高血圧や胃がんを起こしたり、栄養のバランスをくずして体調を悪くしたりする懸念がある。

中国にも日本と同様、各種の漬物があるが、これはごはんをたくさん食べるためだけのものではなく、おいしく食べて健康になる医食同源の考えのもとに、栄養のバランスを考えてとっている。漬物のもつ香りや味、うま味を活かし、肉や魚介類と、炒め物や蒸し物、煮物、汁物などの料理に使うのだ。

中国人が常備菜としてよく作る「漬物と豚ひき肉の炒め物」を例に挙げてみよう。漬物には高菜や野沢菜などビタミン、ミネラル、食物繊維が豊富な物をよく使う。これらの野菜は漬物にすると、浸透圧の関係で水分の含有量が減るので、生の物に比べてカルシウム、カロテン、ビタミンEなどが増える。これを肉と一緒に炒めると、漬物に不足するたんぱく質や脂肪を補うことができ、これでごはんを食べれば栄養のバランスがとれる。この際、漬物は細かく切って使用するとよい。さらに細かく切ったセロリやたけのこ、にんじんなどを加えると、かさが増えて、その分減塩にもつながる。調味料としては砂糖やしょうゆ、とうがらし、こしょうを使うが、漬物の酸味、苦味、塩味に甘味と辛味がプラスされて五味の調和がとれ、後を引くとてもおいしい料理になる。すぐき漬、たくあん、奈良漬、キムチなどを利用しても美味。

第4章

中高年からの気になる数値と症状、おいしく対策

食品を上手に組み合わせるのが秘訣。

高血圧予防はおかず中心で

日本人は、食塩の摂取量が多い。厚生労働省は1日10ｇ未満にしようと呼びかけているが、国民栄養調査の結果によると、12ｇ前後もとっている。これは、塩からい漬物やみそ汁でごはんをたくさん食べる主食偏重の食習慣や、めん類好きがたたっているからだと思われる。その結果、高血圧患者はたいへん多く、全国に3000万人くらいいると推定され、日本人の50歳代では約半数、70歳以上では約70％の人が高血圧だという。**高血圧とは、血圧の値が、医療機関で測ったときは収縮期（最高血圧）で140mmHg以上、または拡張期（最低血圧）で90mmHg以上、家庭で測ったときは収縮期で135mmHg以上、拡張期で85mmHg以上の場合をいう。**

高血圧が長く続くと動脈硬化を促し、心筋梗塞や脳卒中といった心血管系の病を引き起こす。これに脂質異常症（高脂血症）や糖尿病、腎障害、心肥大を合併した場合は、さらに心血管系の病の危険度が高まってしまう。

高血圧の予防には減塩だが、日本人の一般的食習慣は、漬物、みそ汁でごはんを大食。これに豆腐や納豆などの大豆加工品や魚介類の料理が加わる場合が多いため、この食事では7ｇ前後の食塩をとってしまう。そのうえ日本人はめん類好き。昼食にめんを食べてその汁を全部飲むと、これだけでも食塩が6ｇ前後。合わせると、1日の食塩の摂取目標量である10ｇ未満をゆうに超えてしまうのだ。

よい対策はないか？　それはおかず中心の食事にして、炭水化物（ごはん、めん類）を大食する習慣をなくすこと。具体的には、会席料理風の食事をするとよい。

会席料理の場合、酢の物、煮物、蒸し物、揚げ物などのおかずが出て、最後にごはん、漬物、汁物が出る。このような食事パターンにすると、おのずとおかずの味つけがうすくなる。昔から、炭水化物は食塩の運搬車といわれていることからも、食べ方にくふうしたいところだ。また、めん類をとるときは、できるだけ汁を残すようにしよう。

油や酢で、おいしく減塩

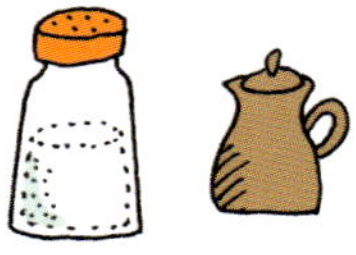

ただ食塩を減らせといっても、ごはん好きの日本人にとっては耐えられないし長続きしない。
ここで提案したいのは、中国の陰陽説的発想をヒントにした、2つを1つで考える方法（P.23参照）。つまり、ほかのものを組み合わせてバランスをとり、減塩するのだ。具体的には、

❶料理に油脂や油分の多い種実類を組み合わせる。

減塩しても、炒め物だと油脂のもつうま味とコクでおいしく食べられる。油分の多いごまあえ、くるみあえ、白あえも、食塩が多いと逆に塩からくて食べられないほどだ。

❷酢や香辛料でアクセントをつける。

酢の物は酸味の刺激で、減塩しても味が濃く感じる。食塩代わりにレモンやかぼすの果汁を使うのもよいだろう。からしやわさびであえた料理も辛味の刺激で減塩できる。たとえ

ば、からしあえや、とりわさなどなら、あまり塩を使わなくてもおいしい。

❸牛乳や乳製品を組み合わせる。

こちらもうま味とコクが減塩を意識させない。たとえばグラタン、ホワイトシチュー、ヨーグルトサラダなどが好例だ。

❹トマトやその加工品を使う。

うま味、コク、酸味もそろっているので、塩分が少なくても充分味わいがある。チキンライス、トマトやトマトソースを使ったスパゲティやシチューなど。

減塩とは、ただ食塩やしょうゆを減らすという考えから脱皮して、何を組み合わせれば、おいしく減らせるかを考えるべきだ。和食だけでなく、世界の料理が参考になる。

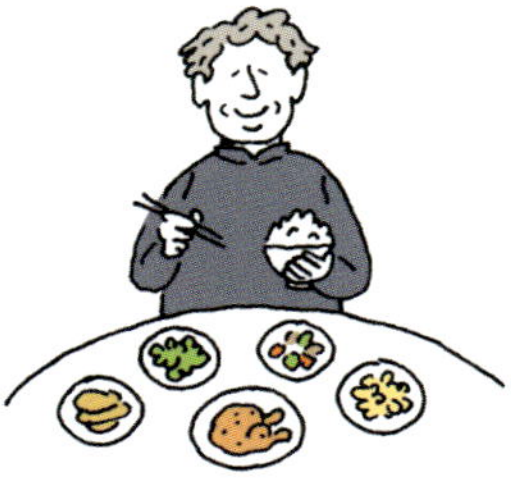

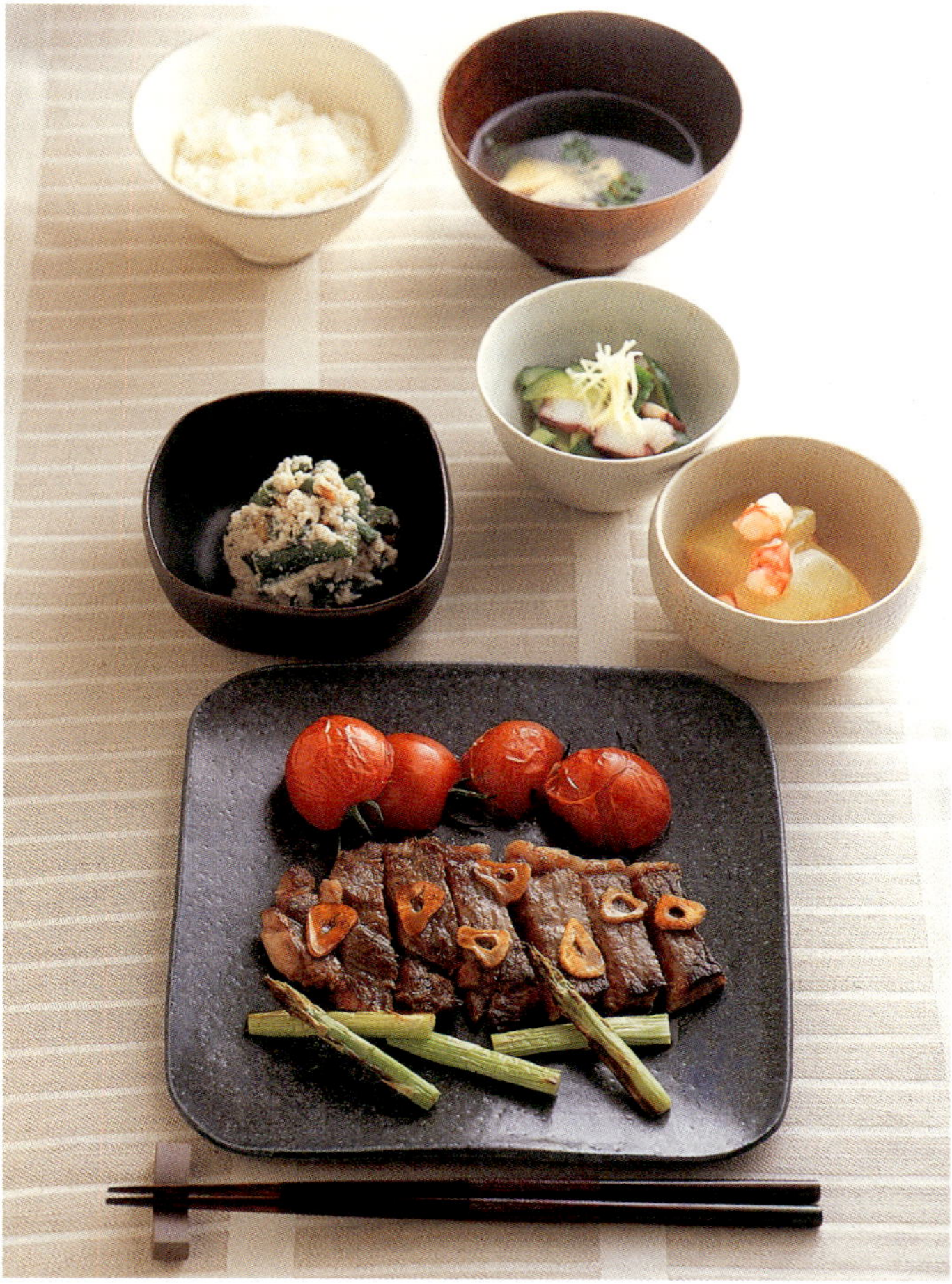

573kcal	1人前
34.6 g	たんぱく質
35.1 g	脂 質
28.3 g	炭水化物
3.6 g	食 塩

＊おかずのみの数値。

❶と❷を使った、
おいしく減塩できる

会席風料理

あえ物：いんげんとくるみの白あえ

酢の物：たこときゅうりの酢の物

煮物：冬瓜のえびあんかけ

焼き物：牛ステーキと野菜の焼き物

くるみの香ばしさもプラス

いんげんとくるみの白あえ

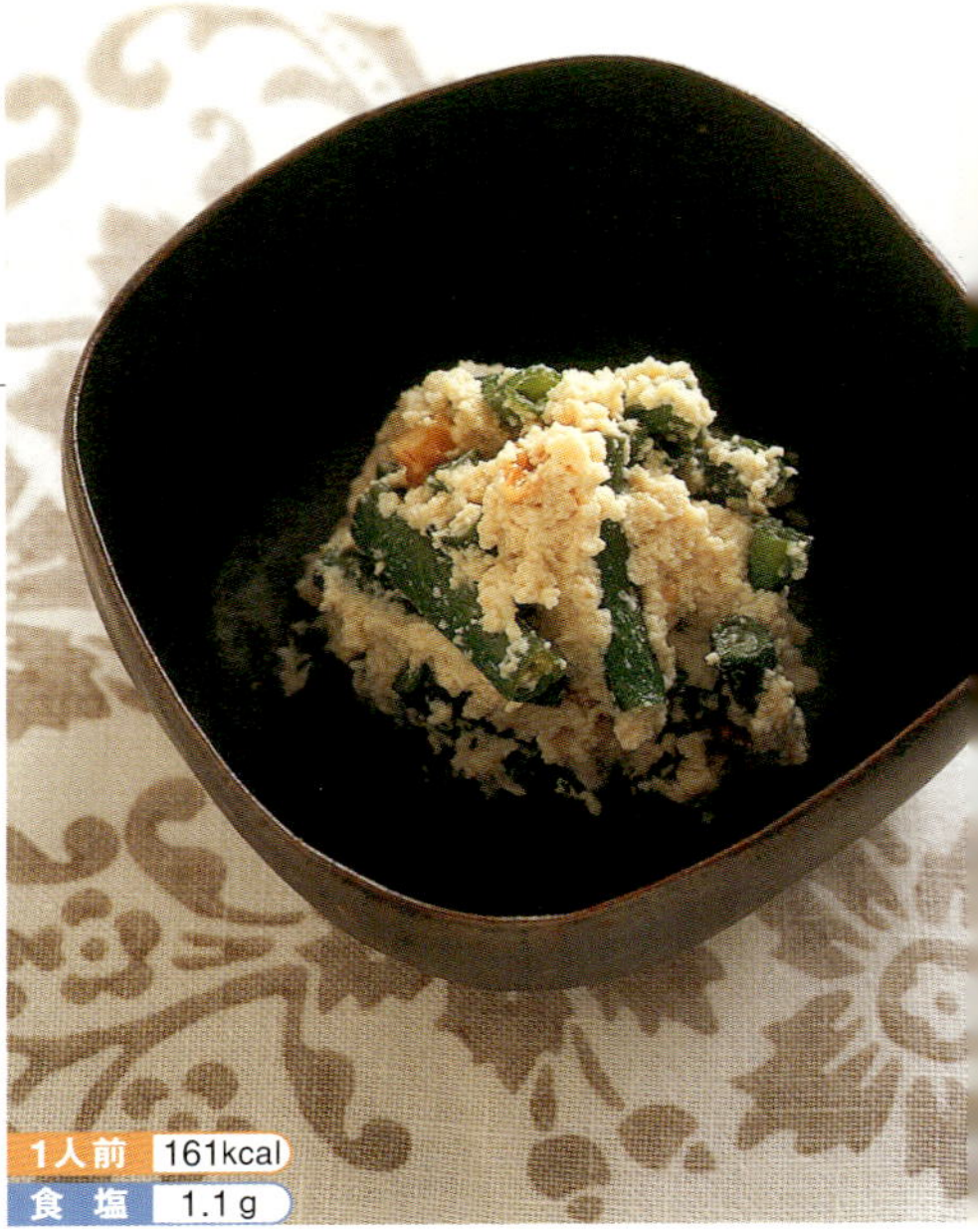

1人前 161kcal
食塩 1.1g

材料（2人分）

- さやいんげん …… 80g
- A
  - だし …… 大さじ1
  - みりん …… 大さじ1
  - しょうゆ …… 大さじ1/2
- くるみ …… 10g
- もめんどうふ …… 100g
- B
  - 砂糖 …… 大さじ1
  - 練りごま …… 大さじ1
  - 塩 …… 小さじ1/6

作り方

1. いんげんは3分ほどゆでて3㎝長さに切る。鍋にAといんげんを入れて中火でいり煮する。
2. くるみはからいりして、あらくきざむ。
3. とうふはあらくくずしてさっとゆで、ざるにとって水気をきる。すり鉢にとうふ、Bを入れてすりこぎでする。いんげんとくるみを入れてあえる。

肉は切って、お箸でどうぞ

牛ステーキと野菜の焼き物

材料（2人分）

- 牛肉（ステーキ用） 2枚（160g）
  - 塩 …… 少々
  - こしょう …… 少々
- にんにく …… 1片（10g）
- サラダ油 …… 大さじ1
- バター …… 10g
- A
  - 酒 …… 大さじ1
  - しょうゆ …… 大さじ1/2
- ミニトマト（中粒） …… 4個
- グリーンアスパラガス …… 4本

319kcal 1人前
0.9g 食塩

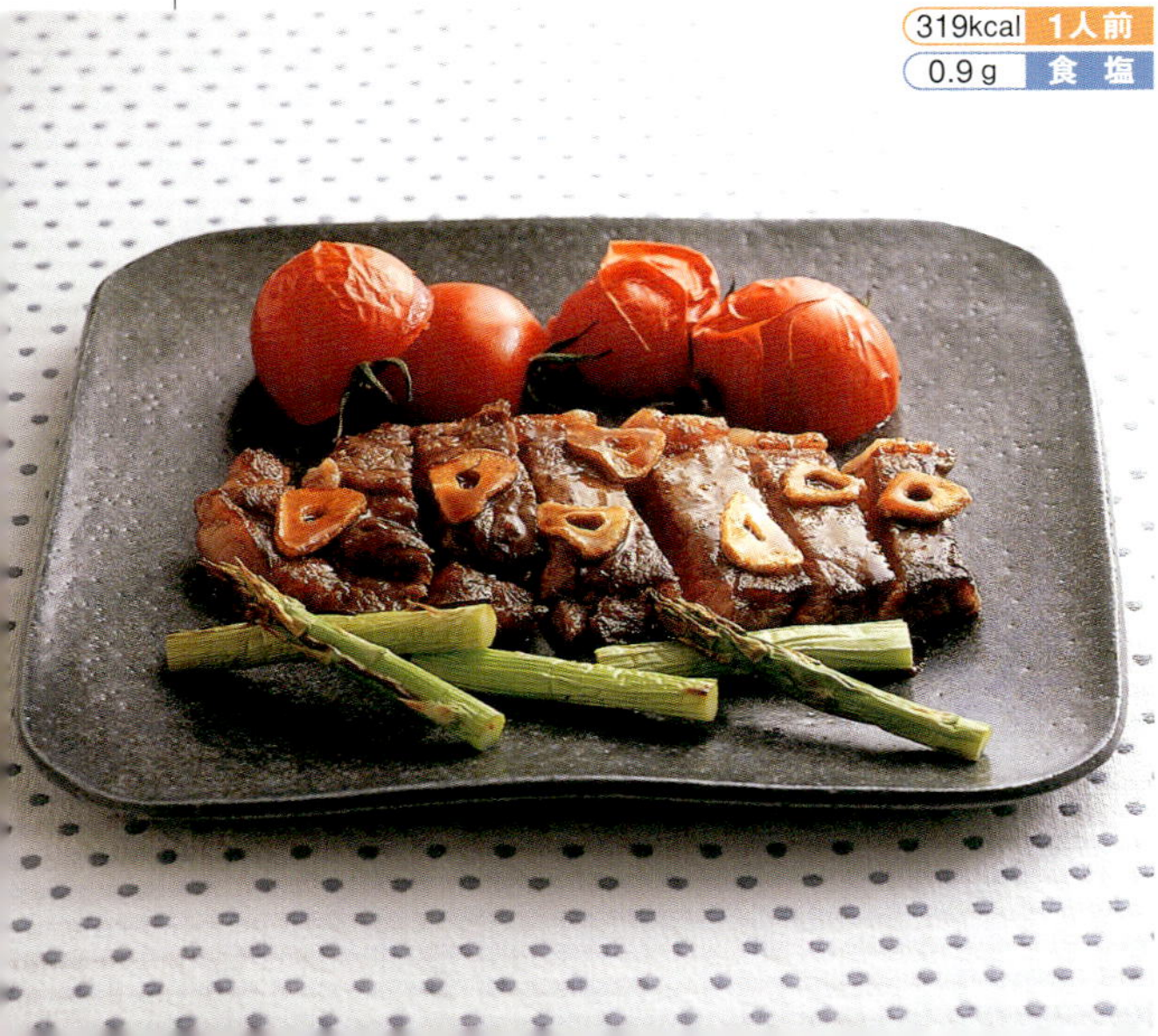

作り方

1. 牛肉に塩、こしょうをふる。にんにくは薄切りにする。
2. グリルでトマトとアスパラを焼く。
3. フライパンに油とにんにくを入れ、弱火で色づくまで焼いてとり出す。バターを加え、肉を好みの焼き加減に両面を焼き、Aを入れて香りをつける。
4. 肉を食べやすく切り、にんにくをのせる。アスパラとトマトは半分に切り、添える。

定番のさっぱり酢の物

たこときゅうりの酢の物

材料（2人分）

- ゆでだこ……50g
- きゅうり……1本
  - 塩……小さじ1/4
- しょうが……1かけ（10g）
- A
  - 酢……大さじ2
  - 砂糖……小さじ1
  - 塩……小さじ1/8
  - しょうゆ……少々

作り方

1. たこは薄く切る。
2. きゅうりは縦半分にし、4cm長さの斜め薄切りにする。塩をふって5分おき、水気をしぼる。
3. しょうがは皮をこそげ、せん切りにして水にさらし、水気をきる。
4. Aを合わせ、❶❷をあえる。❸のしょうがをのせる。

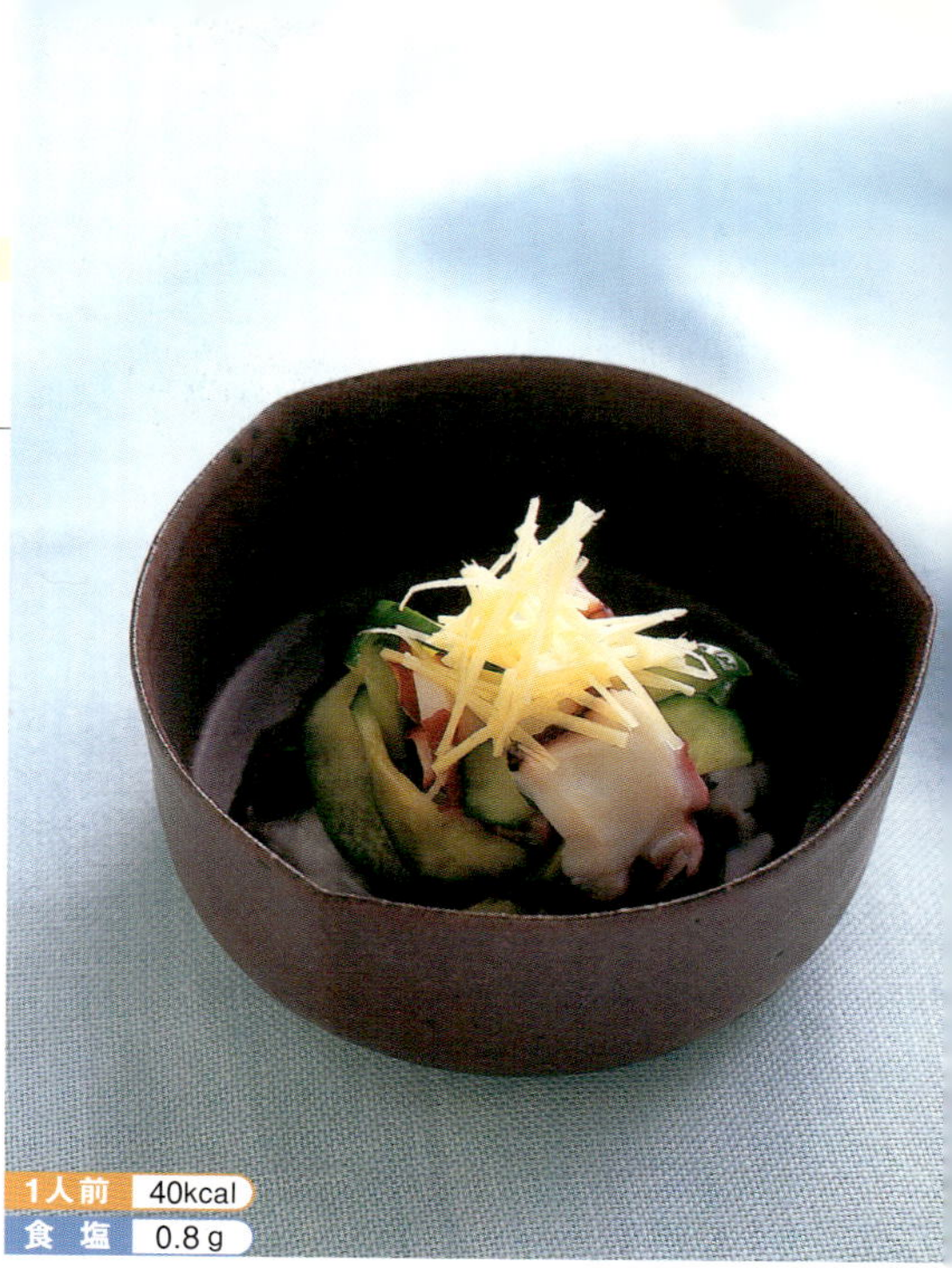

1人前 40kcal
食塩 0.8g

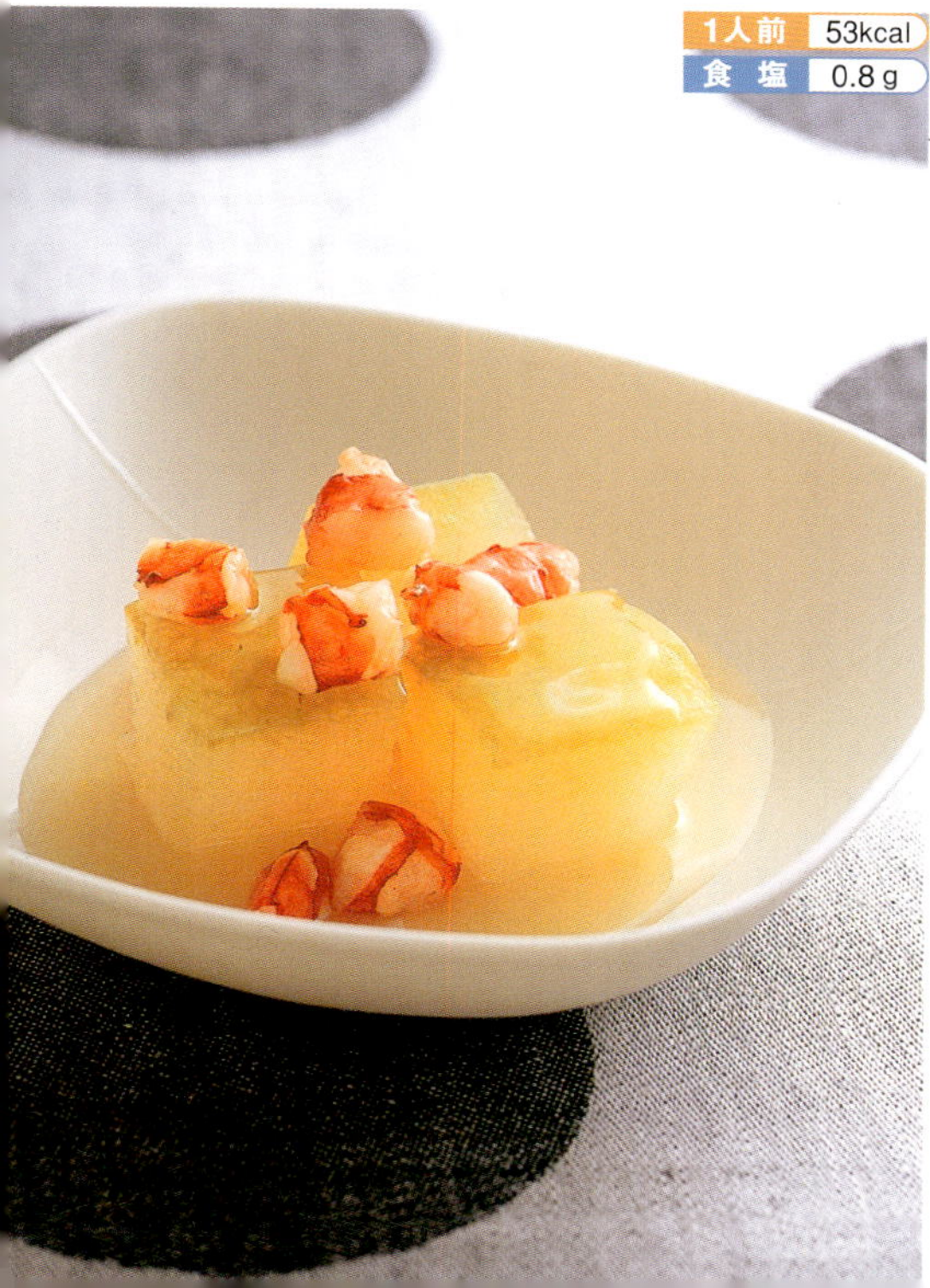

1人前 53kcal
食塩 0.8g

かんたんで、見栄えがする

冬瓜のえびあんかけ

材料（2人分）

- とうがん……250g
- えび……4尾（100g）
- かたくり粉……小さじ1
- 水……小さじ1
- A
  - だし……カップ1
  - 塩……小さじ1/4
  - 酒……大さじ1
  - みりん 大さじ1/2

作り方

1. とうがんはわたをとり、3〜4cm角に切る。皮を薄くむく。
2. 鍋にとうがんとAを入れ、強火にかける。沸とうしたら中火にし、落としぶたとふたをしてやわらかくなるまで約10分煮る。
3. えびは背わたをとって殻をむき、1尾を4〜5つに切る。
4. ❷の鍋にえびを加えて1〜2分煮、火を止める。えびととうがんを器に盛る。
5. ❹の煮汁に水どきかたくり粉を加えて、火をつけ、とろみを出す。とうがんとえびにかける。

客家《はっか》の食事に減塩の知恵

高血圧が一向に減らないのは、食塩やしょうゆをただ減らすだけの減塩食が味気ないからだ。最近の研究によると、食品同士の組み合わせによって減塩できたり（P.77〜78参照）、血圧を上げる食塩（ナトリウム）を体外に排出できたりすることがわかってきた。

京都大学の家森幸男名誉教授は、世界各地の長寿地域と短命地域を探訪し、食生活と血圧の関係を調査したところ、意外な事実を発見した。中国の広州から東へ４５０㎞のところにある梅県という町に、客家《はっか》と呼ばれる漢民族を訪ねたときである。彼らは漬物をよく食べ、料理の味つけも一般に濃く、食塩の摂取量も多いのだが、血圧の高い人が少なく、このときの診断で高血圧の人は10％くらいだった。日本人の半分以下の割合だ。これは食塩をたくさんとっていても、その害を打ち消すような食品をしっかりとっていたからだと考えられる。ごはんを主食とするのは日本人と同じだが、客家の人たちは、肉、モツ類、魚介、豆腐、野菜などを油脂で調理して食べている点に疑問を解くカギがある。

肉や魚などのたんぱく質は体内で代謝されるときに尿素ができ、これが腎臓からナトリウムを尿として排出してくれる。さらに魚介類やモツ類などにはタウリンが多く含まれ、血圧を上げる交感神経の働きを抑えてくれる。大豆やその加工品は血圧を下げ、血管を柔軟にする働きがあり、脳卒中を防ぐ。油に含まれるリノール酸は血圧を下げる働きがあるという。野菜や豆腐にはカリウム、カルシウムが多く、ナトリウムを尿として外に排出する働きがある。

【食塩(ナトリウム)を排出させる、栄養素とそれを含む主な食品】

栄養素	主な食品
カリウム	りんご、アボカド、バナナ、メロン、キウイフルーツ、パパイア、ナッツ類、海藻類、いも類
カルシウム	海藻類、大豆とその加工品、ナッツ類、ごま、小魚、牛乳および乳製品
マグネシウム	海藻類、魚介類、ナッツ類、ごま、ほうれんそうなどの野菜
食物繊維	海藻類、根菜類、大豆とその加工品、きのこ類
たんぱく質	肉類、魚介類、卵、牛乳および乳製品、大豆とその加工品

【日常使う調味料・食品中の食塩量】

調味料	めやす量	正味重量	食塩量	100g中の食塩量
こいくちしょうゆ	大さじ1	18g	2.6g	14.5g
うすくちしょうゆ	大さじ1	18	2.9	16.0
食塩	大さじ1	15	15.0	100.0
淡色辛みそ	大さじ1	18	2.2	12.4
とんカツソース	大さじ1	16	0.9	5.6
オイスターソース	大さじ1	17	1.9	11.4
マヨネーズ	大さじ1	14	0.3	2.3
トマトケチャップ	大さじ1	18	0.6	3.3
真あじの干もの	(中)1尾	30	0.5	1.7
いかの塩辛	小鉢1杯	30	2.1	6.9
塩ざけ	1切れ	55	1.0	1.8
しらす干し	小皿1杯	20	0.8	4.1
すじこ	大さじ2	40	1.9	4.8
たらこ	(小)1/2腹	50	2.3	4.6
昆布のつくだ煮(きざみ)	大さじ2	30	2.2	7.4
さつま揚げ	(小)3枚	100	1.9	1.9
焼きちくわ	1/2枚	60	1.3	2.1
蒸しかまぼこ	1/4本	90	2.3	2.5
ウィンナーソーセージ	4本	50	1.0	1.9
ベーコン	薄切り3枚	30	0.6	2.0
ロースハム	薄切り3枚	50	1.3	2.5
プロセスチーズ	薄切り1枚	20	0.6	2.8
梅干し	1個	10	2.2	22.1
きゅうりのぬか漬	1/2本	50	2.7	5.3
たくあん漬	5切れ	30	1.3	4.3
野沢菜の漬物	小皿1杯	50	0.8	1.5
はくさいの塩漬	小皿1杯	50	1.2	2.3
食パン	1枚	60	0.8	1.3
即席ラーメン(しょうゆ)	1袋	100	5.6	5.6
ゆでうどん	1玉	300	0.3	0.3
塩せんべい	2枚	20	0.4	2.0
吸いもの	1人分	150cc	1.3	0.7
そば・うどんのかけ汁	1人分	150	3.0	2.0
みそ汁	1人分	150	1.5	1.0
洋風・中華風スープ	1人分	200	1.4	0.7

(『五訂食品成分表』より)

高血圧対策は カリウムで

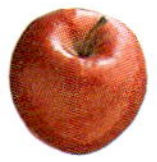

りんごは高血圧や脳卒中予防によいといわれ、それはカリウムの働きによると考えられている。弘前大学の佐々木直亮名誉教授らは、青森県のりんご栽培地帯には脳卒中が少ないことに注目し、高血圧患者の多い秋田県の農村の人たちに、1日に6個のりんごを食べてもらったところ、血圧低下とともに尿中のナトリウムに比べ、カリウムが増加することを知った。

島根大学医学部の堀江良一准教授らは、島根県の脳卒中死亡率の高い山村に住む約１２００人の尿中のナトリウムとカリウムの比率を量ってみた。その結果、どちらも同量の場合は高血圧患者が3.4％に過ぎなかったが、ナトリウムがカリウムの6倍以上の場合は、31・7％も高血圧患者がいた。これは日本人全体の高血圧患者（推定３０００万人くらい）の比率に匹敵する。

これらの結果から、高血圧予防には、日ごろから減塩食を心がけるとともに、カリウムの多い食品を積極的にとることが大切だとわかる。ごぞんじのように、ナトリウム（食塩）は血圧を上げるが、この際、充分にカリウムをとると、ナトリウムが尿中に排泄されやすくなる。

カリウムの多い食品を挙げてみると、果物では、りんご、アボカド、バナナ、メロン、キウイフルーツ、パパイアなど。野菜ではトマト、にんじん、ほうれんそうなど。海藻では、わかめや昆布など。いも類では、さつまいも、じゃがいも、長いもなど。豆類では、あずき、いんげん、えんどう、納豆など。そして種実類では、松の実、くるみ、落花生、アーモンドなどがある（P.83参照）。

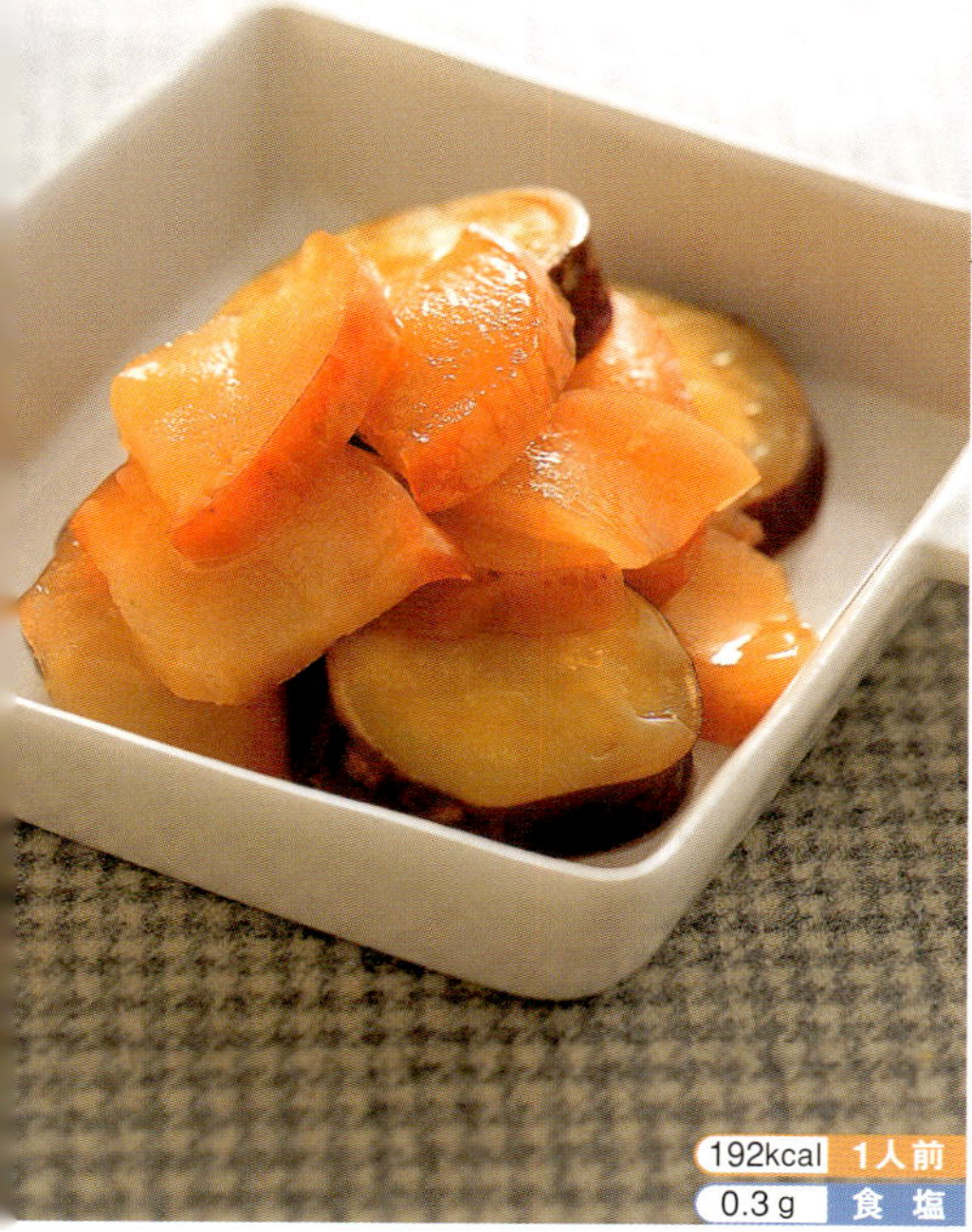

192kcal 1人前
0.3g 食塩

食物繊維も多いおやつ

りんごとさつまいもの重ね煮

材料（2人分）

さつまいも	小1本(150g)	バター	10g
りんご	1/2個	塩	少々
砂糖	大さじ2	水	カップ1/2

作り方

❶ さつまいもは皮ごと1㎝厚さの輪切りにし、水（材料外）に1分ほどさらして水気をきる。
❷ りんごは皮つきのまま5㎜厚さのいちょう切りにする。
❸ 鍋に❶と❷を交互に重ねて入れ、砂糖、バター、塩をのせる。分量の水を入れ、中火で汁気がなくなるまで煮る。

156kcal 1人前
0.5g 食塩

W《ダブル》大豆製品でパワー倍増

信田納豆

材料（2人分）

油揚げ	中サイズ2枚（50g）
納豆	1パック（50g）
ねぎ	10㎝
みそ	大さじ1/2

作り方

❶ 油揚げは半分に切って袋に開く。
❷ ねぎはみじん切りにする。ねぎ、納豆、みそを混ぜる。1/4量ずつ油揚げに詰めて、ようじでとめる。
❸ フッ素樹脂加工のフライパンに入れ、薄く焼き色がつくよう、両面を焼く。（油はひかない）

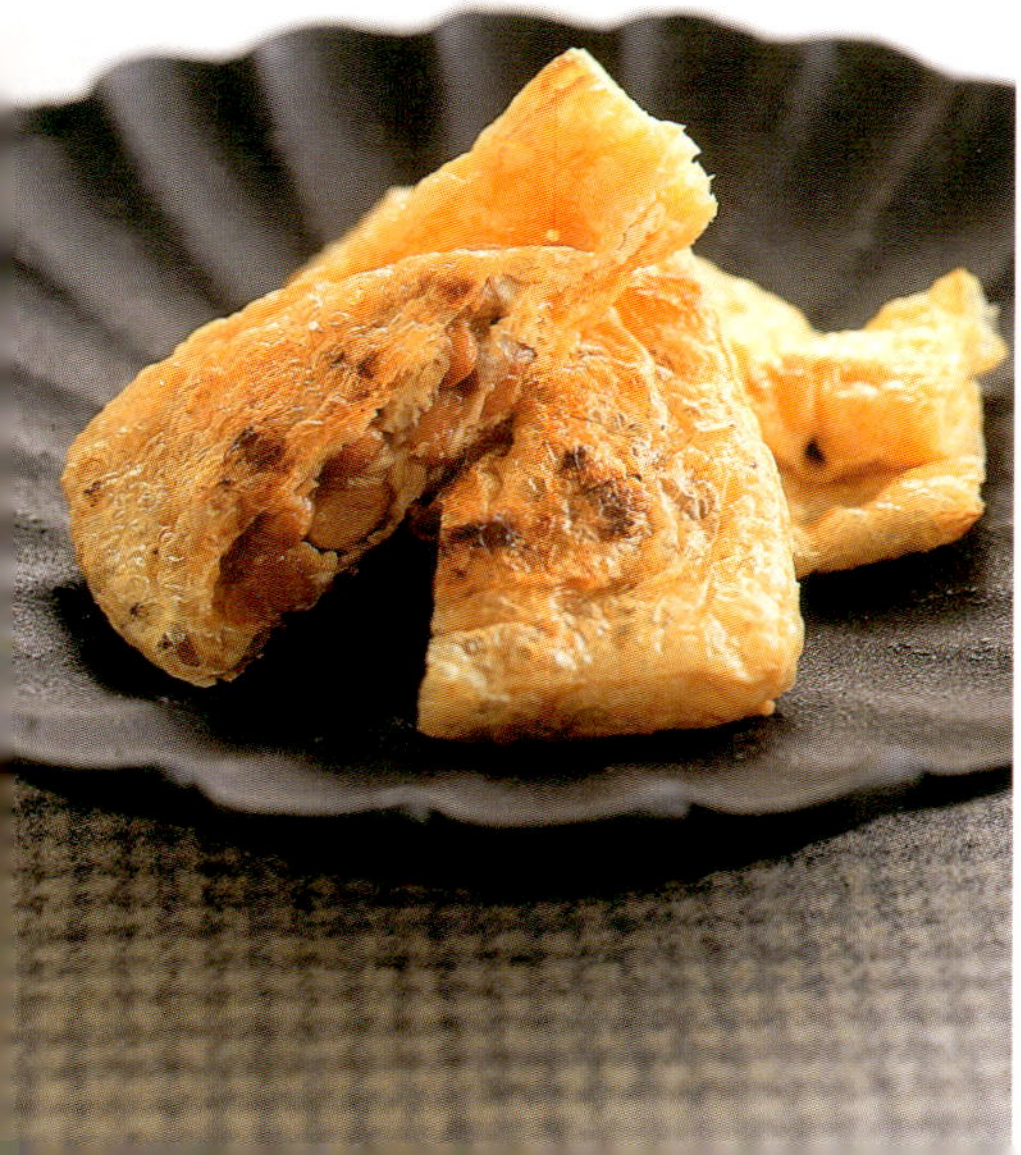

長寿の秘訣 海藻にあり？

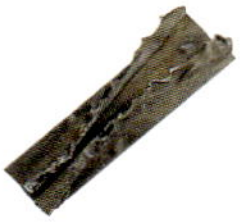

昆布やわかめがヌルヌルするのは、水溶性の食物繊維のひとつアルギン酸によるもので、これはカリウム、カルシウムのようなミネラルと結びついた形で存在している。これらのミネラルは、ナトリウム（食塩）を尿として体外に排出し、高血圧を防ぐ働きがある。

またアルギン酸にも、血圧やコレステロール低下作用がある。姫路工業大学の辻啓介教授は、血圧の上がりやすいラットを２群に分け、１群には食塩を、もう１群には同量の食塩とアルギン酸カリウムを加えたえさを与えたところ、前者では血圧が上昇したのに対し、後者では血圧が下がった。

アルギン酸カリウムは胃の中に入ると、胃酸の働きでアルギン酸とカリウムに切り離される。腸に入ると腸内はアルカリ性なので、切り離されたアルギン酸はミネラルと結合しやすくなり、腸内に多いナトリウムと結合して便とともに排泄される。一方、カリウムは腸壁から吸収され、ナトリウムを尿として排泄させる。この両者の働きで、血圧が低下すると考えられている。

また、アルギン酸のようなヌルヌル成分は、コレステロールからつくられる胆汁酸やコレステロール自体とくっついて腸管からの吸収を抑えるので、コレステロール低下作用がみられるという。

適量は１日に乾燥した海藻で５ｇぐらい。大いにとろう。

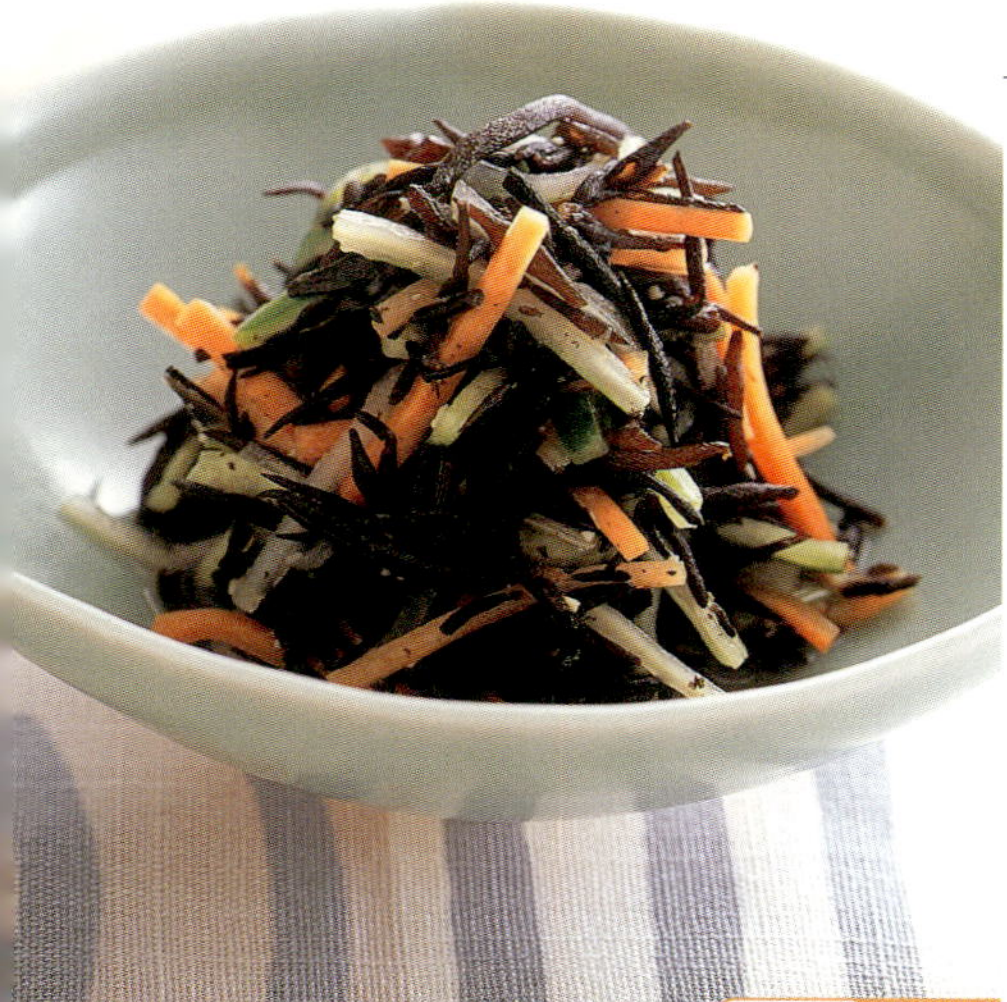

26kcal 1人前
1.0g 食塩

わさびの辛味がアクセント

ひじきと野菜のわさびあえ

材料（2人分）

- 芽ひじき……10g
- セロリ……30g
- にんじん……30g
- きゅうり……1/2本
- 塩……小さじ1/4
- A
  - 砂糖……小さじ1
  - 練りわさび 小さじ1/2
  - 酢……大さじ1
  - しょうゆ…大さじ1/2

作り方

1. ひじきは洗い、たっぷりの水に約20分つけてもどす。水気をきる。
2. 野菜はすべて3㎝長さのせん切りにし、塩をふって10分おく。
3. Aを合わせる。ひじきをさっとゆで、水気をきったら、熱いうちにAにつける。
4. 野菜の水気をしぼり、❸に加えて混ぜる。

147kcal 1人前
2.3g 食塩

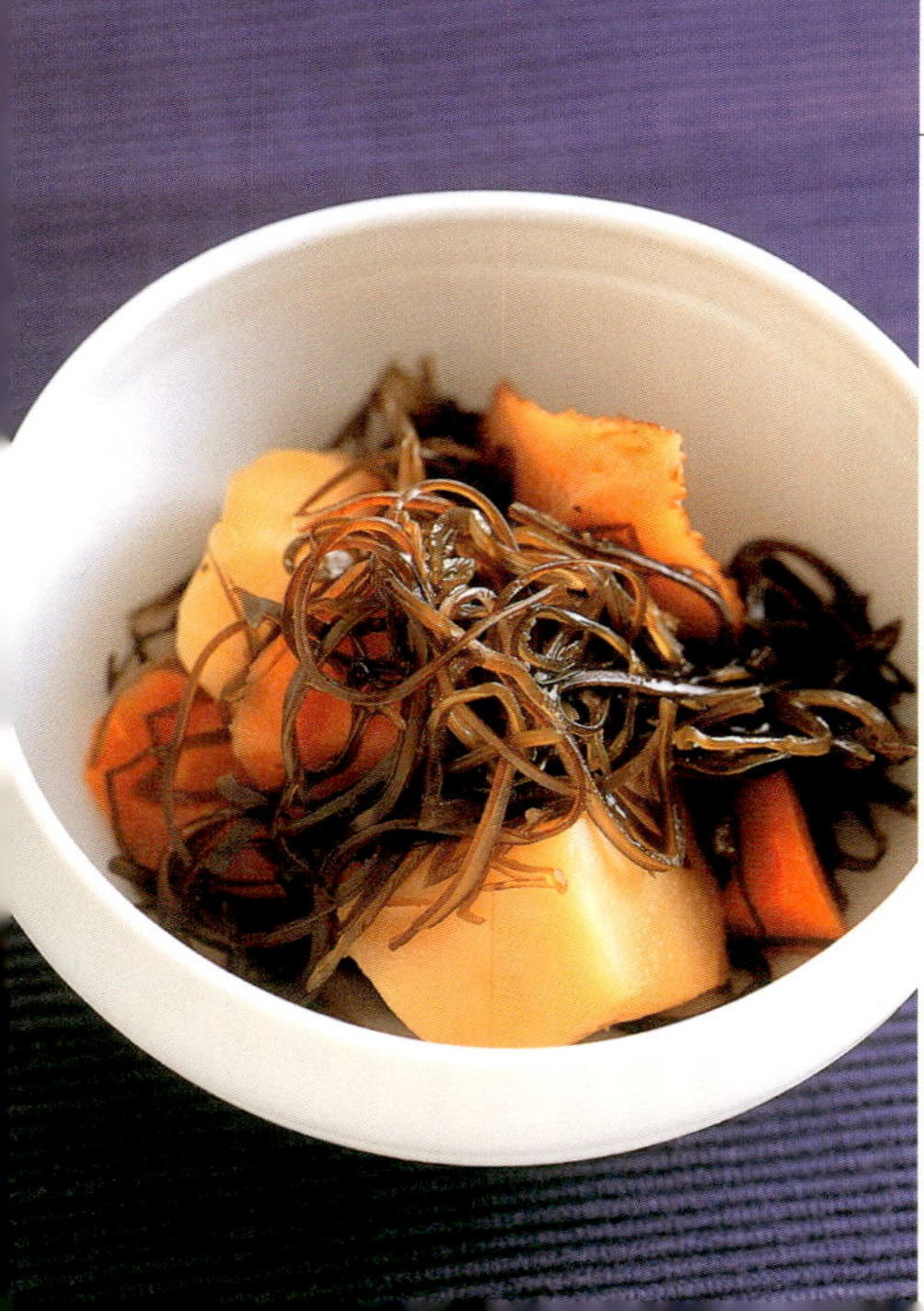

常備菜としても最適

きざみこんぶの煮物

材料（2人分）

- きざみこんぶ……10g
- さつま揚げ……1枚（70g）
- じゃがいも…1個（150g）
- にんじん……50g
- A
  - 砂糖……大さじ1
  - 酒……大さじ2
  - しょうゆ……大さじ1
  - みりん……大さじ1

作り方

1. こんぶは洗い、かぶるくらいのぬるま湯でもどす（そのまま使えるものもある。商品の説明に従う）。もどし汁はとっておく。
2. さつま揚げはひと口大に切る。じゃがいもとにんじんもひと口大に切る。
3. こんぶのもどし汁と水（材料外）を合わせてカップ1にしてAと合わせる。鍋にすべての材料を入れて火にかけ、沸とうしたらアクをとり、中火で約15分、煮汁が少し残るくらいまで煮る。

コレステロールは体になくてはならないもの

コレステロールというと悪者扱いし、肉や脂肪を避ける人が多い。その発端になったのは、今から40年ぐらい前、アメリカで心筋梗塞などの心臓病が死因のトップとなり、原因が高コレステロール血症にあると疑われ、その考え方がそのまま日本に入ってきたからだ。ところが当時、日本では脳卒中（主に脳出血）が死因のトップで、その原因は肉や脂肪の不足で血管が弱くなったため。コレステロールをやたらに恐れるのは逆療法であった。

コレステロールは健康維持、老化防止にはなくてはならないもの。そのため人は、体内のコレステロールの60〜80％を肝臓で合成しているのである。コレステロールは、細胞膜や、ストレスに対抗する副腎皮質ホルモン、また女性ホルモンや男性ホルモンをつくるのに重要な成分であり、ほかに脂肪の消化吸収に不可欠な胆汁酸、骨をじょうぶにするのに必要なビタミンDをつくる原料でもある。

その上、コレステロールは脳と神経系に多く含まれている。成人の体内コレステロール量１００〜１５０ｇのうち、４分の１くらいが脳に集中し、脳の情報を体の隅々まで伝達する役割の一端を果たしている。

それではどの程度の量、体内にコレステロールを保持したらよいのであろうか。めやすとして、血中総コレステロールの基準値は、１２０〜２１９mg／dℓ。これより低い人は、肉や動物性脂肪をしっかりとったほうがよい。ただし、血中総コレステロール値が上がりやすい人（家族性高コレステロール血症）や心筋梗塞や脳梗塞の病歴のある人は控えめに。

【血中総コレステロール値を改善する食品】

食品群	主な食品	主な成分
魚介類	さば、あじ、ほたて貝	タウリン、EPA、DHA
大豆および その加工食品	豆腐、がんもどき 凍り豆腐、納豆	大豆たんぱく質、オレイン酸、 リノール酸、α-リノレン酸 植物ステロール、ビタミンE 食物繊維、イソフラボン
植物油	米油、調合米油、べに花油 コーン油、オリーブ油	オレイン酸、リノール酸 α-リノレン酸、植物ステロール ビタミンE
種実類	アーモンド ごま、くるみ	オレイン酸、リノール酸 α-リノレン酸、植物ステロール ビタミンE、食物繊維
穀類	オートミール、大麦	食物繊維
野菜類	ほうれんそう、にんじん ブロッコリー	葉緑素、食物繊維 ビタミンC
きのこ類	えのきだけ、きくらげ しいたけ、なめこ	食物繊維 エリタデニン(しいたけに含まれる)
海藻類	わかめ、こんぶ	葉緑素、食物繊維

(辻啓介、辻悦子ほか。「ファルマシアレビュー」No.19)

こう変わったコレステロールの診断基準

これまで（日本動脈硬化学会　高脂血症の診断基準）

高コレステロール血症	総コレステロール	220mg/dℓ以上
高LDLコレステロール血症	LDLコレステロール	140mg/dℓ以上
低HDLコレステロール血症	HDLコレステロール	40mg/dℓ未満
高トリグリセリド血症	トリグリセリド（中性脂肪）	150mg/dℓ以上

新しい基準（2007年春発表　上の総コレステロールをはずした、同学会の脂質異常症の診断基準から）

高LDLコレステロール血症	LDLコレステロール	140mg/dℓ以上
低HDLコレステロール血症	HDLコレステロール	40mg/dℓ未満
高トリグリセライド血症	トリグリセライド（中性脂肪）	150mg/dℓ以上

※LDLコレステロールとは、通称「悪玉」コレステロール（P.92参照）
※HDLコレステロールとは、通称「善玉」コレステロール（P.92参照）

理にかなうバターとしいたけ

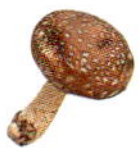

血中総コレステロール値の高い人が医者に行くと「肉や卵、バターはコレステロールが多いからとってはいけない」とよくいわれる。だが、そんなことをしたら、食べる楽しみを失い、ストレスになって、かえって病気が悪化しかねない。日本人は何かというと1つの物だけをとらえて良否を判断する。しかし、食卓には血中総コレステロール値を下げる働きのある食品(P.89参照)もたくさんあるのだから、この種の物を一緒にとればコレステロールの心配はしなくてすむ。

こんな実験がある。国立健康・栄養研究所の故・鈴木慎次郎部長が、人を対象に1週間にわたってバターを1日60gとってもらったところ、血中総コレステロール値は14・2%上がった。次に生しいたけを同じように90gとってもらったら、今度は0.4%下がった。そこで、バターとしいたけを一緒にとってもらったらどうなったか。驚くべきことに3.7%も下がったのである。

中国には、相対するものを2つ組み合わせてバランスをとる陰陽説的発想がある(P.23参照)。この考え方からすると、血中総コレステロール値を上げるような物をとるときには、一緒に下げる働きの物をとればよいということになる。魚介類、大豆やその加工品、野菜や海藻、きのこ類、油の多いくるみのような種実類、植物油は、「下げる」派だ(P.89)。

500人に1人ぐらいいるという家族性高コレステロール血症という体質の人は例外として、そうでない人は、肉や卵をとるときには、血中総コレステロール値を下げるような食品を一緒に、充分にとるように心がければよい。

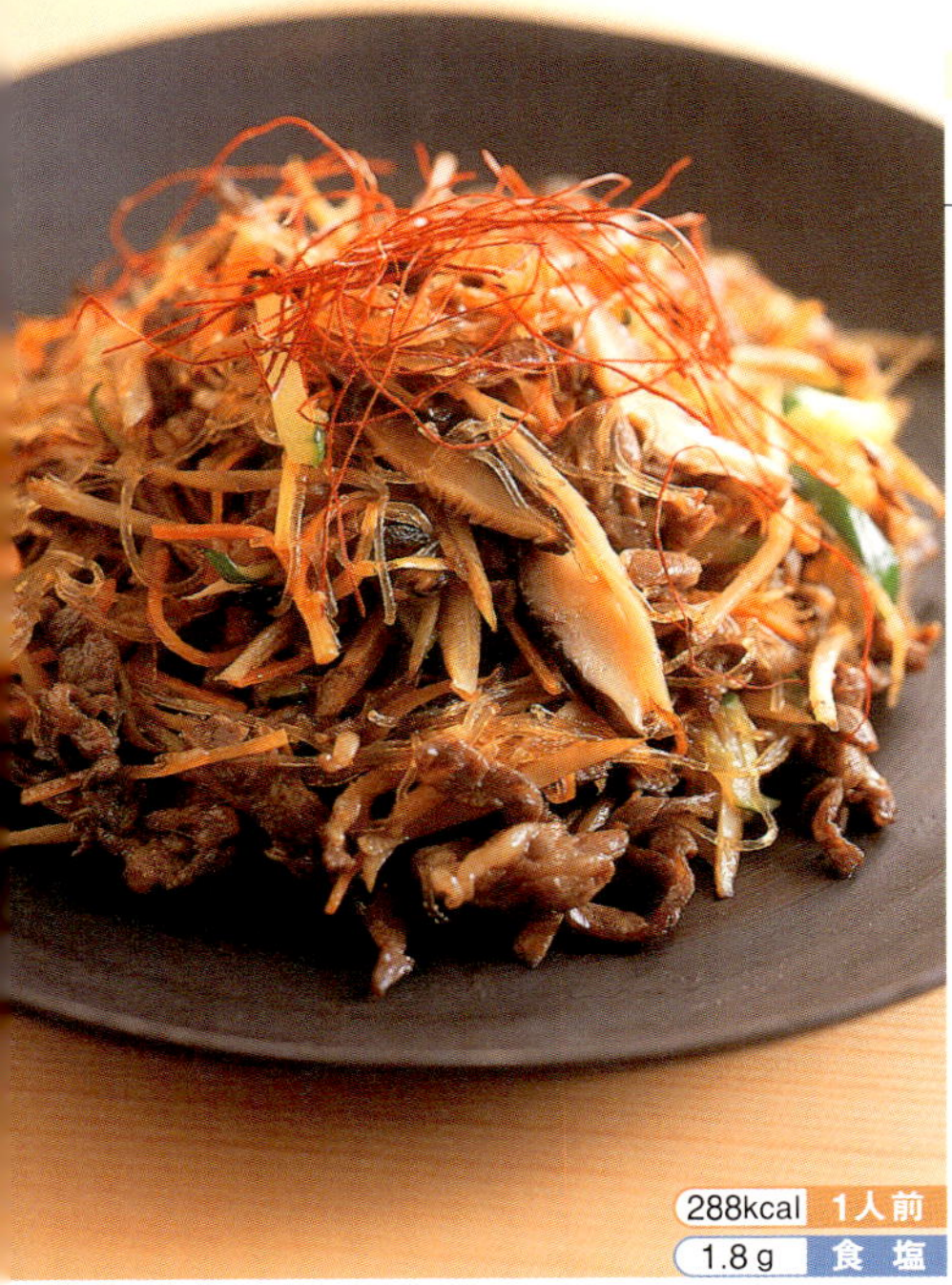

食物繊維もたっぷり

牛肉のチャプチェ

材 料（2人分）

- 牛もも薄切り肉…100g
- A 砂糖・ごま油…各小さじ1
- A しょうゆ…大さじ1/2
- A しょうが汁…少々
- 干ししいたけ…2個
- はるさめ…20g
- ごぼう…1/4本（50g）
- にんじん…20g
- きゅうり…1/2本
- ごま油…大さじ1・1/2
- B しょうゆ…小さじ2
- B 塩・こしょう…各少々
- （あれば）糸とうがらし…少々

作り方

1. 牛肉は4〜5cm長さの細切りにし、Aで下味をつける。干ししいたけは水でもどして細切り。はるさめはぬるま湯につけてもどして5cm長さに切る。ごぼうとにんじんは5cm長さのせん切りにする。きゅうりは斜め薄切りにしてから細く切る。
2. 油大さじ1/2を熱し、肉をいためてとり出す。
3. 油大さじ1をたし、ごぼう、にんじん、しいたけ、はるさめ、きゅうりの順に加えながらいためる。肉をもどし、Bで味をととのえる。
4. 皿に盛り、糸とうがらしを散らす。

288kcal 1人前
1.8g 食 塩

175kcal 1人前
0.9g 食 塩

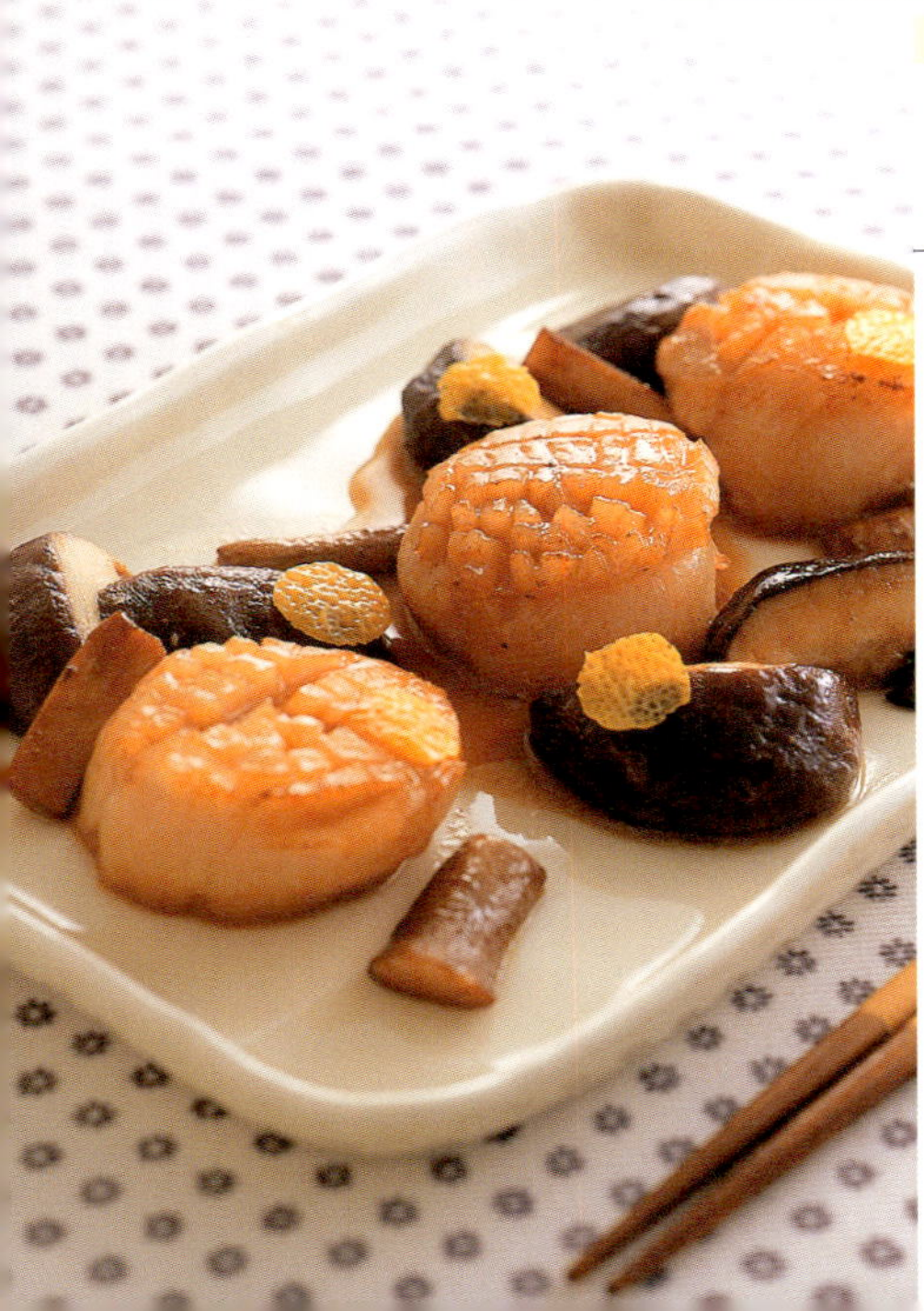

ゆずを使って、さっぱりと

しいたけとほたてのバター焼き

材 料（2人分）

- しいたけ…6個
- ほたて貝柱…6個
- ゆず*…小1/2個
- バター…20g
- 酒…大さじ1
- しょうゆ…小さじ1
- ゆずのしぼり汁…少々

＊青いゆずでもOK

作り方

1. ほたては、片面に細かい切り目を入れる。
2. しいたけは石づきを切り落とし、かさと軸に分け、それぞれ半分に切る。ゆずは皮を薄く切りとる（へぎゆず）。
3. フライパンにバターを温め、ほたて、しいたけを入れて両面に焼き色をつける。酒をふり入れ、しょうゆ、ゆずのしぼり汁をかけて火を止める。
4. 皿に盛り、へぎゆずを散らす。

動脈硬化促す 悪玉コレステロールと中性脂肪

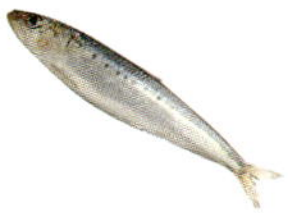

動脈硬化というとコレステロールが頭に浮かぶが、血中中性脂肪値が高いことも動脈硬化と大きなかかわり合いがある。肥満（内臓脂肪型）が共存すると、メタボリックシンドローム（P.96）のように、より症状が重くなる。なかでも悪玉（ＬＤＬ）コレステロールが増えると、動脈硬化を促進し、狭心症や心筋梗塞、脳梗塞が起きやすくなる。ＬＤＬが増えると血管壁に入りこみ、それが活性酸素によって酸化され、真の悪玉酸化ＬＤＬになる。これはマクロファージによってとりこまれ無害化されるが、とりこみ過ぎると変性してドロドロしたかたまりをつくり、動脈硬化を起こす。

中性脂肪のほうは血液中に増えても直接血管壁に入りこまないが、脂質代謝に異常を起こさせ、ＬＤＬよりも小さい小型ＬＤＬをつくり出し、非常に酸化されやすくなって、より動脈硬化を促進する。そこで、これは超悪玉コレステロールといわれている。さらに中性脂肪が増えると、善玉（ＨＤＬ）コレステロールが減少する。ＨＤＬは血管壁の余分なコレステロールを回収する働きをしているため、これが減るとコレステロールの沈着が加速する。といったことから、血中中性脂肪値が高いということは、血中総コレステロール値が高いときと同様、要注意である。

中性脂肪を増加させる原因としては、食べ過ぎと運動不足が挙げられる。特に果物や甘い物、めん類などの炭水化物、それと脂肪のとり過ぎ、アルコール飲料の飲み過ぎが問題なので、これを是正すること。なお、魚の油（ＥＰＡ、ＤＨＡ）は中性脂肪値を下げるので、さんまやさば、いわしなど、脂肪が多い魚がおすすめだ。

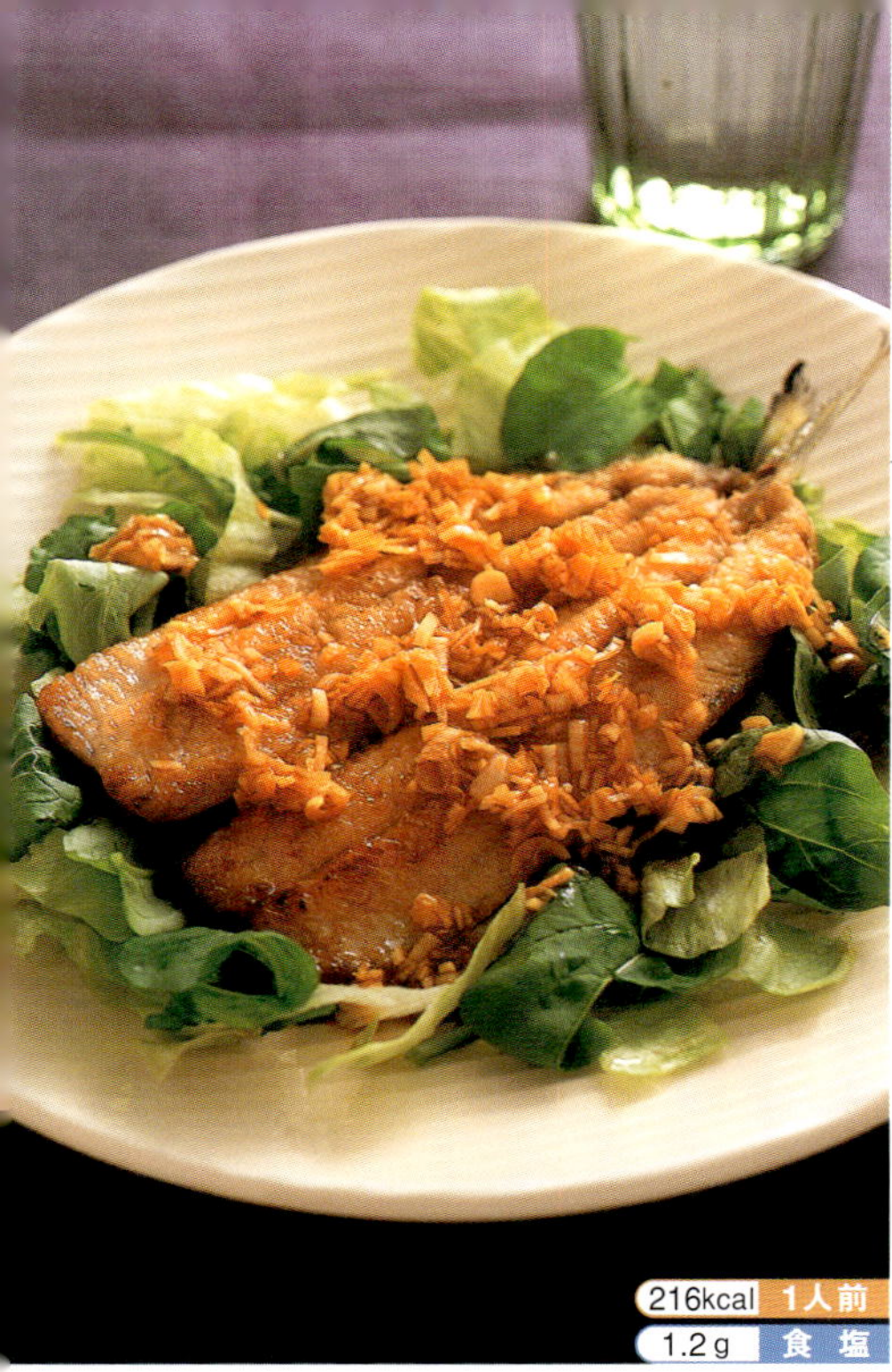

216kcal 1人前
1.2g 食塩

中華風のたれをかけて、野菜も一緒に

いわしの香りソースかけ

材 料（2人分）

いわし……大2尾（240g）
A［水……カップ1/2
　 塩……小さじ1/2］
小麦粉……大さじ1
ごま油……大さじ1/2
レタス……50g
ルッコラ……20g

B［ねぎ（みじん切り）……10cm
　 しょうが（みじん切り）……5g
　 にんにく（みじん切り）……5g
　 しょうゆ・酢・みりん……各大さじ1
　 ごま油……小さじ1/2］

作り方

1. いわしは頭を切り落とし、内臓を除き、手で開いて中骨をとり、腹骨をそぎとる。Aに5分ほどつける。
2. Bを合わせる。レタスは細く切り、ルッコラは食べやすく切る。皿にレタス、ルッコラを敷く。
3. ❶のいわしの水気をふき、小麦粉をまぶす。フライパンに油を熱し、いわしの身側を下にして入れ、両面をこんがりと焼く。❷の皿に盛り、Bをかける。

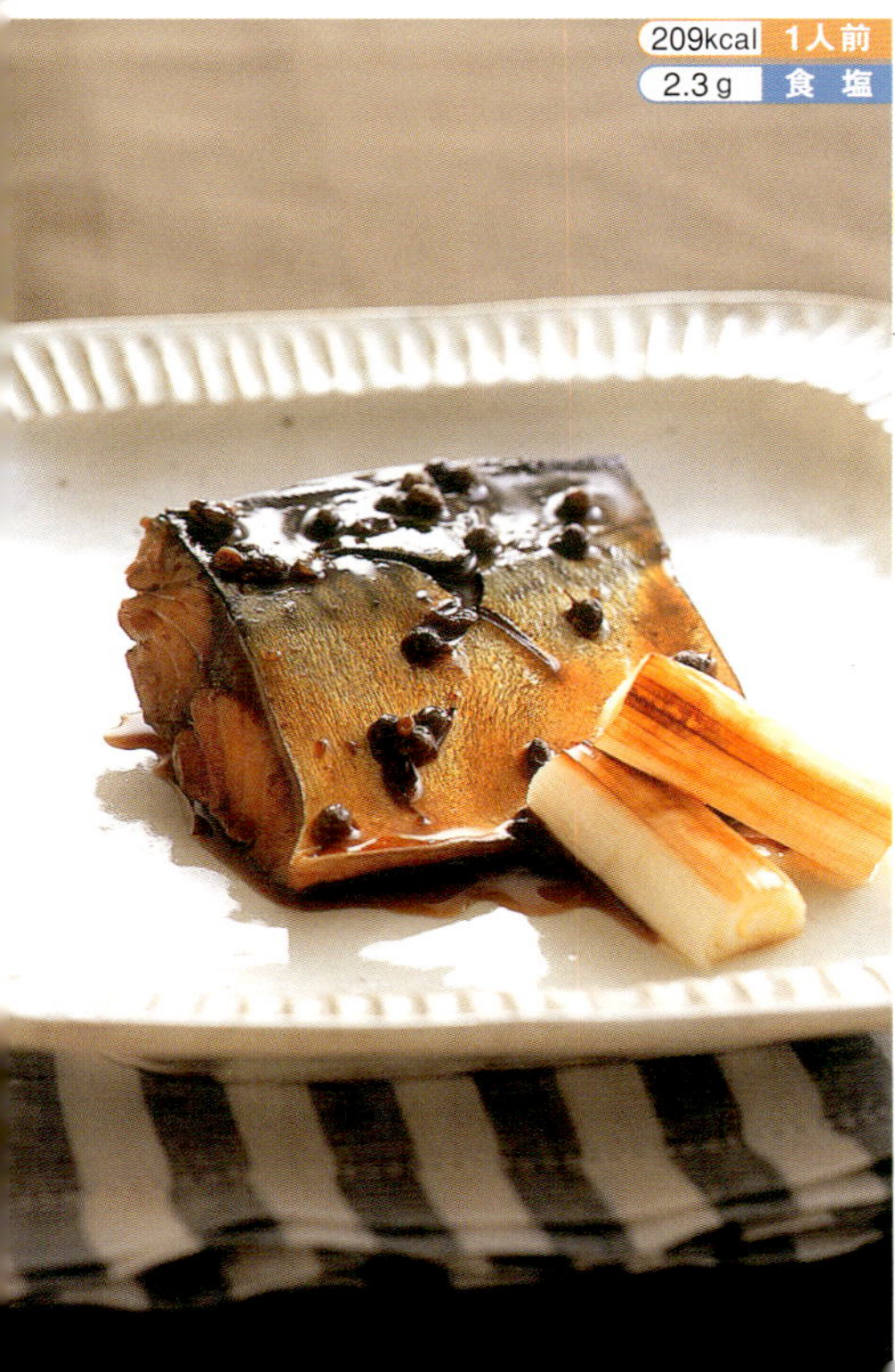

209kcal 1人前
2.3g 食塩

青魚がにが手な人も食べやすい

さばの有馬煮

材 料（2人分）

さば……2切れ（160g）
実さんしょうの佃煮……小さじ1
ねぎ……12cm

A［水……カップ1/2
　 酒……カップ1/4
　 砂糖……大さじ1
　 みりん……大さじ1
　 しょうゆ……大さじ1・1/2］

作り方

1. さばは皮に切り目を入れる。
2. 鍋にAを煮立て、実さんしょうを加える。さばを皮を上にして入れる。落としぶたをして、中火で煮る。煮汁が大さじ3程度になったら火を止める。
3. ねぎは3cm長さに切り、フライパンかグリルでこげめがつくまで焼く。
4. さばとねぎを皿に盛り、❷の煮汁をかける。

卵とコレステロール

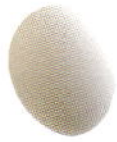

安くておいしくて体によいものというと、卵が挙げられる。卵は良質なたんぱく質食品で、各種のビタミン（Cを除く）やミネラル類を含んでいる。

体によいといっても、卵＝コレステロールという印象があるので、その点が心配だ。卵1個（60g）には210mgのコレステロールが含まれている。厚生労働省では、食べ物から1日にとるコレステロールは、一般の成人は男女平均で675mg未満が望ましいとしていることから、要注意の食品だと考えられている。

ところが、卵をたくさん食べても、それほど血中総コレステロール値は上がらないという研究がいくつもある。元国立健康・栄養研究所の大島寿美子氏らは、健康成人35人に、毎日卵を5個、7個、10個の群に分けて10～15日間食べてもらい、その後の血中総コレステロール値を調べてみたところ、5個群では4％、7個群、10個群でも5％しか上がらなかった。また、高齢者は運動不足や代謝機能の低下などによって、血中総コレステロール値は上がりやすいといわれる。そこで健康老人19人を2群に分け30日間にわたって、1群には毎日卵を1個食べてもらったが、2％しか上がらず、2個食べた群では7％しか上がらなかった。バターやラードは1日60gとると、1週間で30～40％もコレステロールが上がったことから、これから比べると、卵のコレステロール上昇作用は著しく少ない。そこで、健康な人なら1日1、2個食べたほうが健康維持にはよい。しかし、コレステロールの上がりやすい体質の人は、控えたほうがよいだろう。

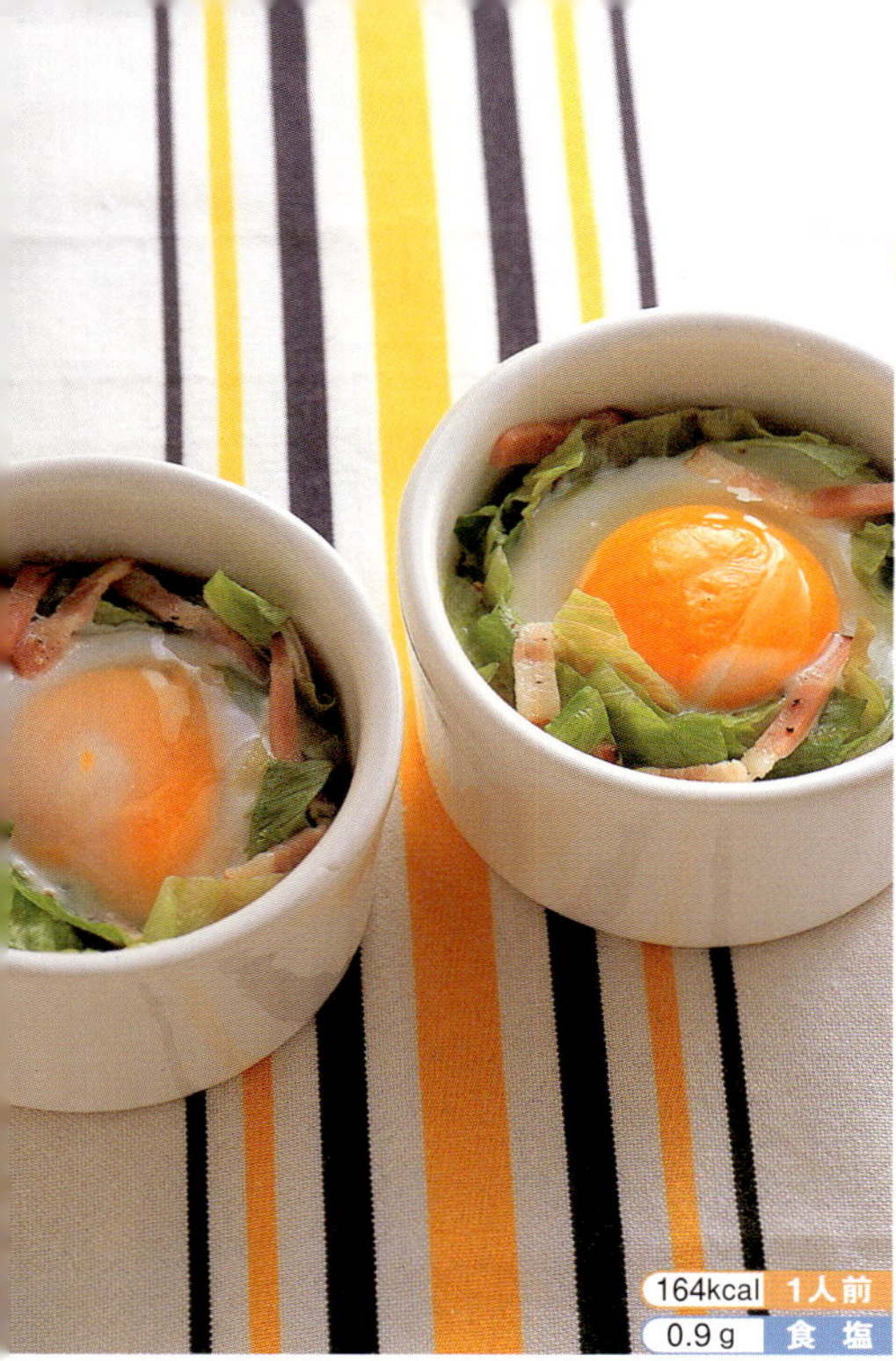

164kcal 1人前
0.9g 食塩

電子レンジですぐできる

レタスの巣ごもり卵

材料（2人分）

卵……2個
レタス……100g
ベーコン……2枚
塩・こしょう……各少々

作り方

1. レタスとベーコンは細切りにして、塩とこしょうをふって混ぜる。
2. ❶を半量ずつ耐熱容器に入れ、それぞれに卵を割り入れる。破裂防止のために、黄身の表面に竹串で2〜3か所穴をあけて、ラップをする。
3. 電子レンジで1個につき約1分半加熱する。

270kcal 1人前
0.8g 食塩

ビタミンEの多いアボカドをプラス

アボカド入りオムレツ

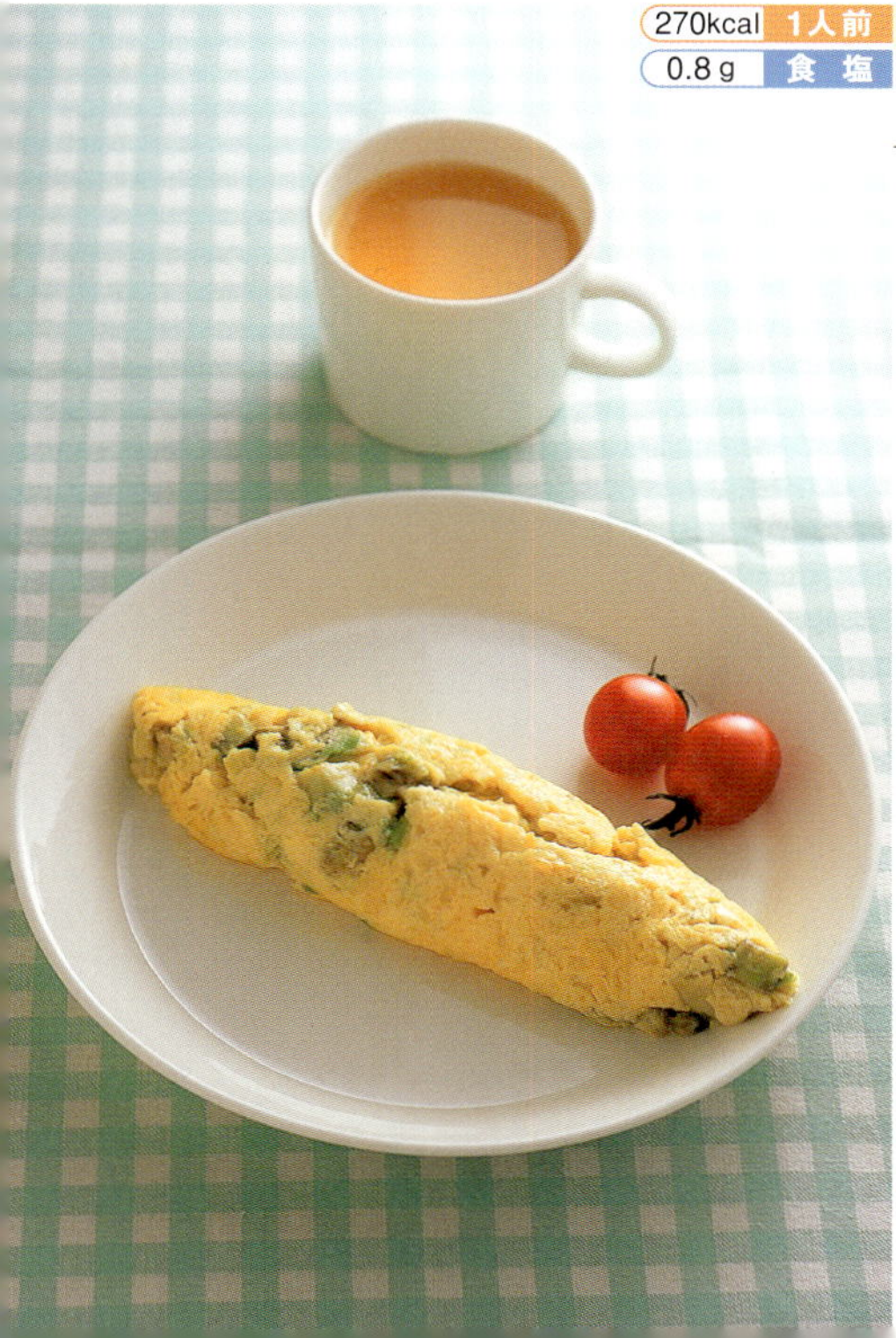

材料（2人分）

卵……3個
牛乳……大さじ2
塩・こしょう……各少々
アボカド……1/2個
　レモン汁……小さじ1
バター……20g
ミニトマト……4個

作り方

1. アボカドは7〜8㎜角に切り、レモン汁をかける。
2. 卵をとき、牛乳、塩、こしょうを入れて混ぜる。
3. フライパンにバター10gを溶かし、❷の半量を流し入れ、箸で一気にかき混ぜ、❶の半量をのせる。半熟状態になったら卵のへりを折りこむようにして形作る。同様にもう1つ焼く。
4. 皿に盛って、トマトを飾る。

メタボリックシンドローム対策は、３・２・１ダイエットで

脂質異常症（高脂血症）や高血圧、糖尿病、内臓脂肪型肥満のような生活習慣病は単独でも動脈硬化を促すが、近年、それぞれが〝軽症〟であっても、重なり合うと相乗作用が起こり、心筋梗塞や脳梗塞が起こりやすくなることがわかってきた。

このような状態をメタボリックシンドロームと呼び、平成17年の国民健康・栄養調査によると、40～74歳で予備軍を含めて、男性２人に１人、女性５人に１人の割合でいると推定されている。

診断は、内臓脂肪型肥満のあることを条件とし、これ以外に脂質異常症、高血圧、糖尿病の中で、いずれか２つ以上を重ねもつ場合をいう。

メタボの診断基準値を挙げると、内臓脂肪型肥満（腸間膜などに脂肪が多くつく）は、へその高さの腹囲で男性が85cm以上、女性90cm以上。脂質異常症は中性脂肪値が１５０mg／dℓ以上、またはＨＤＬ（善玉）コレステロール値が40mg／dℓ未満であること。高血圧は収縮期血圧１３０mmHg以上、または拡張期血圧85mmHg以上。糖尿病は空腹時血糖値が１１０mg／dℓ以上ある場合である。

それぞれの数値が低くても、重なると動脈硬化が促進されやすい。とりわけ内臓脂肪型肥満を重要視するのは、これがあると脂質異常症、高血圧、糖尿病が引き起こされやすいからである。

そこで肥満の予防、治療が問題となる。対策は、栄養のバランスのとれた食事を、ゆっくりよくかんで腹八分目とる。具体的には、低カロリー（エネルギー）で高血圧や脂質異常症を防ぐ野菜をたくさんとり、炭水化物と脂肪の大食を抑えることだ。めやすとして、野菜対肉や魚などのたんぱく

質食品と植物油対ごはんやめん類、甘い物などの炭水化物食品を3対2対1の割合でとるとよい。

私は、これを「3・2・1ダイエット」と呼んでいる。そして運動、たとえば早足歩行などをしっかり行うことが、メタボリックシンドロームを抑えるコツである。

どこを測るか

おへその高さで、メジャーが床と水平になるように測ります。きつくくいこませないこと。
食事の影響を受けないよう、空腹時に。
立って、両脇を体のわきに自然にたらし、おなかに力を入れず、息を自然に吐き終わったときに測ります。

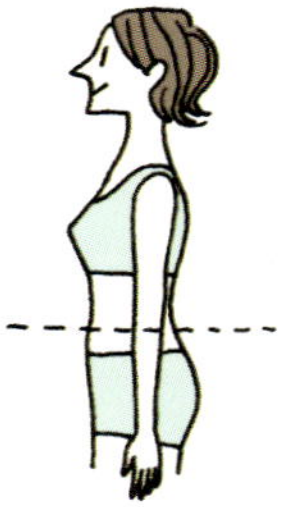

あなたはメタボです!

❶に該当する人で、
❷〜❹のうち、
どれか2つ以上の
項目に該当する人
(1つなら予備軍)

【メタボリック・シンドロームの診断基準】

❶ 腹囲	男性85cm以上、女性90cm以上
❷ 血中脂肪	中性脂肪150mg/dℓ以上、 または HDL コレステロール40mg/dℓ未満
❸ 血圧	最高(収縮期)血圧130mmHg以上、 または 最低(拡張期)血圧85mmHg以上
❹ 血糖値	空腹時110mg/dℓ以上

高脂肪食をとるときは、炭水化物を控える

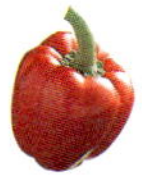

アメリカ人に肥満者の多いことはよく知られた事実。その大きな原因は、肉や脂肪をたくさんとっているからだとされているが、実は、これと一緒に清涼飲料、ポテトフライ、ケーキなどの炭水化物食品を大量にとることが肥満に拍車をかけているのだ。

この点については、早稲田大学スポーツ科学学術院の鈴木正成教授らが、ラットを使った実験によって裏づけている。雌雄のラット60匹を2群に分け、1日に2食の食事をさせた。1群では夕食に高脂肪食と砂糖を同時に与え、朝食では高炭水化物食のみをとらせた。対象群では夕食に高脂肪食のみ、朝食で高炭水化物食と砂糖をとらせた。6か月後、体脂肪のつき具合を比較してみたところ、雄ラットでは脂肪と砂糖同時摂取群では99g、別々摂取群では83g。雌ラットでは同時摂取群は48g、別々摂取群では34gと、明らかな差がついた。

なぜこんな結果が出たのだろうか。血糖上昇反応の大きな炭水化物食品や糖分をたくさんとると、インスリンの分泌が高まる。インスリンによって脂肪組織でリポたんぱくリパーゼが強く活性化されるため、血中脂肪を体脂肪として貯蔵しやすくなる。この際、食事から摂取された脂肪が血中を大量に流れると、より体脂肪が蓄積されやすくなると考えられている。

ということになると、高脂肪食をとるときには、炭水化物食品（砂糖やめん類、ごはんなどの穀類、いも類、甘い物など）の同時とり過ぎをひかえ、それに代えてローカロリーの野菜をしっかりとって満腹感を得ることが肥満の予防、治療のポイントと考えられる。

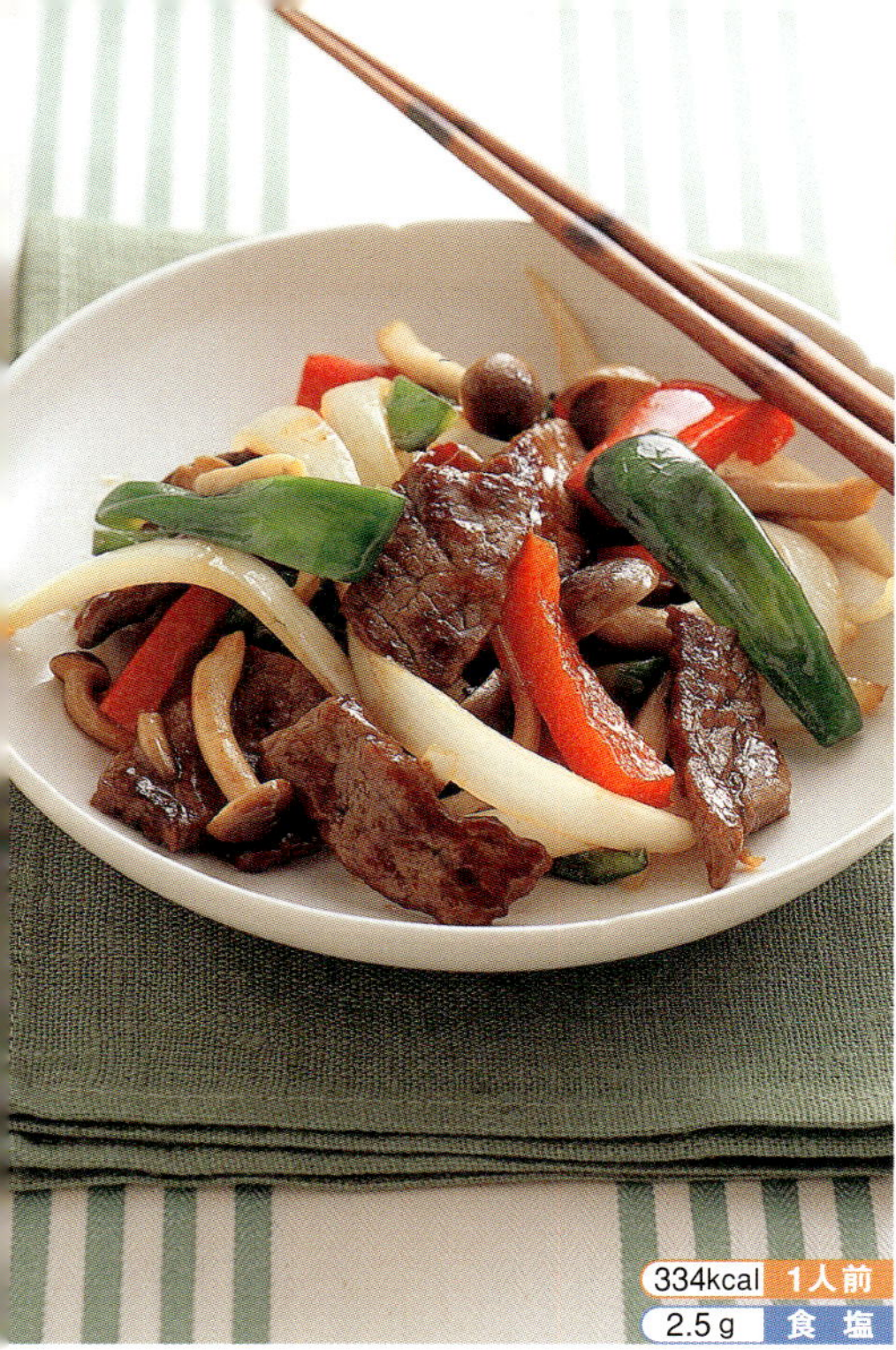

334kcal 1人前
2.5g 食塩

彩りよい野菜もたっぷり一緒に

牛肉と野菜の中華炒め

材料（2人分）

牛もも肉（焼き肉用）……150g
A しょうゆ・酒……各大さじ1/2
A かたくり粉…大さじ1
サラダ油……大さじ1
たまねぎ……1/2個
パプリカ（赤）……1個
ピーマン……1個
しめじ…1パック（100g）
赤とうがらし……1/2本
しょうが・にんにく各5g
B 酒・しょうゆ……各大さじ1
B オイスターソース……大さじ1/2
ごま油…大さじ1/2

作り方

1. 牛肉にAをもみこんで下味をつける。
2. たまねぎは1cm幅に、パプリカとピーマンは縦6～8つ割りに、しめじは小房に分ける。
3. とうがらしは小口切り、しょうがとにんにくは薄切りにする。
4. サラダ油大さじ1/2で肉をいためてとり出す。
5. サラダ油大さじ1/2をたし、❸をこがさないようにいため、香りが出たら❷を加えていため、肉をもどす。Bを入れていためながらよく混ぜる。最後に、ごま油を鍋肌から入れて香りをつける。

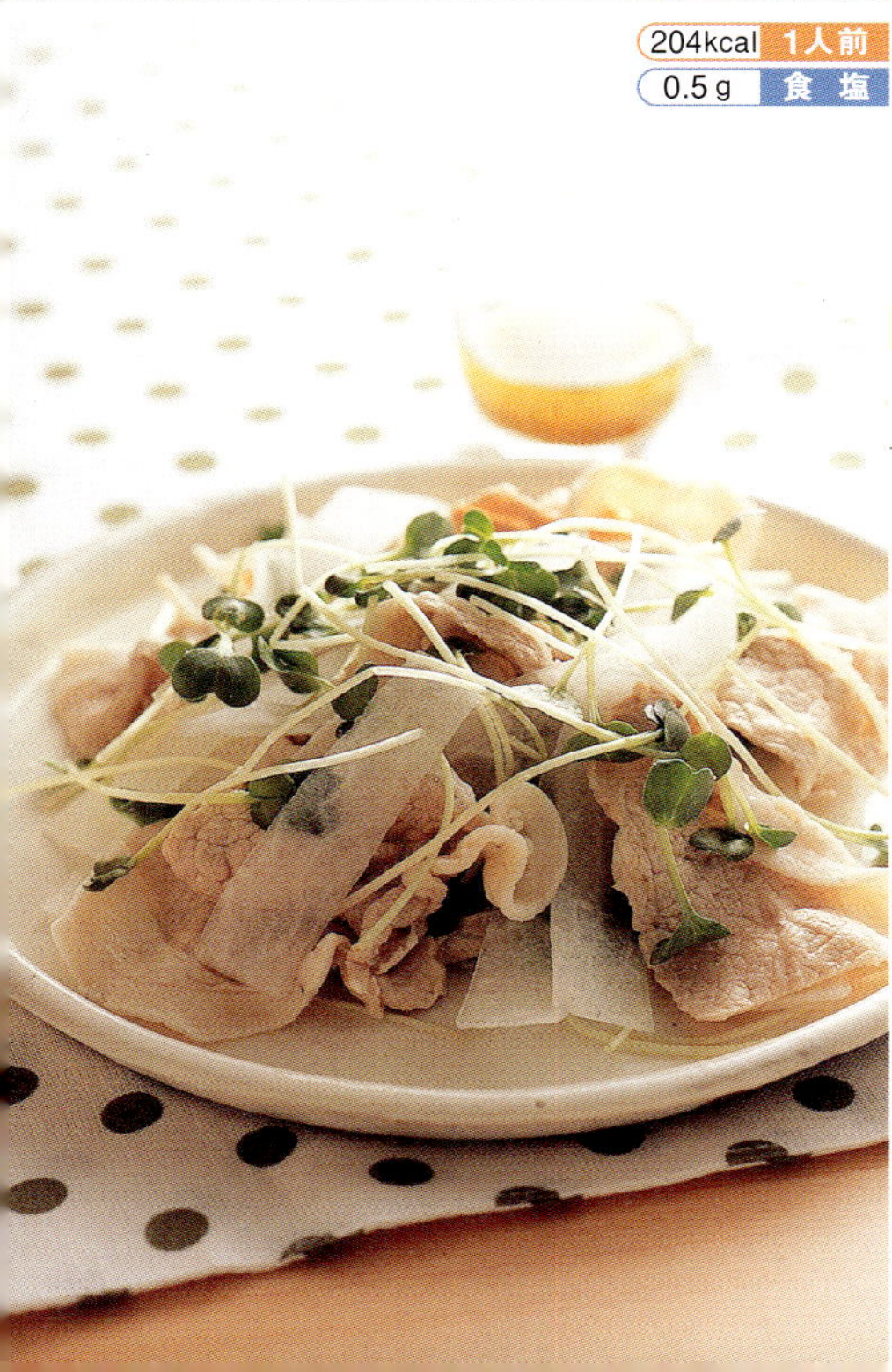

204kcal 1人前
0.5g 食塩

ゆでて脂肪を落とせばよりヘルシー

豚しゃぶサラダ

材料（2人分）

豚しゃぶしゃぶ用肉……100g
酒……大さじ1
だいこん……100g
かいわれだいこん……1/2パック
A ゆずこしょう……小さじ1
A みりん……大さじ1
A しょうゆ……少々
A サラダ油…大さじ1

作り方

1. だいこんは、皮むき器で薄くけずる。かいわれは根元を切りとる。
2. 湯カップ3（材料外）をわかし、酒を入れる。豚肉を火が通るくらいにさっとゆでる。
3. ❶と❷を盛り、Aを合わせて添える。

内臓脂肪も減らすとうがらし

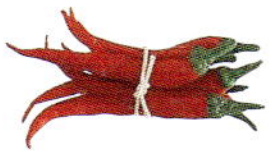

とうがらしの強烈な辛味には不思議な魅力があり、虜《とりこ》になってしまう。それにも増してダイエット効果があることがわかったため、一時期、とうがらしブームに拍車がかかった。

ＮＨＫテレビ「ためしてガッテン」で、韓国と日本の女子大生50人の体脂肪を比べたところ、韓国が平均2.7kgも少なかった。

韓国で日常たくさんとっているとうがらしに注目し、日本の女子大生に10日間、韓国の女性たちが食べるのと同量の１日3.6gのとうがらしを食べてもらった。一味とうがらしにして大さじ３分の２くらいの量だ。

すると体脂肪は0.7kgも減ったのだ。しかも減ったのは、皮下脂肪ではなく、内臓のまわりについている内臓脂肪。生活習慣病の原因になる脂肪だ。とうがらしの辛味成分であるカプサイシンは、副腎髄質ホルモンの分泌を促し、エネルギー代謝を亢進させ、脂肪をエネルギーに変える。このような働きは、減量だけではなくスタミナアップにもつながるようだ。マウスを使った実験だが、えさにカプサイシンを混ぜると、そうでないえさのマウスに比べて約25分も長く泳いだという。

ただし、ここで問題になるのは、カプサイシンは胃粘膜に対する刺激が強すぎること。それを抑えるためには、キムチは辛くない野菜などと一緒に炒め物や鍋物などにしてとることだ。カロリーの少ない野菜をたくさん食べることは、摂取カロリー全体を減らすことにもつながり、ダイエットに、さらに役立つ食べ方なのである。

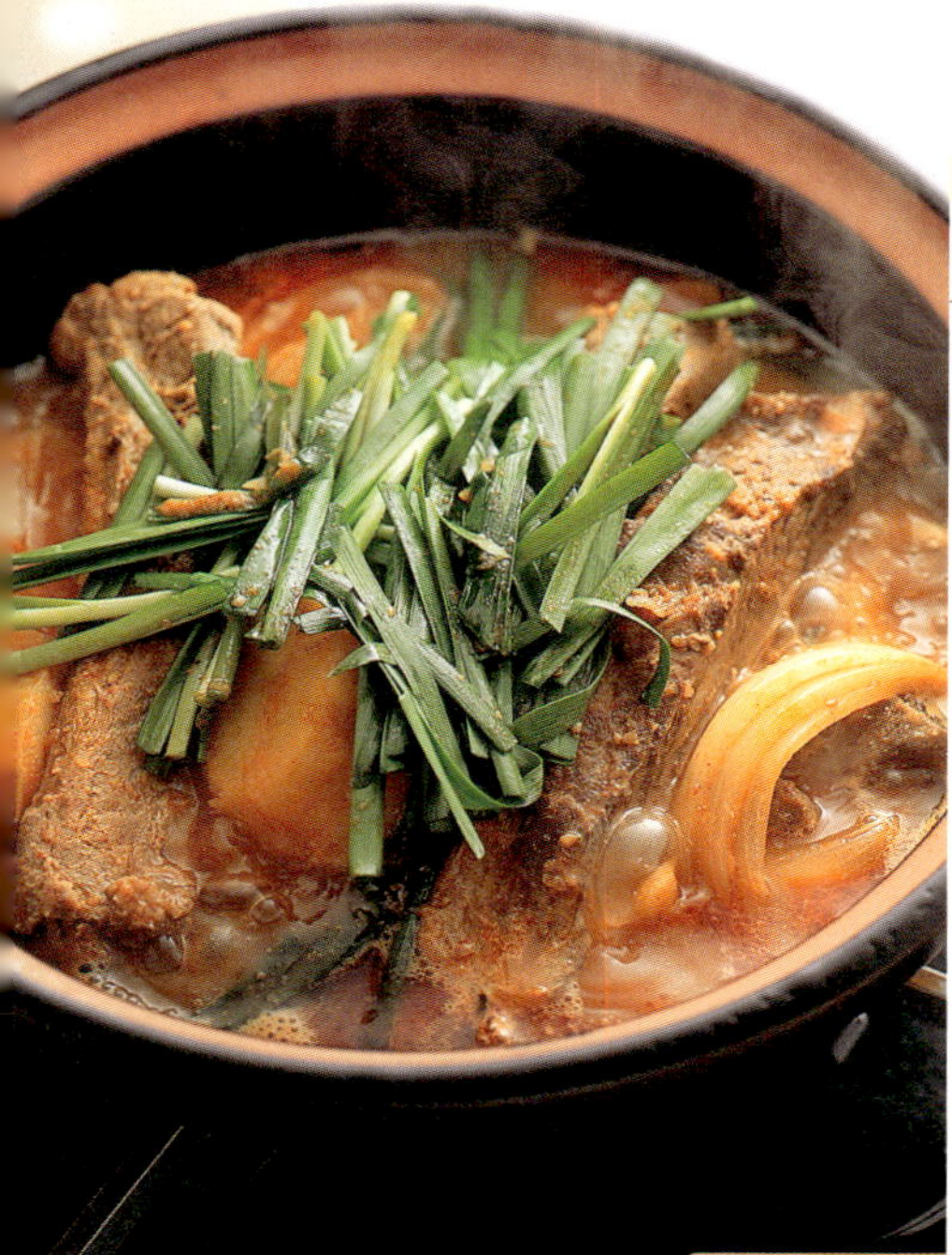

440kcal 1人前
1.6g 食塩

とうがらしと一緒にごまもたっぷり

骨付き肉のピリ辛鍋

材 料（2人分）

豚スペアリブ……300g
A［水……1.2ℓ／しょうが（薄切り）……10g／ねぎ（青い部分）……1本分］
じゃがいも大1個（200g）
たまねぎ…1/2個（100g）
ねぎ（白い部分）…1/2本
にら……1/3束
B［すりごま（白） 大さじ1／コチュジャン大さじ1／酒・しょうゆ……各大さじ1／粉とうがらし* 小さじ1／にんにく（すりおろす）……10g］

＊韓国のとうがらし。日本の一味よりも辛さがマイルド。

作り方

1. スペアリブは熱湯をかけて、くさみを抜く。
2. 鍋にAとスペアリブを入れ、沸とうしたらアクをとり、中火〜弱火で約1時間煮る。
3. じゃがいもは皮つきのままラップをして電子レンジで約4分加熱し、皮をむいて4等分する。たまねぎはくし形に切り、ねぎは3cm長さ、にらは5cm長さに切る。
4. ❷に、B、にら以外の野菜を加えて15分煮る。食べる直前ににらを加える。

126kcal 1人前
1.9g 食塩

辛さは好みで調整を

れんこんのピリ辛炒め

材 料（2人分）

れんこん……100g
糸こんにゃく……100g
赤とうがらし……1〜2本
万能ねぎ……1本
A［からしめんたいこ……50g／酒・だし 各大さじ1／しょうゆ……小さじ1］
ごま油……大さじ1

作り方

1. れんこんは、小さめの乱切りにする。
2. こんにゃくは4〜5cm長さに切る。とうがらしは種をとって小口切りにする。
3. 万能ねぎは小口切りにする。めんたいこは薄皮を除き、Aの調味料と合わせておく。
4. ごま油を熱し、れんこんをいためる。❷を加えていため、Aを入れて混ぜ、全体になじませたら、火を止める。
5. 器に盛り、ねぎを散らす。

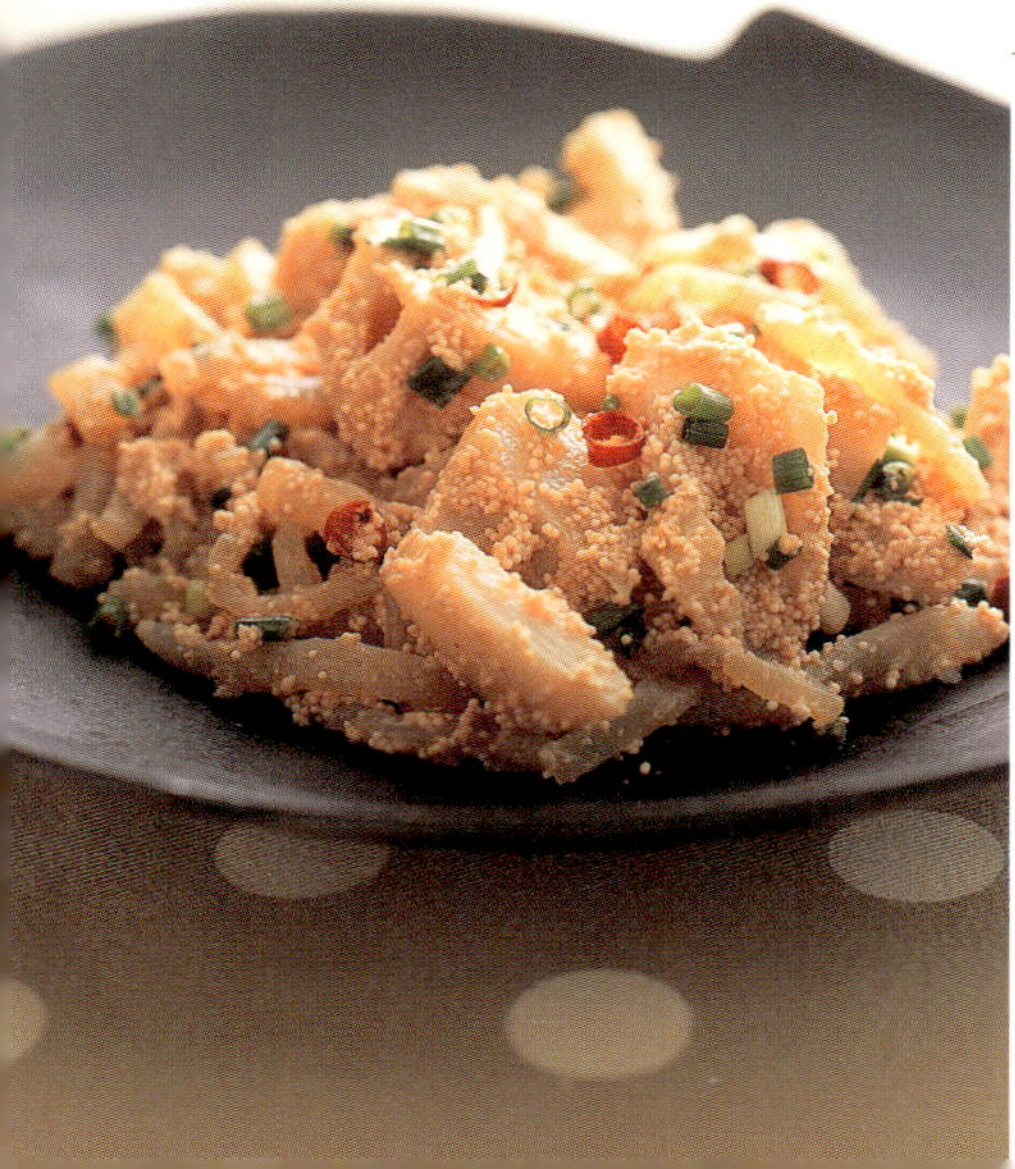

ジンギスカンで減量できるか？

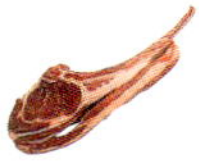

ジンギスカン鍋がダイエットによいと人気がある。これは、もとは北京で生まれた料理。兜《かぶと》状の鉄鍋をコンロの上に置き、薄切りのラム肉（羊肉）、野菜をのせて焼き、たれ（つけ汁）をつけて食べる。多少くさみがあるが、たれの薬味と添える野菜のくふうで、おいしくたくさんとれる。

羊は良質なたんぱく質食品。牛や豚肉に比べて、鉄や亜鉛、カルニチンが多く含まれている。カルニチンはアミノ酸のリジンとメチオニンからつくられるペプチドの一種である。羊のカルニチンの含有量は１００g中約２８０mg。これに比べて牛肉約90mg、豚肉は約20mgだからたいへん多い。カルニチンは、東京都老人総合研究所の研究によると、脂肪の燃焼を促す働きがあるので、減量効果が期待できると考えた。そこで、ラットにカルニチンを与えたところ、やや太った老齢ラットでは減量効果が見られたが、若い正常体重のラットでは効果は見られなかった。老齢ラットでは、加齢で体内でのカルニチン合成量が減ってくるので、足りなくなった分を補うことでダイエット効果が得られたのではないかと考えている。

ところで、ラットに与えたカルニチンの量は、人で換算すると羊の肉で２kgくらいの大量。とても毎日食べられる量ではない。そこで、ジンギスカン鍋でダイエットを望むならば、ローカロリーの野菜をたくさんとり、羊肉（ラム）を充分に食べ、一方において脂肪と一緒にたくさんとると体脂肪になりやすい炭水化物の量を極力減らす。つまり、３・２・１ダイエット（P.97）を行なって、カロリーを抑え、食後しっかり運動すると減量が期待できるだろう。

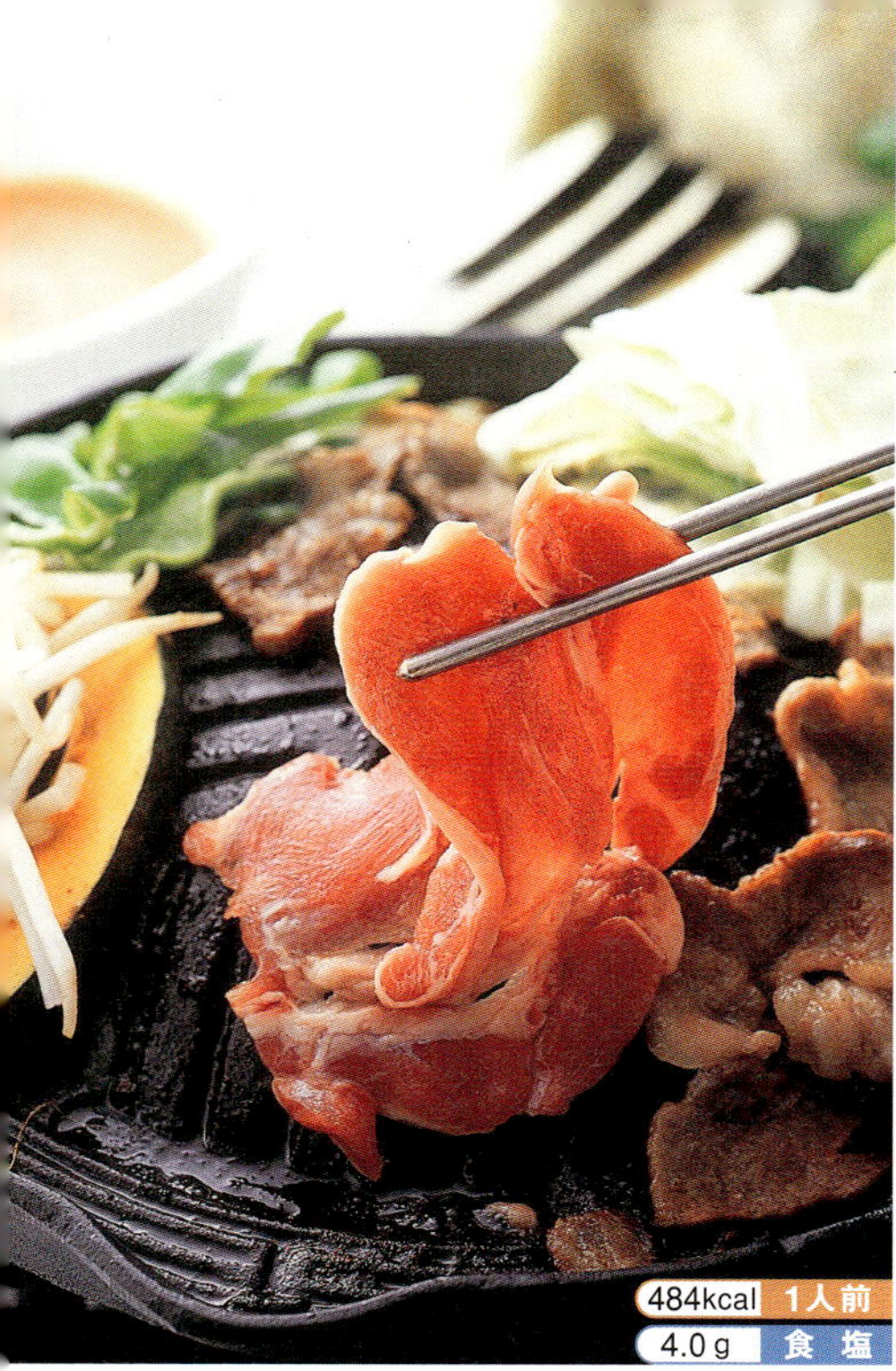

484kcal 1人前
4.0g 食塩

271kcal 1人前
0.3g 食塩

特製だれが自慢です

ジンギスカン鍋

材料（2人分）

ラム肉（ジンギスカン用）……300g
たまねぎ……2/3個
キャベツ 1/6個（250g）
かぼちゃ……70g
なす……1個
もやし……1/2袋

A
- たまねぎ……1/3個
- にんにく・しょうが各5g
- にんじん・りんご各30g
- しょうゆ……カップ1/3
- 砂糖・はちみつ……各大さじ1/2
- 赤ワイン……大さじ1
- 酢またはレモン汁……大さじ1/2
- 一味とうがらし……少々

作り方

❶ Aをミキサーに入れて、2分間かける。鍋にあけて、沸とう直前まで温める（たれ）。
❷ 肉に❶のたれ大さじ3をもみこむようにしてからめ、10分以上おく。
❸ もやし以外の野菜は食べやすい大きさに切る。
❹ ジンギスカン鍋かホットプレートを熱し、肉と野菜を焼く。焼けたものから、たれにつけて食べる。

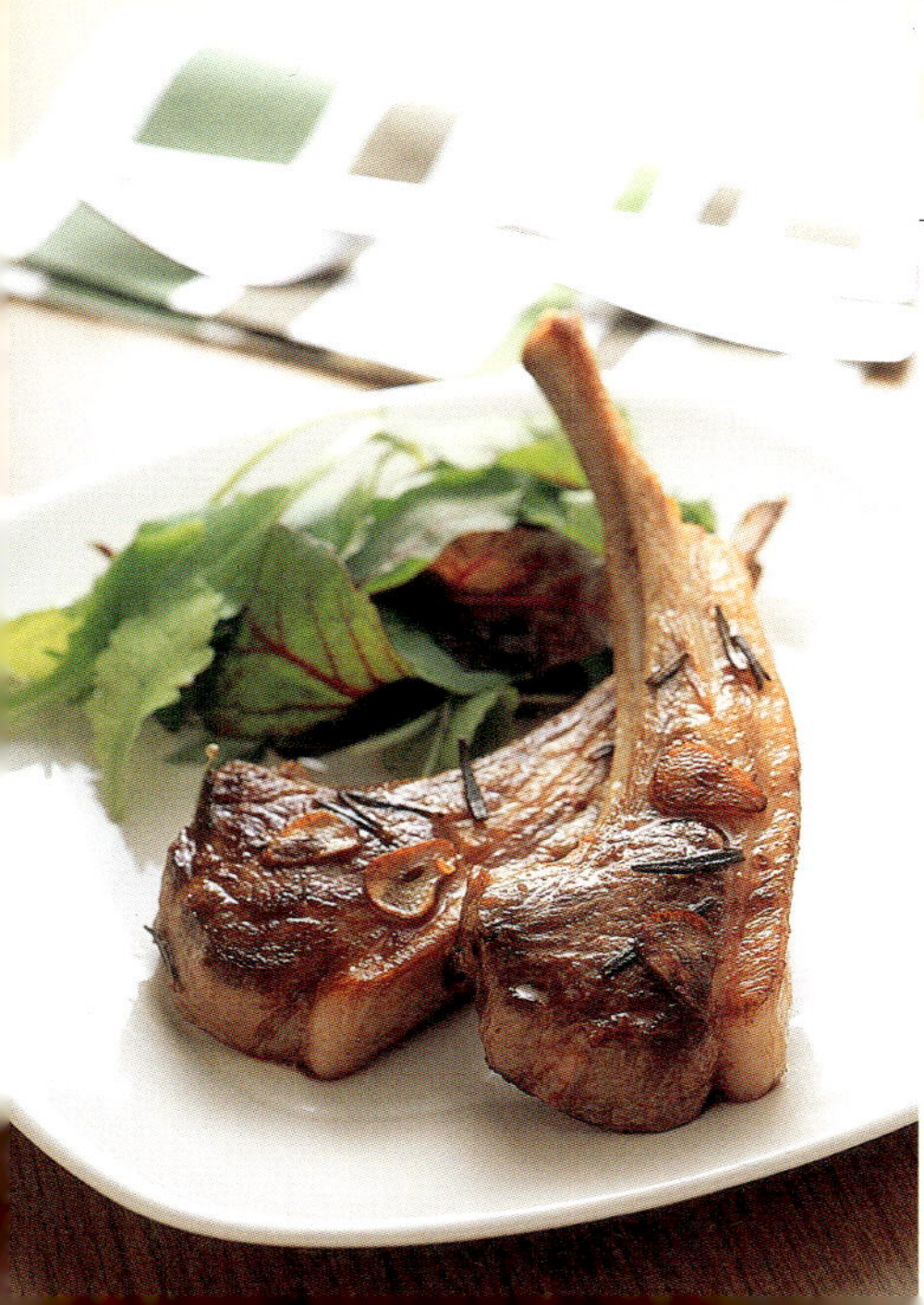

油に漬けて、焼くだけ

ラムのハーブ焼き

材料（2人分）

ラムチョップ……4本
塩・こしょう……各少々
ベビーリーフ……1袋

A
- ローズマリー（生）……1本
- にんにく……1片（10g）
- オリーブ油……大さじ3

作り方

❶ ローズマリーは葉をつみ、にんにくは薄切りにする。Aは合わせる。
❷ ラムは塩、こしょうをふり、Aに約20分つける。
❸ フライパンを熱し、❷のラムを入れて焼き、焼き色がついたら返し、中火にする。ふたをして、中まで火を通す。
❹ 皿にベビーリーフ、❸を盛る。

お茶で減量できる？

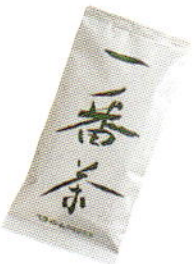

中国の唐の時代の薬学者、陳臓器はお茶について「長いこと飲めばやせて脂を漏らす」と書いている（貝原益軒『養生訓』）。お茶には減量効果があるのだろうか。

磯子中央・脳神経外科病院健康管理センターの土田隆氏らによる研究だが、軽度肥満の男女約80人を対象に、高濃度の茶カテキンを含む緑茶様飲料を12週続けて飲んでもらったところ、体重、全脂肪量、内臓脂肪量ともに顕著に低下したという。カテキンとは茶葉の渋味や苦味のもととなる成分で、湯飲み茶碗１杯（１２０㎖）の緑茶に約60mg含まれるが、この実験で１日に摂取したカテキン量は５８８mg。これは１日に湯飲み茶碗で濃いお茶を約10杯分飲んだのに匹敵する。

体脂肪が減少した理由は、茶カテキンを摂取すると、肝細胞のなかの脂肪を燃焼する酵素が増加、活性化し、脂肪の燃焼が活発に行われるためと推測している。事実調べてみると、エネルギー消費量が増加していることがわかっている。また週３回30分のウォーキングを併用すると、脂肪燃焼量が３割アップしたという。さらに濃いお茶を食事どきにとることで、消化管から脂肪が吸収されるのを抑える効果があり、また糖分解酵素の働きを抑えるので糖も吸収されにくくなるという。

中国人はあぶら物をとっているのにスリムだとよくいわれるが、その理由のひとつは、お茶好きで１日に10杯以上もお茶を飲んでいることが考えられる。減量には濃いお茶を水代わりに飲むこともいいだろう。ただし、お茶に多く含まれるカフェインが胃を刺激し、胃炎を起こすことがあるので、食事と一緒か、食後に飲むことをお勧めする。

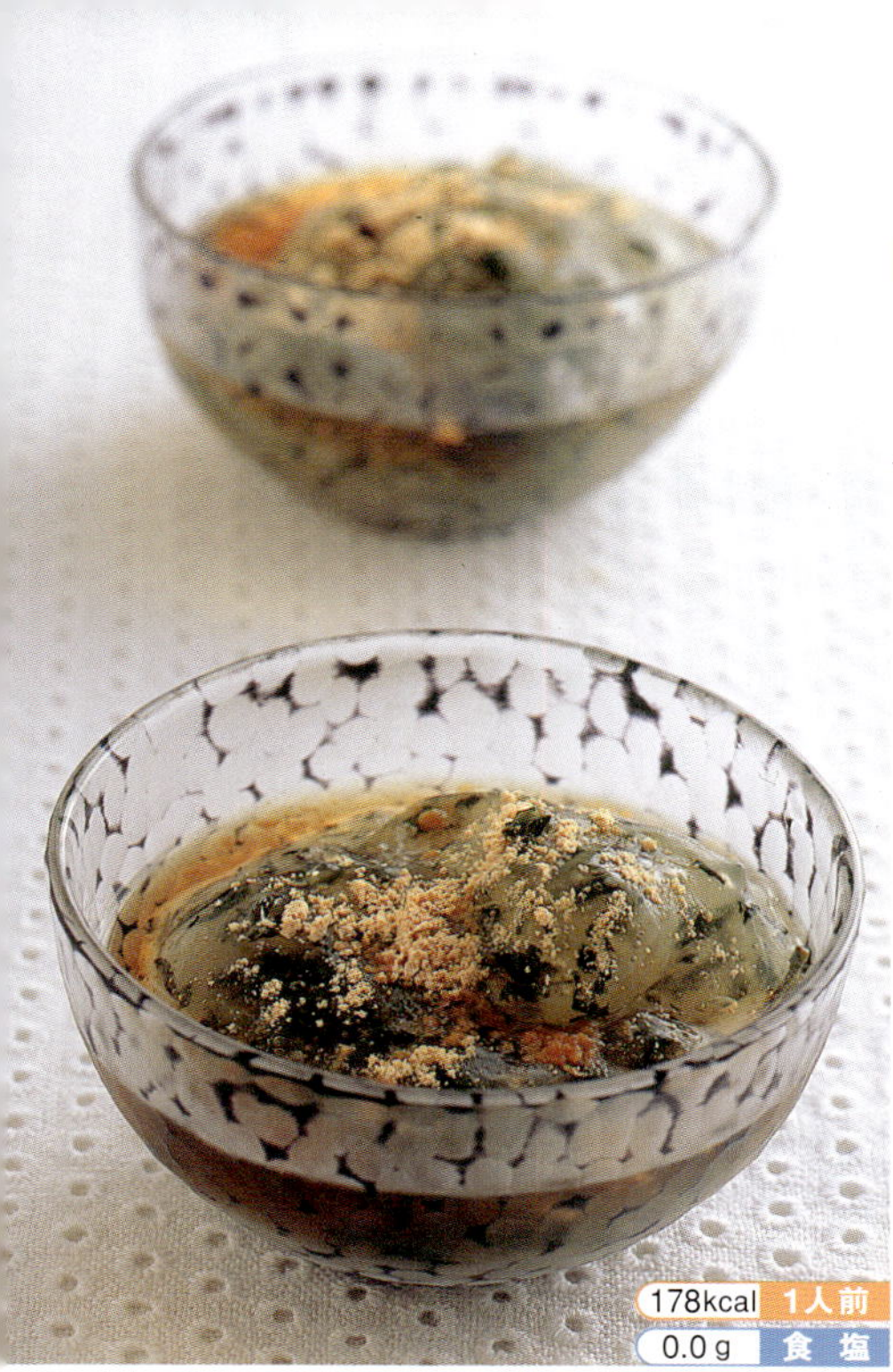

178kcal 1人前
0.0g 食塩

茶葉の香りも一緒に

お茶の葉入り わらび餅

材料（2人分）

日本茶（せん茶）‥ 小さじ1
湯……………………… 大さじ2
A ┌ わらび粉……… 40g
　│ グラニュ糖…… 20g
　└ 水………………… 250mℓ
メープルシロップ
………………………… 大さじ2
きな粉……………… 大さじ2

作り方

❶ 茶葉は分量の湯でふやかしておく。
❷ Aを鍋に入れてダマにならないように混ぜ、弱火にかける。15〜20分、木べらで練る。コシが出てすき通ってきたら、❶を湯ごと加えて混ぜる。
❸ 器2つに流し入れ、そのまま冷やす。
❹ メープルシロップときな粉をかける。

191kcal 1人前
0.7g 食塩

さらに抹茶塩をつけて

白身魚の抹茶揚げ

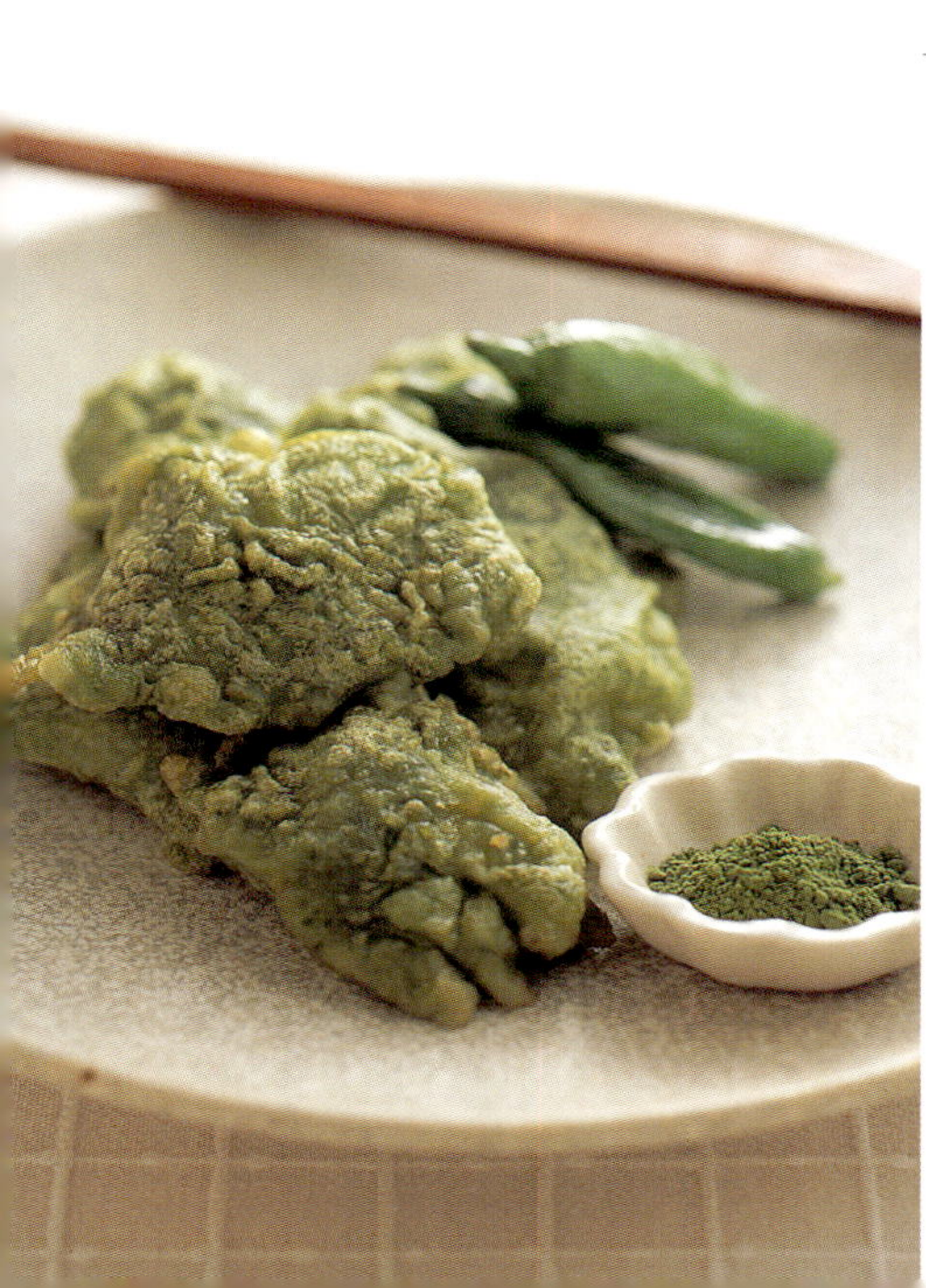

材料（2人分）

白身魚（たら、たいなど）
………… 2切れ（140g）
塩………………… 小さじ1/4
ししとうがらし……… 4本
A ┌ 天ぷら粉 … 大さじ4
　│ 抹茶……… 小さじ1/2
　└ 冷水……… 大さじ3
揚げ油………………… 適量
抹茶塩…………………………
（抹茶小さじ1/3＋塩少々）

作り方

❶ 魚はひと口大に切って、分量の塩をふる。
❷ ししとうは茎を切りそろえ、切りこみを入れる。
❸ Aを合わせて衣を作る。
❹ 油を中温（170℃）に熱し、ししとうを素揚げする。魚の水気をふき、衣をつけてからっと揚げる。皿に盛り、抹茶塩を添える。

脂肪肝予防には たんぱく質と野菜を充分に

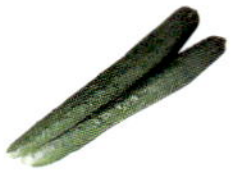

焼き鳥屋で一杯飲んでいたら、こちらが医者と知った隣の客が「脂肪肝だといわれたが、何かよい治療法はないか」と話しかけてきた。「できれば禁酒を。たんぱく質が豊富な焼き鳥などはいい食べ物だ」と助言した。そして「気をつけないと肝硬変になることだってある」と脅したら、びっくりしていた。

脂肪肝の主な原因のひとつがアルコール飲料のとり過ぎ。一般に日本酒で3合、ビールだと大瓶3本、焼酎やウイスキーならダブル3杯のいずれかを5年以上毎日飲んでいる人は、脂肪肝になる危険度が高い。アルコールは肝臓で分解され、脂肪酸ができる。脂肪酸が増えると、中性脂肪が合成されて肝細胞にたまるようになり、脂肪肝となる。肝細胞に脂肪がたまって膨らむと、肝細胞同士が圧迫して壊れ、これに替わって繊維組織が生まれる。この繊維組織によって肝臓が硬くなる状態が肝硬変だ。また、アルコールを分解するときにできる有害なアセトアルデヒドが肝細胞に障害を与え、肝硬変を起こしやすくすると考えられている。

予防にはアルコールを控えることが第一だ。酒は1日2合以下に抑え、「休肝日」をもうけて肝臓を休める。酒の肴に、肉やレバー、魚、豆腐などのたんぱく質食品を充分にとるのも大切だ。肝細胞はたんぱく質でつくられているので、アルコールで壊れた肝細胞を早く修復できる。アルコールを処理する酵素や、肝臓の脂肪をリポたんぱく質の形で血中に流出してくれるのも、たんぱく質だ。さらに代謝を円滑にしてくれるビタミンやミネラルが豊富な野菜を、一緒にとることも忘れずに。

酒の肴にぴったり

ささみときゅうり ザーサイのあえ物

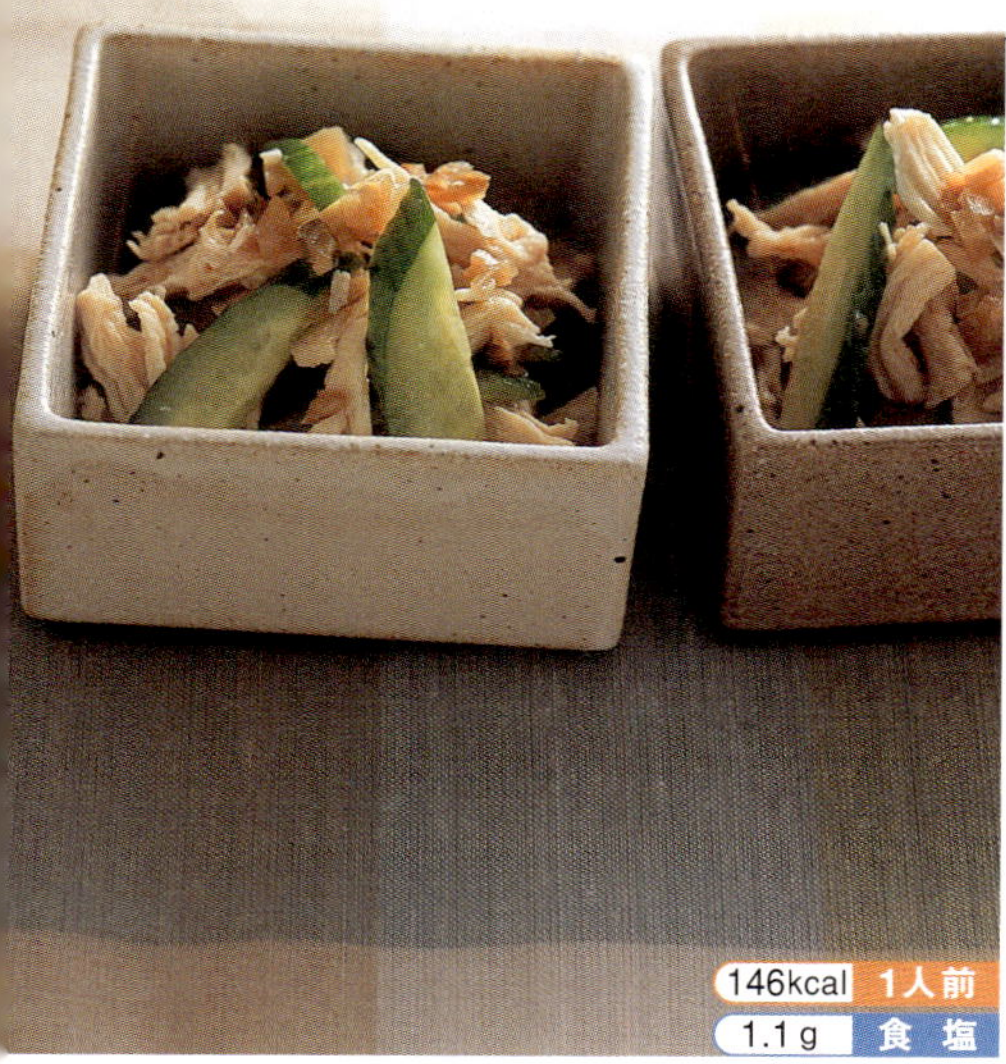

146kcal 1人前
1.1 g 食 塩

材 料（2人分）

- とりささみ…2本（100g）
- A
  - 酒…大さじ2
  - 水…大さじ2
  - 塩…少々
- きゅうり…1本
- ザーサイ…20g
- B
  - ごま油・サラダ油…各大さじ1

作り方

❶ とりささみは筋をとる。Aと一緒に鍋に入れ、中火にかけてふたをして酒蒸しにする。さめたら細かくさく。
❷ きゅうりは縦1/2に切り、斜め薄切りにする。
❸ ザーサイは薄切りにして水に1分つけて塩抜きし、みじん切りにする。
❹ ❶❷❸をBであえる。

96kcal 1人前
1.3 g 食 塩

チーズで白あえに

しゅんぎくと しいたけの カッテージチーズあえ

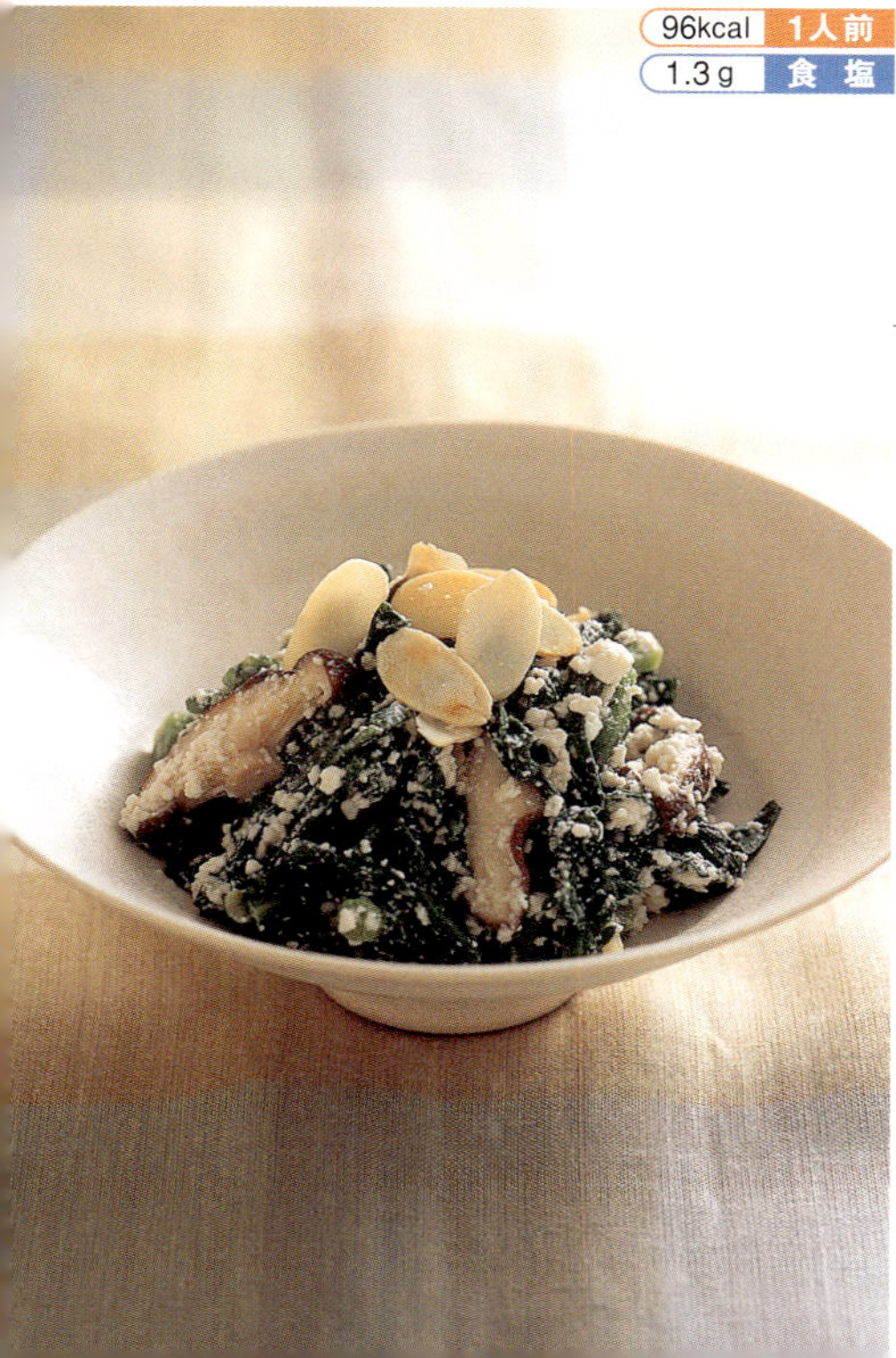

材 料（2人分）

- しゅんぎく…150g
- しいたけ…2個
- スライスアーモンド…大さじ1（7g）
- A
  - カッテージチーズ…100g
  - 酢…大さじ1/2
  - しょうゆ…大さじ1/2

作り方

❶ しゅんぎくはゆでて水にとってからしぼり、約3cm長さに切る。
❷ しいたけは軸をとってグリルでさっと焼く。細く切る。
❸ アーモンドはフライパンで軽く焼く。
❹ Aを合わせ、❶と❷を入れてあえる。
❺ 器に盛り、アーモンドを飾る。

糖尿病予防、ＧＩ値を参考に

糖尿病の予防治療食は栄養バランスがとれた低カロリー食が基本。和食がよいとされているが、ときには肉や油脂を使った料理も食べたくなる。そういうときには、食後の血糖上昇反応の度合いを数値で示した「ＧＩ値」の低い食事をとればよい。

神奈川県立保健福祉大学の杉山みち子教授らは、炭水化物（糖質）50ｇを含む茶碗１杯のごはん１４７ｇをとった場合のＧＩ値を１００と定め、これを基準食に糖質を含む食品と食事のＧＩ値を算出した。

基準食の米飯は、おもしろいことに、つけ合わせによってＧＩ値が変わることがわかった。つけ合わせのおかずと一緒にごはんを食べると、基準食に比べて米飯の量は20ｇ前後減る場合が多い。一方、摂取カロリーはおかずの分、60kcal前後増える。それでも結果的にＧＩ値は下がることが多い。米飯と牛乳を飲むと基準食で１００だったＧＩ値は69。とんカツをつけ合わせたときには意外にも75に下がる。ハンバーグなら68、豚しょうが焼きにいたっては56。脂肪とたんぱく質の多いおかずを添えたときには、基準食の米飯単独と比べて、意外なことにＧＩ値が30程度も下がった。

なぜこんな結果が出たのか。

あぶら物は胃での停滞時間が長く、糖質の消化吸収がゆっくりになり、血糖値も上がりにくくなると考えられるからだ。しかし、糖質の量が多すぎると血糖上昇反応が強まって、メニューのＧＩ値も高くなってしまう。そこで、あぶら物の食事をするときには、ごはん（白飯）、めん、パン、ケーキ、甘い果実のような糖質食品の量を抑えることが必要だ。ごはんなら軽く茶碗1杯まで。野菜をふんだんに食べ、1食のエネルギーは600kcalくらいがめやすだ。

【検査食の栄養成分とＧＩ値】

食品群	食品・形態	製造元	栄養成分表示 使用量(g)	糖質(g)	熱量(kcal)	たんぱく質(g)	脂質(g)	GI値
基準食	包装米飯(白飯)	佐藤食品工業	147	50.0	222	3.4	0.9	100
	ふりかけ(ゆかり)	三島食品	1	0.3	2	0.1	0.0	
	計			50.3	224	3.5	0.9	
すし飯とまぐろの刺し身	包装米飯(白飯)	佐藤食品工業	133	45.2	201	3.1	0.8	54
	すし酢	ミツカン	15	4.7	20	0.0	0.0	
	本まぐろ赤身		70	0.1	88	18.5	1.0	
	しょうゆ	ヤマサ	1	0.0	0	0.0	0.0	
	計			50.0	309	21.6	1.8	
米飯と納豆	包装米飯(白飯)	佐藤食品工業	144	49.0	217	3.3	0.9	68
	納豆	まるきん食品	30	0.9	50	5.2	2.8	
	計			49.9	267	8.5	3.7	
米飯と牛乳	包装米飯(白飯)	佐藤食品工業	118	40.1	178	2.7	0.7	69
	ふりかけ(ゆかり)	三島食品	1	0.2	1	0.1	0.0	
	牛乳	牛乳	200	9.7	138	6.6	8.0	
	計			50.0	317	9.4	8.7	
米飯ととんカツ	包装米飯(白飯)	佐藤食品工業	110	37.5	166	2.5	0.7	75
	とんカツ		111	12.5	229	18.4	10.5	
	計			50.0	395	20.9	11.2	
米飯とハンバーグ	包装米飯(白飯)	佐藤食品工業	130	44.3	196	3.0	0.8	68
	ハンバーグ(冷凍)	日本酸素	85	5.7	191	8.6	13.7	
	計			50.0	387	11.6	14.5	
米飯と豚しょうが焼き	包装米飯(白飯)	佐藤食品工業	139	47.3	210	3.2	0.8	56
	豚しょうが焼き		98	2.7	167	19.6	7.9	
	計			50.0	377	22.8	8.7	

杉山みち子他：『日本健康・栄養システム学会誌　Vol.3 』No.1　2003

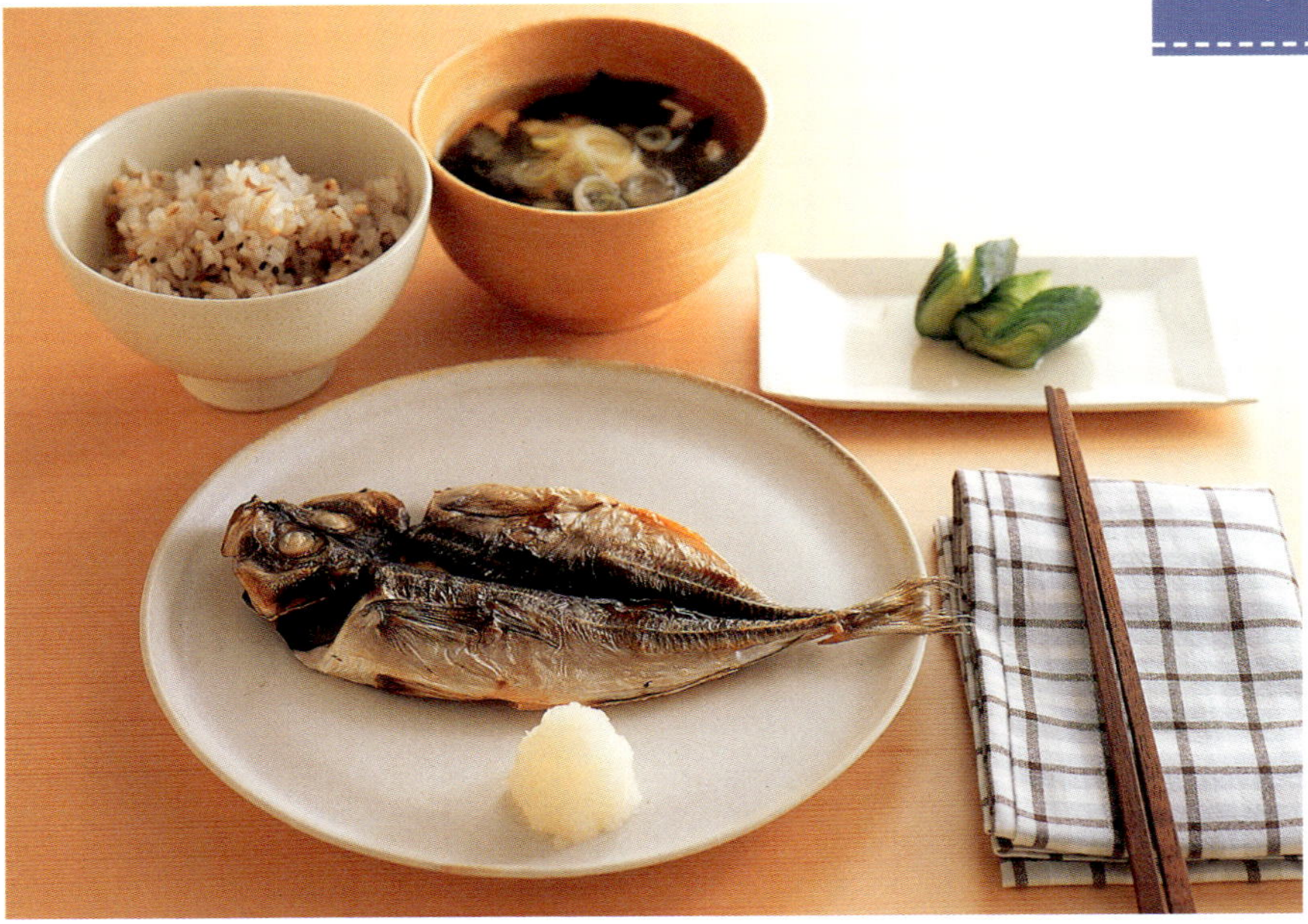

糖尿病予防レシピ　朝

五穀米ごはんと焼き魚の献立

410kcal 1人前　63.0g 炭水化物
19.3g たんぱく質　2.8g 食塩
7.5g 脂質

- あじの干物焼き
- 五穀米ごはん
- きゅうりの甘酢漬け
- わかめと豆腐のみそ汁

きゅうりの甘酢漬け（2人分）

14kcal 1人前　0.7g 食塩

1. きゅうり1本は下まで切り離さないように、1㎜幅で切り目を入れる。2㎝長さに切って、塩水（水カップ1＋塩小さじ1）につける。
2. 砂糖大さじ1/2、酢大さじ1、塩少々を合わせて甘酢を作る。❶のきゅうりの水気をしぼり、甘酢につける。

わかめと豆腐のみそ汁（2人分）

49kcal 1人前　1.2g 食塩

1. わかめ（塩蔵）5gは水につけて塩抜きし、2～3㎝長さに切る。とうふ100gは1㎝角に切る。
2. ねぎ5㎝は小口切りにする。
3. だしカップ1・1/2に❶を入れ、ひと煮立ちしたら、みそ大さじ1をとき入れる。沸とう直前に火からおろし、椀にそそぐ。❷を散らす。

あじの干物焼き（2人分）

96kcal 1人前　0.9g 食塩

1. あじの開き干し2枚（160g）は、グリルで両面をこんがりと焼く。
2. だいこん100gをすりおろし、❶に添える。

五穀米ごはん 1人1膳（150g）

251kcal 1人前　0.0g 食塩

GI値が低いパスタと野菜の献立

583kcal 1人前　22.4g たんぱく質　21.3g 脂質　72.6g 炭水化物　3.4g 食塩

- いかとあさりのスパゲティ
- 野菜とりんごのせん切りサラダ

野菜とりんごのせん切りサラダ（2人分）

117kcal 1人前　0.7g 食塩

材料（2人分）

キャベツ……120g
にんじん・セロリ……各20g
塩……小さじ1/4
りんご……1/4個

A
酢…大さじ1・1/2
塩……小さじ1/6
こしょう……少々
サラダ油…大さじ1・1/2

1. キャベツはせん切りにする。にんじんは4～5㎝長さのせん切り、セロリは筋をとって4～5㎝長さのせん切りにする。ボールにすべてを混ぜて塩をふって10分ほどおく。しんなりしたら、水気をしぼる。
2. りんごは皮をむいて芯をとり、4～5㎝長さのせん切りにする。
3. Aを合わせ、❶と❷をあえる。

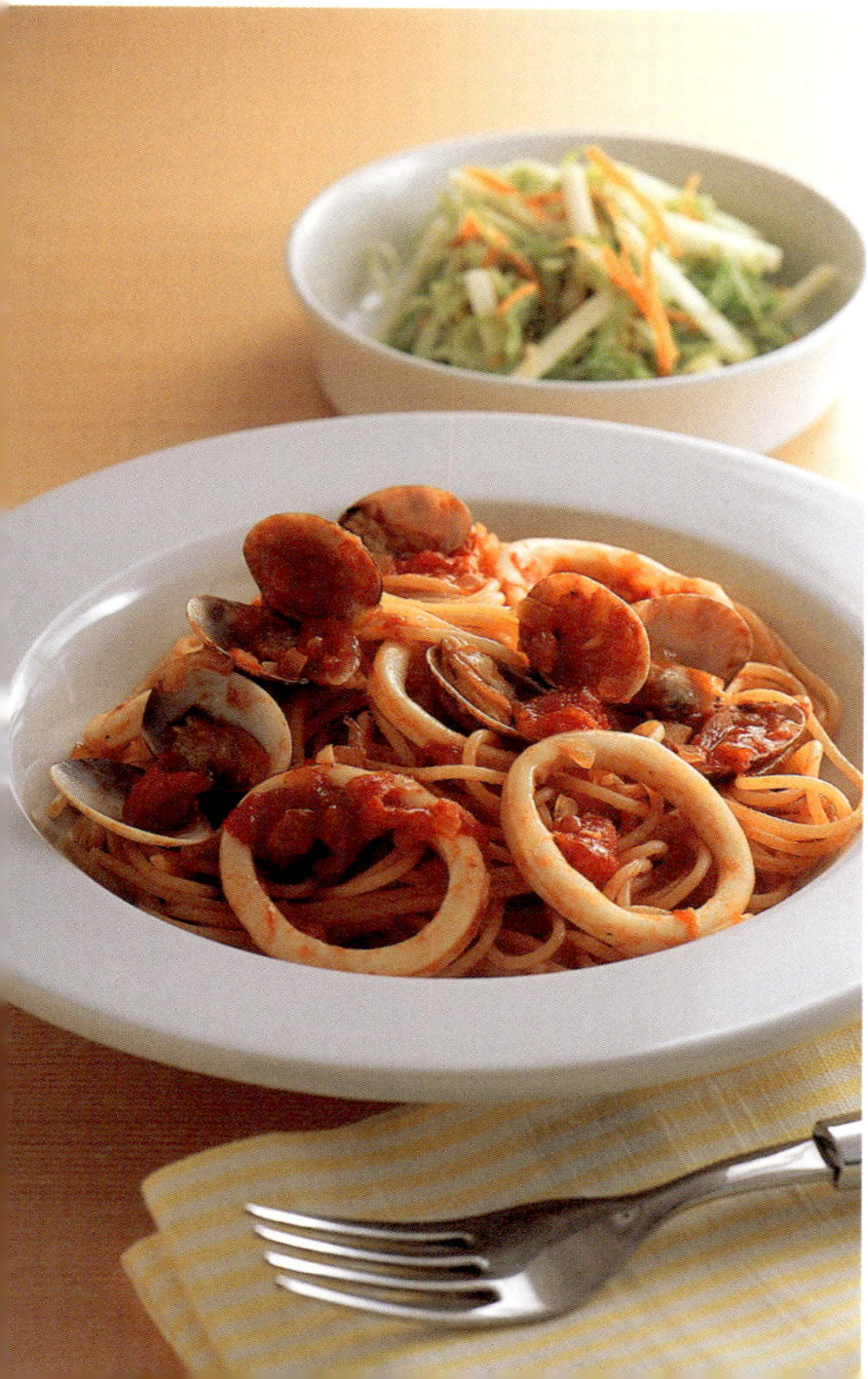

いかとあさりのスパゲティ（2人分）

466kcal 1人前　2.7g 食塩

材料（2人分）

スパゲティ……150g
湯……1ℓ
塩……大さじ1/2
あさり（砂抜き済み）……100g
いかの胴……100g
赤とうがらし（種を除く）……1/2本
オリーブ油…大さじ1/2
白ワイン……大さじ1
塩・こしょう……各少々

〈トマトソース〉
たまねぎ…1/2個（100g）
にんにく…1/2片（5g）
オリーブ油……大さじ1
トマト水煮缶詰……1/2缶（200g）
A
白ワイン 大さじ1
ローリエ……1枚
塩……小さじ1/6
こしょう……少々

1. トマトソースを作る。たまねぎとにんにくをみじん切りにし、オリーブ油で中火でいためる。トマトを缶汁ごと入れ、実を木べらでつぶしながら煮る。Aを加え、弱火で約30分煮る。
2. いかは皮をむいて、1㎝幅の輪切りにし、あさりはよく洗う。
3. 鍋にオリーブ油を温め、中火でとうがらし、いか、あさりの順にいため、ワイン、塩、こしょうを加えてふたをする。あさりの口が開いたら、❶のトマトソースを入れて混ぜ、火を止める。
4. 湯に塩を入れてスパゲティを表示時間どおりにゆでてざるにあげる。
5. ❸を温め、スパゲティを入れてあえる。

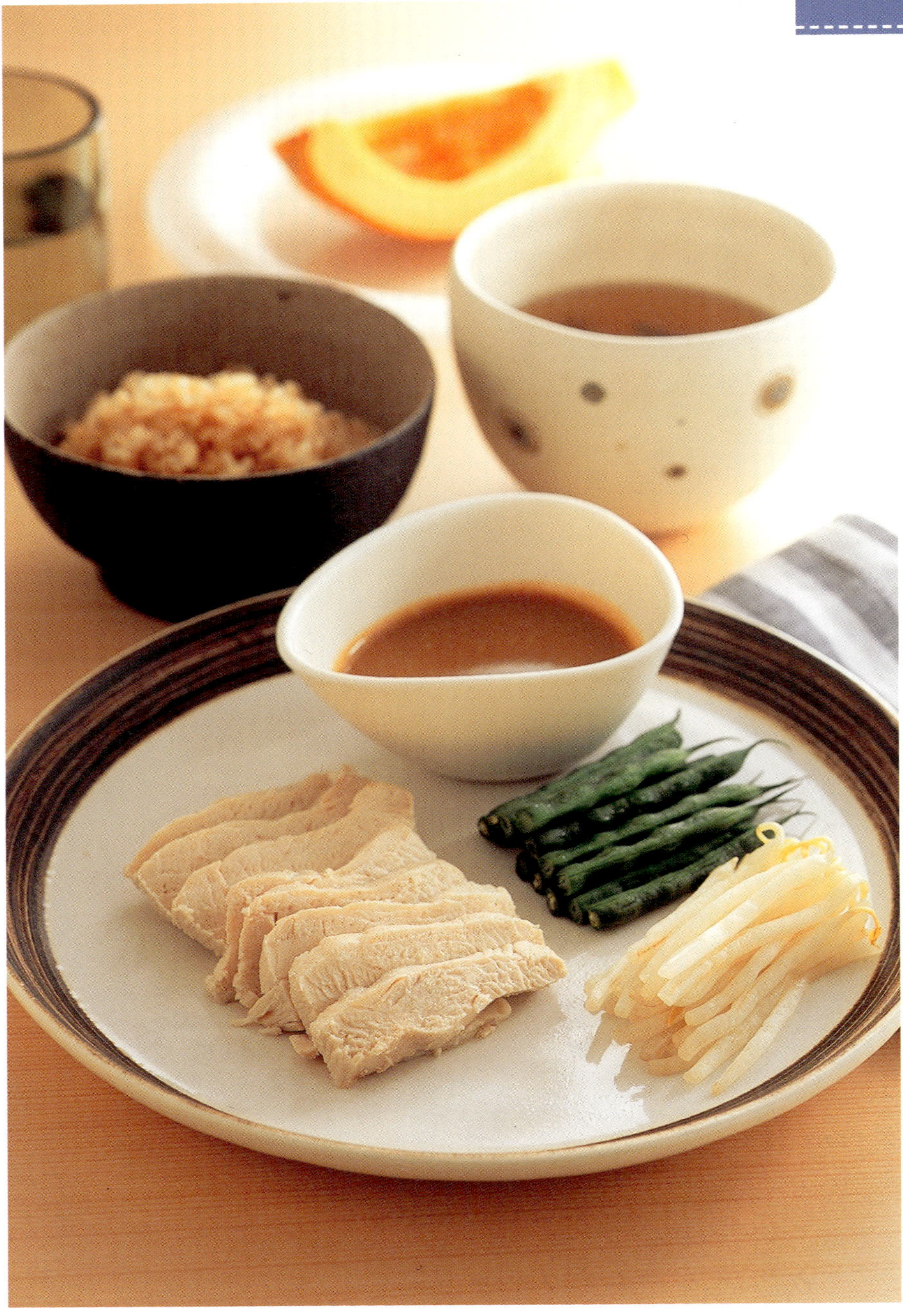

とり肉のゆで汁で作る きくらげスープ （2人分）

16kcal 1人前　0.9 g 食 塩

材 料 （2人分）

- とり肉のゆで汁 ………… カップ1・1/2
- きくらげ ……………… 1 g
- ねぎ（白い部分）‥ 5cm
- 塩・こしょう …… 各少々
- A
  - 酒 ……… 大さじ1/2
  - 中華スープの素 ……… 小さじ1/2
  - しょうゆ …… 少々

❶ とり肉のゆで汁はざるなどでこす。

❷ きくらげは水でもどし、石づきをとって細切りにする。ねぎは斜め薄切りにする。

❸ 鍋に❶のゆで汁とAを入れて火にかける。沸とうしたら❷を加え中火で2～3分煮る。塩、こしょうで味をととのえる。

玄米ごはん 1人1膳（150 g）

248kcal 1人前　0.0 g 食 塩

パパイア 1人1/4個（100 g）

25kcal 1人前　0.0 g 食 塩

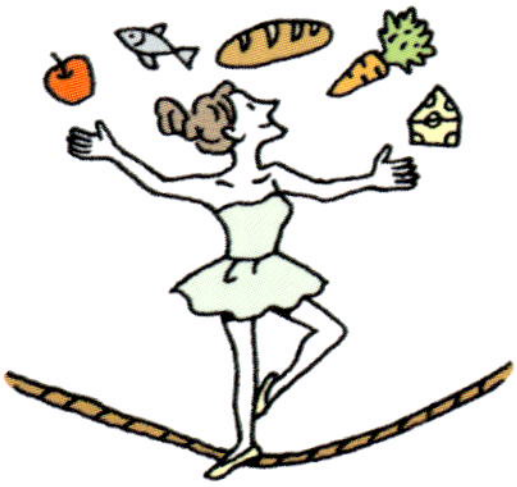

糖尿病予防レシピ 夜

低カロリーでも、満足の献立

449kcal 1人前　67.3 g 炭水化物　26.6 g たんぱく質　2.3 g 食 塩　7.7 g 脂 質

- 玄米ごはん
- ゆでどりのバンバンジー風
- きくらげスープ
- パパイア

ゆでどりのバンバンジー風 （2人分）

160kcal 1人前　1.4 g 食 塩

材 料 （2人分）

- A
  - とりむね肉（皮なし） ………… 150 g
  - ねぎの青い部分 ………… 10cm
  - しょうが …… 10 g
  - 水 ……… カップ2
  - 酒 …… 大さじ1/2
  - 塩 …… 小さじ1/4
- もやし ………… 100 g
- さやいんげん …… 50 g

〈ソース〉

- 練りごま …… 大さじ1
- 砂糖 ……… 大さじ1/2
- とりのゆで汁 ………… 大さじ1/2
- しょうゆ …… 小さじ2
- 酢 …………… 小さじ1
- しょうが汁　小さじ1/3
- 塩・ラー油 …… 各少々

❶ ねぎは斜め薄切り、しょうがは皮つきのまま薄切りにする。鍋にAのほかの材料と一緒に入れて強火にかける。沸とうしたらアクをとり、弱火で約10分煮て、そのままさます。

❷ もやしはひげ根をとり（見た目も食感もよくなる）、熱湯でさっとゆでてざるにとる。いんげんはゆでて5cm長さに切る。

❸ ソースは練りごまをボールに入れてよく混ぜ、ほかの材料を順に加えてよく混ぜる。

❹ とり肉をとり出し（ゆで汁はスープに使うので捨てない）、6～7mm幅に切る。

❺ 皿に肉、❷を盛り、❸のソースを添える。

尿酸値上げる正体は？

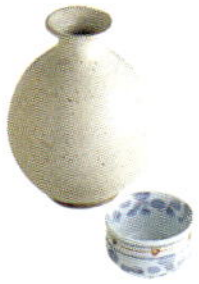

尿酸値が高いと、医者は「肉やビールを控えなさい」とよく言う。これらの食品には尿酸をつくるプリン体がたくさん含まれているからだ。ところが食べ物から摂取するプリン体の量は、大食・偏食をしないかぎりそれほど気にすることはないということがわかってきた。それよりもアルコールや肥満のほうに気をつけるべきなのだ。

口から入ったプリン体は腸で分解され排泄されるが、一部は腸が吸収し、肝臓で分解され、尿酸になる。しかし、その量は多くはない。それよりも細胞の新陳代謝によって、壊れた細胞の核からたくさんプリン体がつくり出され、肝臓で尿酸につくり変えられるほうが多いと考えられている。それとビールに含まれるプリン体よりも、アルコールそのものが問題視されるようになった。アルコールは体内のプリン体の分解を促進し、尿酸の量を増やす。またアルコールの分解過程でできる乳酸は、尿酸が体外に排出されるのをさまたげるので、毎日たくさん酒を飲めば尿酸値が上がる。

酒を飲む人には肥満者が多く、内臓に脂肪がたっぷりつく内臓肥満も起こしやすい。こうなると体内にインスリンが増えてくる。尿酸は老廃物だから尿として出ていくはずだが、インスリンが多いと尿酸が再吸収されて体に戻り、血中の尿酸値が増えるという。

肥満の人は、まず減量すること。そのためには暴飲暴食を避ける。食事なら鍋物がおすすめだ。肉、魚介類だけでなく低カロリーの野菜やきのこ類をたっぷり入れて食べる。ただし、仕上げに餅やめん類を食べ過ぎると太りやすい。もちろんお酒のほうも控えめに。

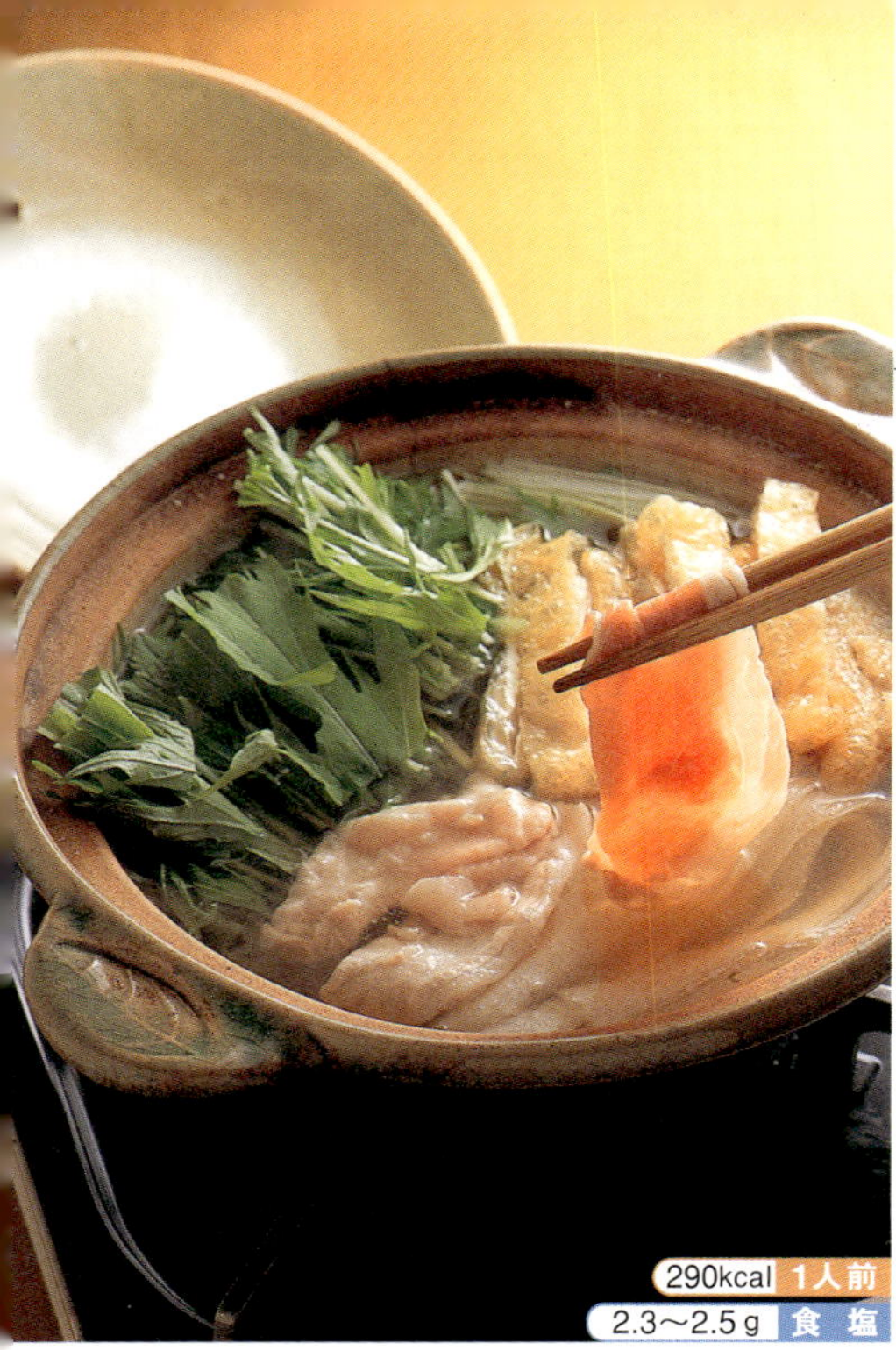

290kcal 1人前
2.3〜2.5g 食塩

減量作戦は、まず野菜たっぷりの鍋から

はりはり鍋

材料（2人分）

豚しゃぶしゃぶ用肉……150g
みず菜……1束（200g）
油揚げ……1枚（25g）
だいこん……100g
A
- 水……カップ4
- こんぶ……5g

B
- 酒……大さじ2
- しょうゆ……大さじ2
- 塩……小さじ1/3〜1/2

作り方

1. 土鍋にAを入れ、30分以上おく。
2. みず菜は4〜5cm長さに切る。油揚げは1cm幅に切る。だいこんは10〜15cm長さに切ってから皮をむき、皮むき器で薄くけずる。
3. ❶の鍋を火にかけ、沸とう直前にこんぶをとり出す。Bを加える。
4. 肉、油揚げ、野菜をさっと煮ながら食べる。

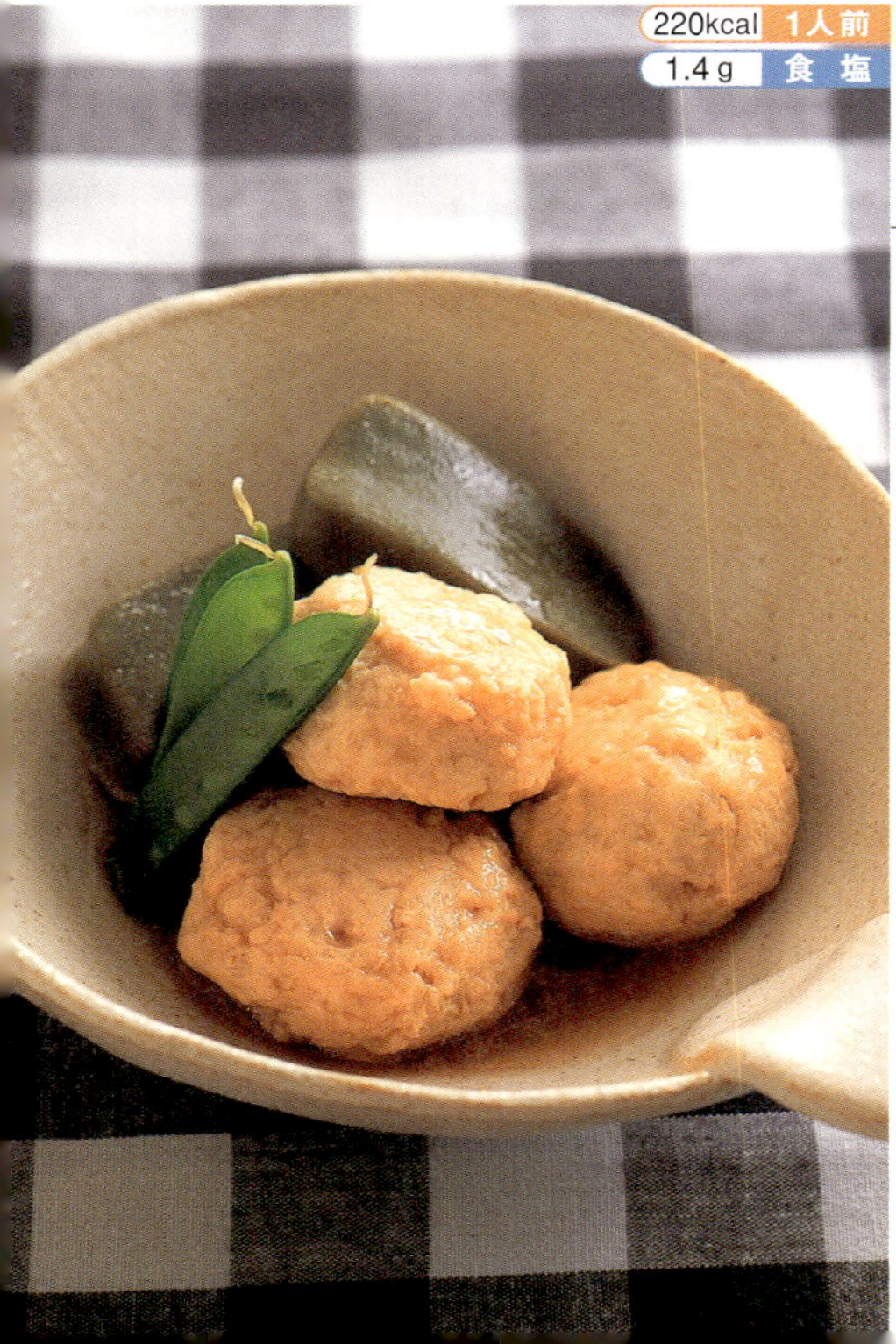

220kcal 1人前
1.4g 食塩

カロリーダウン手法の煮物

とりつくねと生麩の煮物

材料（2人分）

とりひき肉……150g
A
- ねぎのみじん切り……20g
- とき卵……大さじ1
- 酒……大さじ1
- しょうが汁……小さじ1
- かたくり粉　小さじ2
- 塩……少々

よもぎ麩《ふ》（生麩）……60g
さやえんどう……6枚
B
- だし……カップ1
- 酒・みりん……各大さじ1
- しょうゆ……大さじ1

作り方

1. ひき肉とAを合わせてよく混ぜる。
2. 麩は2cm厚さに切る。さやえんどうはゆでる。
3. 鍋にBを煮立て、❶を6等分してスプーンですくって丸めて入れる。アクをとり、麩を加えて弱火で10分ほど煮、さやえんどうを入れて火を止める。

料理すれば脳機能向上

年齢とともに気になる脳の老化。これを防ぐのには料理作りがよさそうだということが、東北大学の川島隆太教授と大阪ガスの共同研究でわかった。

実験では、いつも料理をしている35～55歳の女性15人の調理中の脳の働きを光トポグラフィという装置を使って観測し、脳機能テストも実施した。献立を考える、野菜を切る、炒める、盛りつけるなどをしてもらったところ、いずれの段階でも判断力や計画力など、人間の知的活動を司る大脳の前頭前野が活発に働いたそうだ。

次に、料理経験のない59～81歳の男性51人に、3か月間、9回、料理講習会に出席してもらった。米をとぐ、魚をさばくなどの初歩的な調理方法を学び、自宅では1日15分以上、週に5回以上料理を作ってもらうようにした。すると、前頭前野の機能が、講習会前より平均5ポイント上昇した。

男子厨房に入れ

おいしい料理を食べたい、人に料理をごちそうするといった場合、ある程度料理経験のある人であれば、献立を作り、自ら買い出しに行ってよい材料を選んだり、それをいかに組み合わせておいしく料理するかを考える。さらに盛りつけを考えたり、その食事の健康効果について思案する。

このようなことは、相当緻密に頭を働かさないと成功しない。失敗することもあるだろうが、なんどもくり返し作っているうちに、献立や料理作りも上達してくるし、認知症の予防や治療にもなるだろう。男性も老後のことを考え、前向きに料理をしてみてはどうだろう。その上、美味な料理を作って食べることは、人生の最高の楽しみのひとつにもなるにちがいない。

中国では男性が料理に通暁することはひとつの教養であるとし、ある程度地位のある人では、食の知識のない人はまずいないといってもよい。知識のないことは恥とされ、実業家は金持ちになればなるほど、役人はその地位が上がれば上がるほど「料理通」になる。

一方、日本人はというと、かつての肉食禁止令や幕府の質素倹約主義などが影響してか、中国人とは正反対。「武士は食わねど高楊枝」とか「食を語るは男の恥」とかいって、昔から食に関心をもたず、食べ物について語る人をさげすんできた傾向がある。

しかし、これからの時代、男性こそ食に関心をもち、率先して料理を作るべきだと思う。本当に仕事ができる男は料理も上手。そして、認知症予防の最良のサプリメントは、料理を学び、実践し、「医食同源」の食事をすることだと考える。

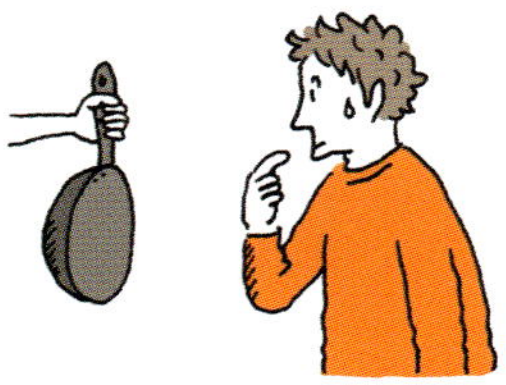

アルツハイマーの共通点

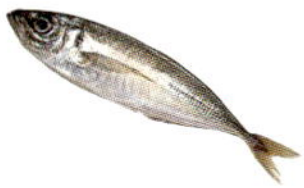

魚と野菜嫌いの人はアルツハイマー病になりやすいという。これは、アルツハイマー病と食生活の関係を調べている自治医科大学附属大宮医療センターの植木彰教授らの調査によるものである。

植木教授らは、アルツハイマー病の患者約70人の食生活を家族から聞き出し、共通点を見出した。

❶魚をあまり食べず、肉を好む。
❷緑黄色野菜やきのこ、海藻類をあまり食べない。
❸水分をとらない。——などだ。

その因果関係としては、次のように考えられている。

肉類の脂肪を多食すると血中総コレステロール値が上がり、動脈硬化が起こりやすくなる。一方、魚の脂肪に多く含まれるＥＰＡ（エイコサペンタエン酸）やＤＨＡ（ドコサヘキサエン酸）は、血中総コレステロール値や中性脂肪値を下げたり、血液をサラサラにして動脈硬化を防いだりする。さらにＤＨＡは、脳内に入り神経細胞の機能維持に関与する。欧米各国の研究によると、日常、魚を食べているとアルツハイマー病の発症率が低下するという。緑黄色野菜には抗酸化作用のあるビタミンＣやＥ、カロテンが多く含まれ、活性酸素の害を抑え、脳の老化を防ぐ。きのこや海藻は血中コレステロールの上昇を予防する。また水分を充分にとらないと、血液が固まりやすくなって、脳の血管に障害が起きやすくなる。

魚や野菜をよく食べる伝統的日本の食習慣は、アルツハイマー病の予防になりそうだ。

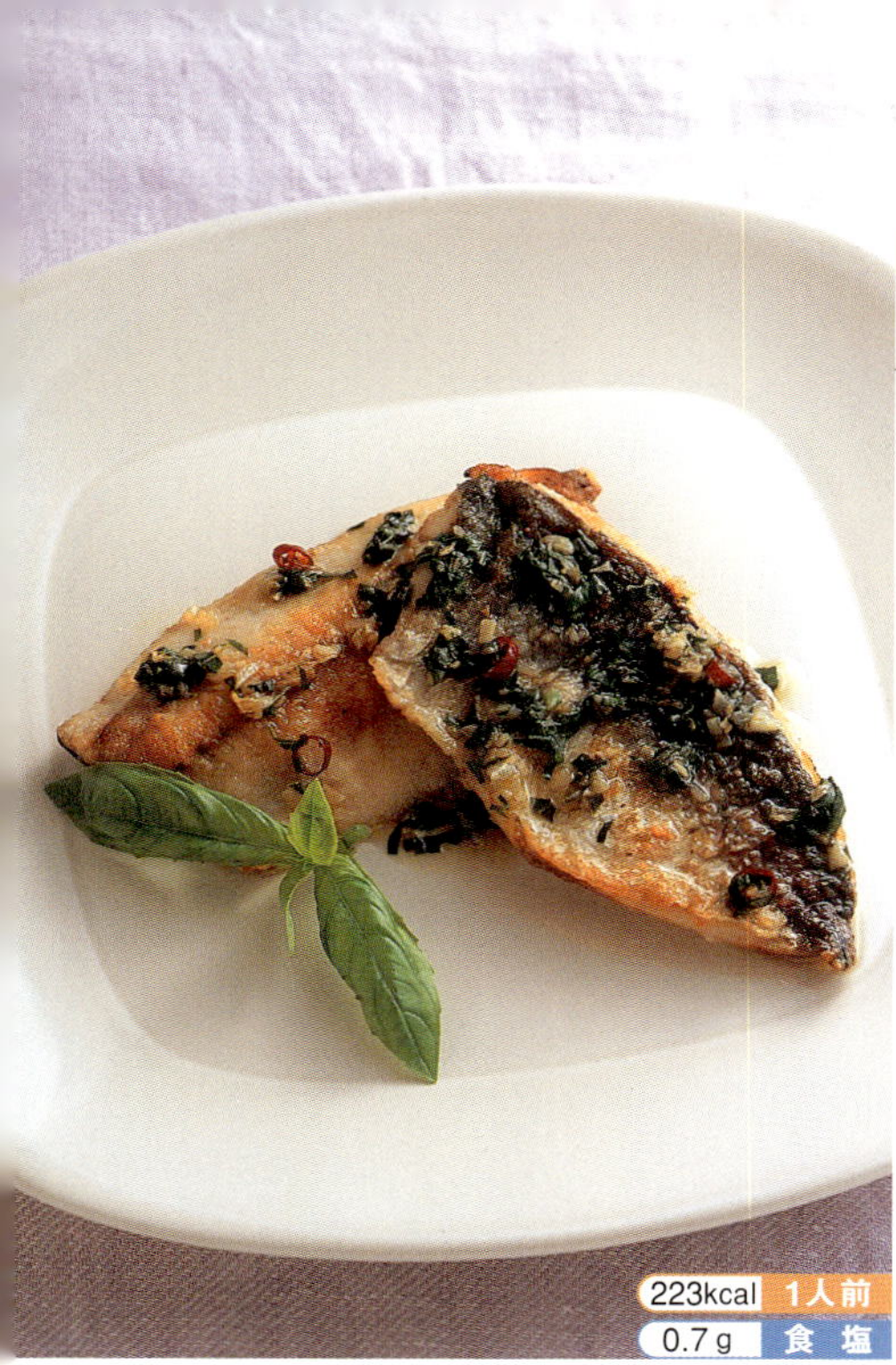

223kcal 1人前
0.7g 食塩

イタリアンで食べる
あじの風味焼き

材料（2人分）

- あじ（三枚におろしたもの）……中2尾分（160g）
- A
  - 水……カップ1/2
  - 塩……小さじ1/2
- 小麦粉……大さじ1
- オリーブ油……大さじ2
- レモン汁……大さじ1
- 赤とうがらし……小1本
- バジル……4枝
- にんにく（みじん切り）……1片（10g）
- 塩・こしょう……各少々

作り方

1. あじはAの塩水に約5分つける。
2. とうがらしは種をとって小口切り、バジルは飾り用の葉を残してみじん切りにする。
3. ❶の水気をふいて小麦粉をまぶす。フライパンに油大さじ1を温め、あじの皮から入れて両面を焼く。皿にとりレモン汁をふる。
4. フライパンをきれいにして、油大さじ1を入れ、弱火でにんにく、とうがらしをいため、塩、こしょう、バジルを加えてさっといためる。❸に油ごとかける。バジルの葉を飾る。

229kcal 1人前
1.0g 食塩

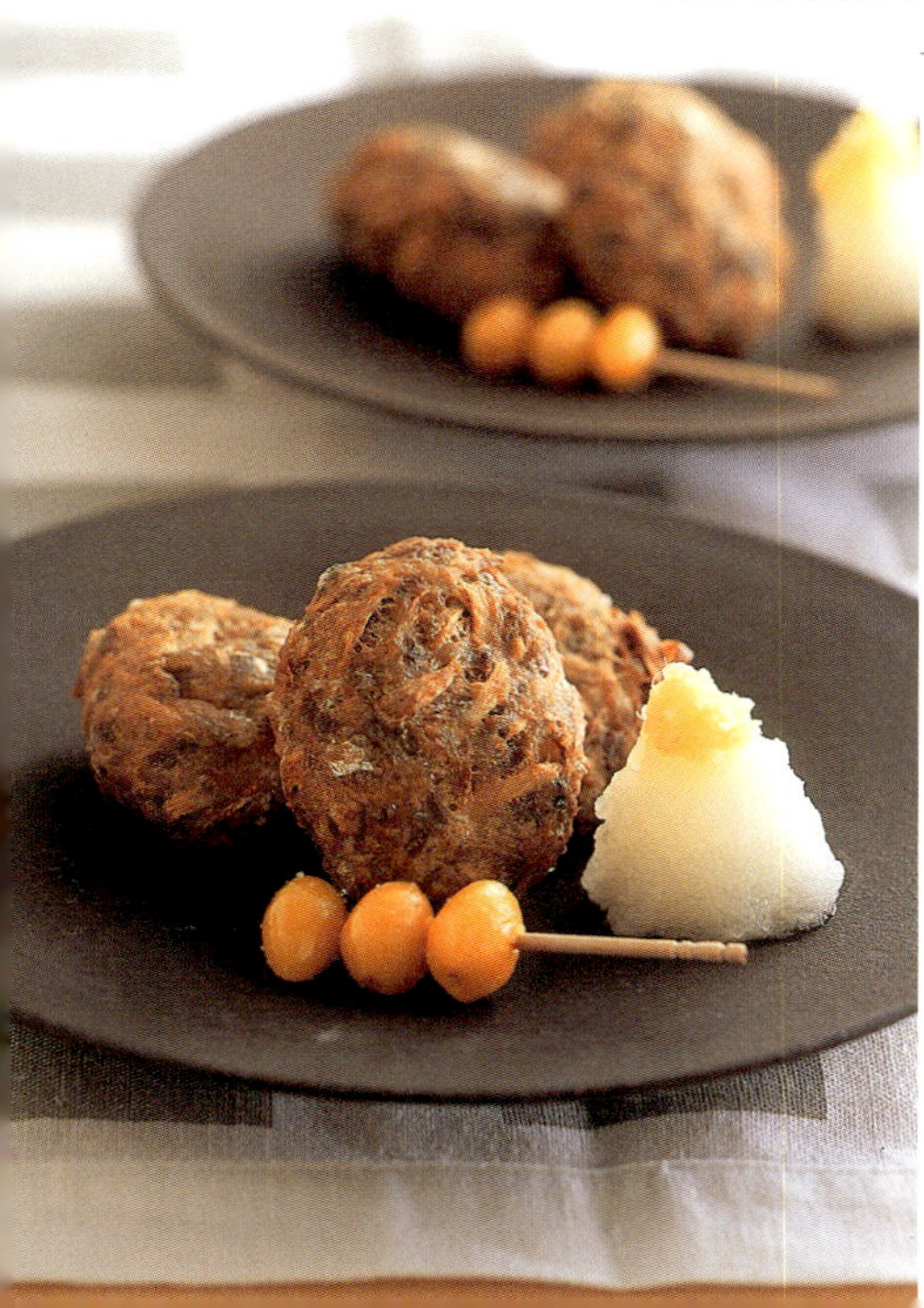

新鮮ないわしで作る
いわしのつみれ揚げ

材料（2人分）

- いわし……中2尾（200g）
- ごぼう……25g
- ぎんなん……6粒
- 揚げ油……適量
- A
  - ねぎ（みじん切り）5cm
  - しょうが汁小さじ1/2
  - かたくり粉　大さじ1
  - とき卵……大さじ1
  - 塩……小さじ1/4

作り方

1. いわしは手開きにして中骨をはずす。包丁でたたいて細かくし、Aを加えて、ねばりが出るまでさらによくたたく。
2. ごぼうは皮をこそげ、3cm長さのささがきにし、水にさらして、水気をきる。
3. ❶に❷を混ぜ、6等分して平たく形づくる。
4. 揚げ油を150〜160℃に熱し、ぎんなんを素揚げする。塩少々（材料外）をふって竹串に刺す。油を170℃に上げ、❸を色づくまでからりと揚げる。皿に盛る。
5. だいこんおろしとおろししょうが（材料外）を添える。

脳の健康にアラキドン酸

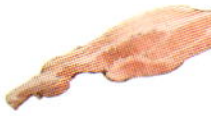

加齢とともに学習、記憶能力が低下してくることが多い。そのひとつの原因として、脳や血液中に含まれる脂肪中のアラキドン酸（ＡＲＡ）やドコサヘキサエン酸（ＤＨＡ）の減少が考えられている。どちらも、体内でほとんどつくることができず、食事などから補う必要があることから、必須脂肪酸と呼ばれている。

脳は水分を除くと約60％が脂肪でできており、その脂肪の大部分がリン脂質と呼ばれるもの。リン脂質とは細胞膜をつくっている成分のひとつである。この中にＡＲＡやＤＨＡが含まれ、細胞膜をしなやかに保ち、情報伝達を円滑にすることで、記憶力の維持や認知・応答力をアップさせる働き、さらにＡＲＡは幸福感をもたらすアナンダマイドをつくることが明らかになってきた。

ところで、高齢者は老化とともに食事量が減少したり、粗食傾向が出て肉類や脂肪を避けたりするためか、ＡＲＡやＤＨＡの摂取量が少なくなり、体内の量も減ってくるといわれている。またアルツハイマー病では、脳でのアラキドン酸が減少しているという。ＡＲＡは、一般の植物油に多く含まれているリノール酸からつくられるが、人ではその働きをする酵素系の働きが弱いので、あまりたくさんはできないようだ。しかし、脂身つき豚肉や牛肉、豚レバー、とりもも肉（皮つき）、卵などには多く含まれている。ＤＨＡは、まぐろのトロ、ぶり、さば、さんまなどの脂肪の多い魚にたくさん含まれている。脳の機能を正常に保つためには、日常、バランスのとれた食事の中で、肉も魚もしっかりとることが大切だ。

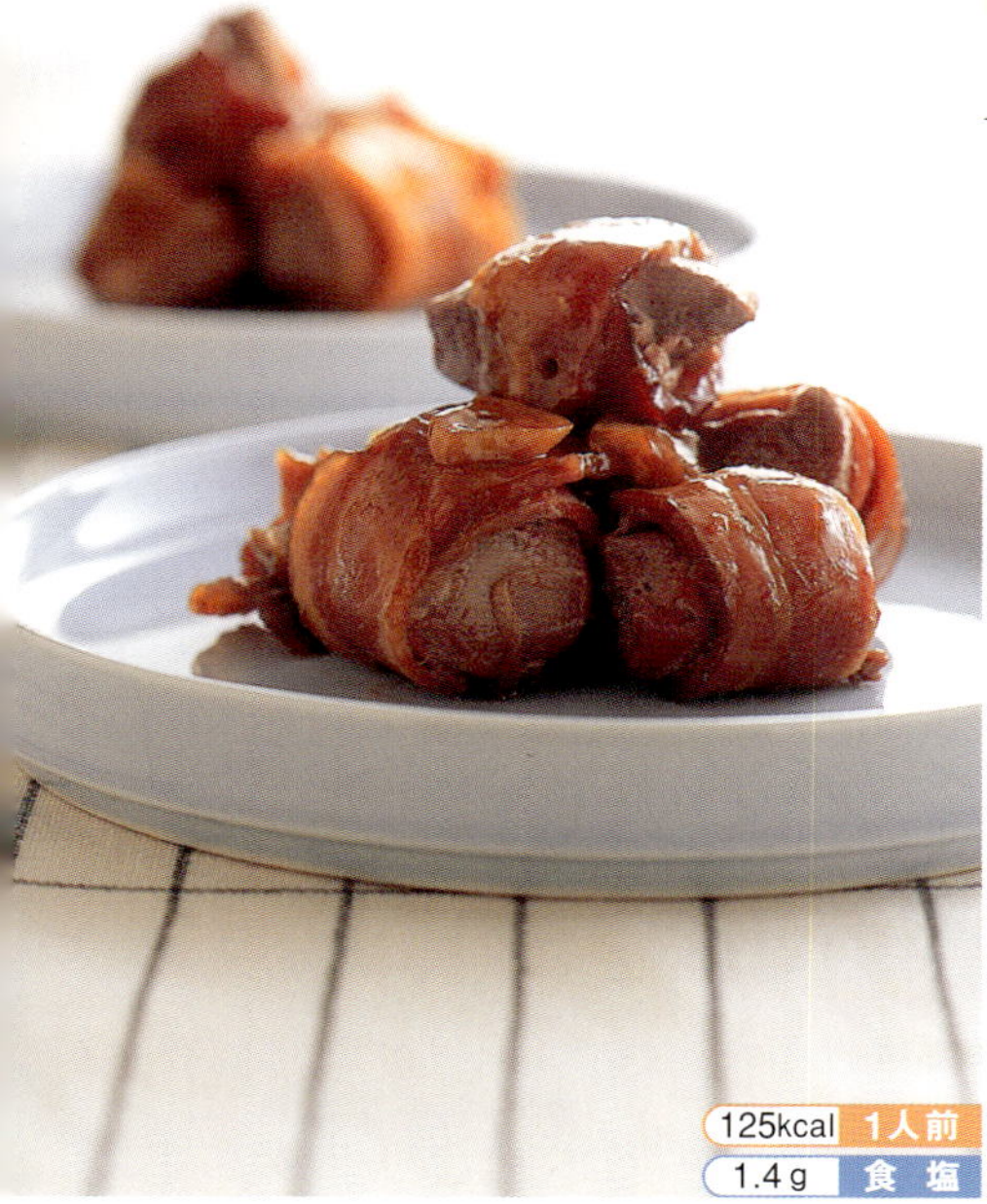

125kcal 1人前
1.4g 食塩

酒の肴やお弁当に

豚レバーのしぐれ

材料（2人分×2）

- 豚レバー…………100g
- ベーコン‥80g（4〜5枚）
- にんにく・しょうが…………各5g
- ねぎ…………10cm
- A
  - 砂糖……大さじ1/2
  - しょうゆ……大さじ1・1/2
  - 酒……大さじ1

作り方

❶ レバーは8個くらいのひと口大に切り、水にさらして血抜きする。

❷ ベーコンをレバーの個数に切って巻き、ようじでとめる。全体に熱湯をさっとかける。

❸ にんにくとしょうがは薄切り、ねぎは斜め薄切りにする。

❹ 鍋に❸とAを入れ、❷を並べるように入れる。かぶるくらいまで水を入れ、中火にかけ、汁がなくなるまで煮る。

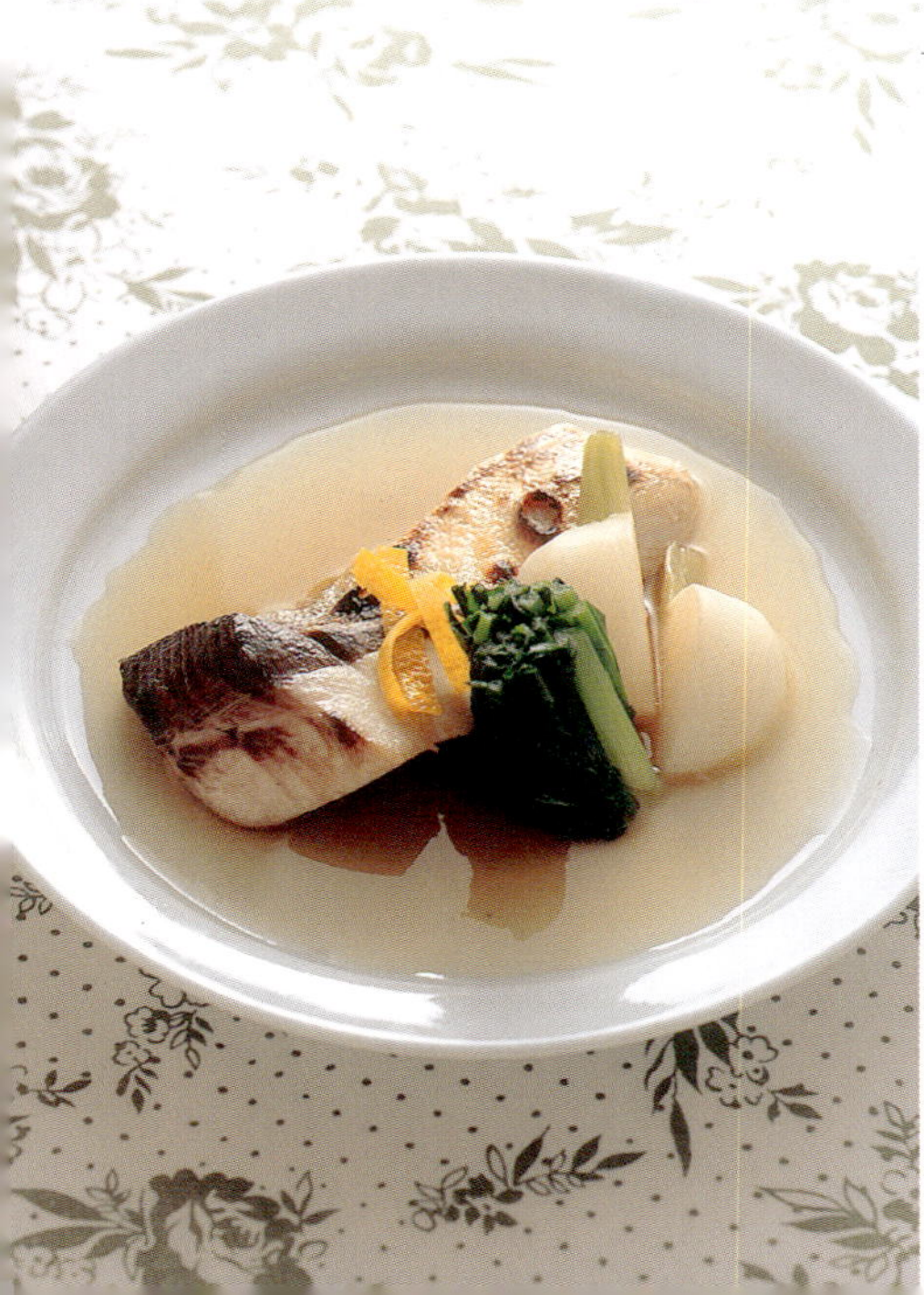

284kcal 1人前
1.1g 食塩

さっぱりと上品な味に

ぶりの焼きびたし

材料（2人分）

- ぶりの切り身…………2切れ（200g）
  - 塩…………小さじ1/4
- かぶ…………1個（100g）
- ゆずの皮（細切り）1/4個分
- A
  - だし…………カップ1
  - 酒…………大さじ1
  - みりん…大さじ1〜1・1/2
  - しょうゆ……小さじ2
  - 塩…………少々

作り方

❶ ぶりは塩をふり、10分ほどおく。

❷ かぶは茎2cmを残し、皮をむいて4つ割りにする。かぶの葉はさっとゆでて水にとり、水気をしぼって4cm長さに切る。

❸ ぶりの水気をふき、グリルで両面を色よく焼く。

❹ Aを鍋に合わせ、煮立てる。かぶを入れて中火にして5〜8分煮、❸を入れて1〜2分煮る。火を止め、かぶの葉を入れて1分ほどおく。

❺ 器に盛り、ゆずの皮をのせる。

イソフラボンは食事から

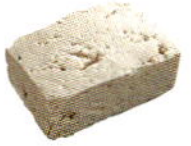

大豆イソフラボンが脚光を浴びている。これは主に大豆の胚芽に含まれているフラボノイドの一種だが、女性ホルモンに化学構造が似ているため、植物性女性ホルモン（エストロゲン）と呼ばれ、女性ホルモンに似た働きをもつ。

女性が45〜55歳になって閉経期を迎え、女性ホルモンが減少してくると、ほてり、のぼせ、いらいら、頭痛などの不定愁訴を起こす更年期障害が出たり、骨粗しょう症などが起きやすくなったりする。このときに大豆イソフラボンを充分とると予防できるといわれる。さらに女性ホルモンと関係が深い乳がんや、男性では前立腺がんの予防も期待されている。

大豆イソフラボンの１日摂取めやす量の上限値は、内閣府の食品安全委員会によると、糖が外れた「アグリコン」の形で70〜75mgを超えない量としている。これは、イタリアで閉経後女性を対象に大豆イソフラボン錠剤を１日あたり１５０mgとり続けた試験で、子宮内膜増殖症の発症が有意に高かったことや、日本で閉経前女性が１日あたり75・７mgとり続けたところ、血中の女性ホルモンが30％低下し、平均月経周期日数の延長がみられたことなどからである。大豆イソフラボンをめやす量の範囲内でとるのには、サプリメントに頼らず、大豆およびその加工品を日常の食事でとればよい。そうすれば、良質なたんぱく質などの栄養素もとれる。その量は納豆で１００g（小２パック）くらい、豆乳なら３００㎖くらい。豆腐なら３００g（１丁）強で。いくつかを組み合わせてとるとよいだろう。

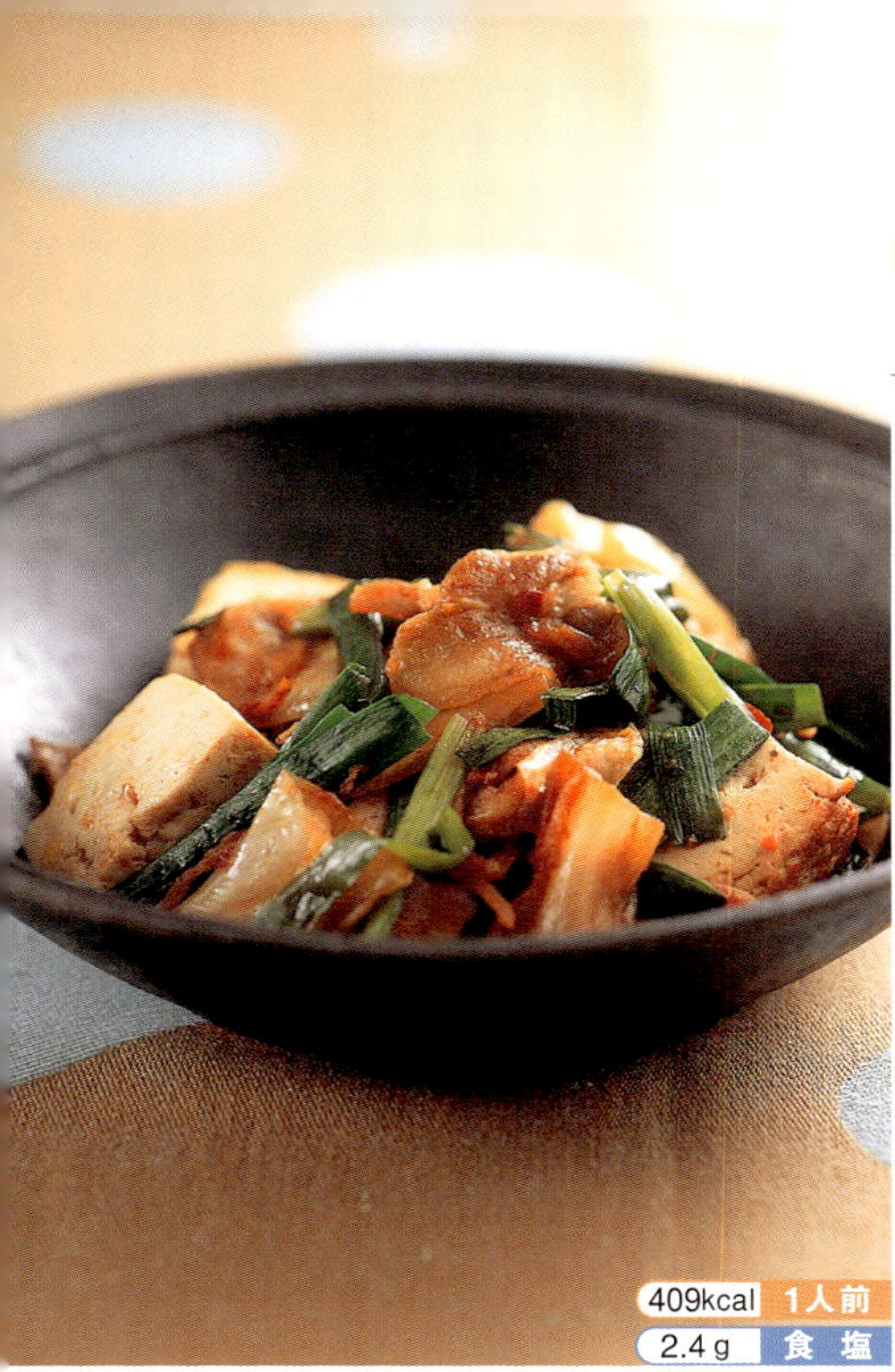

409kcal 1人前
2.4g 食 塩

1品でバランス完璧

キムチ豆腐

材 料（2人分）

もめんどうふ ……… 1丁（300g）
はくさいキムチ …… 150g
にら ……… 1束（100g）
豚肉（薄切り）…… 100g
ごま油 ……… 大さじ1
しょうゆ ……… 大さじ1/2

作り方

1. とうふは水きりして、2cm角に切る。にらは5cm長さに切る。
2. キムチは漬け汁をしぼり、漬け汁もとっておく。豚肉は4cm長さに切る。
3. フライパンにごま油を熱し、肉を入れていため、キムチ、とうふの順に入れていためる。にらを加えてさっといため、キムチの漬け汁としょうゆを入れて混ぜる。

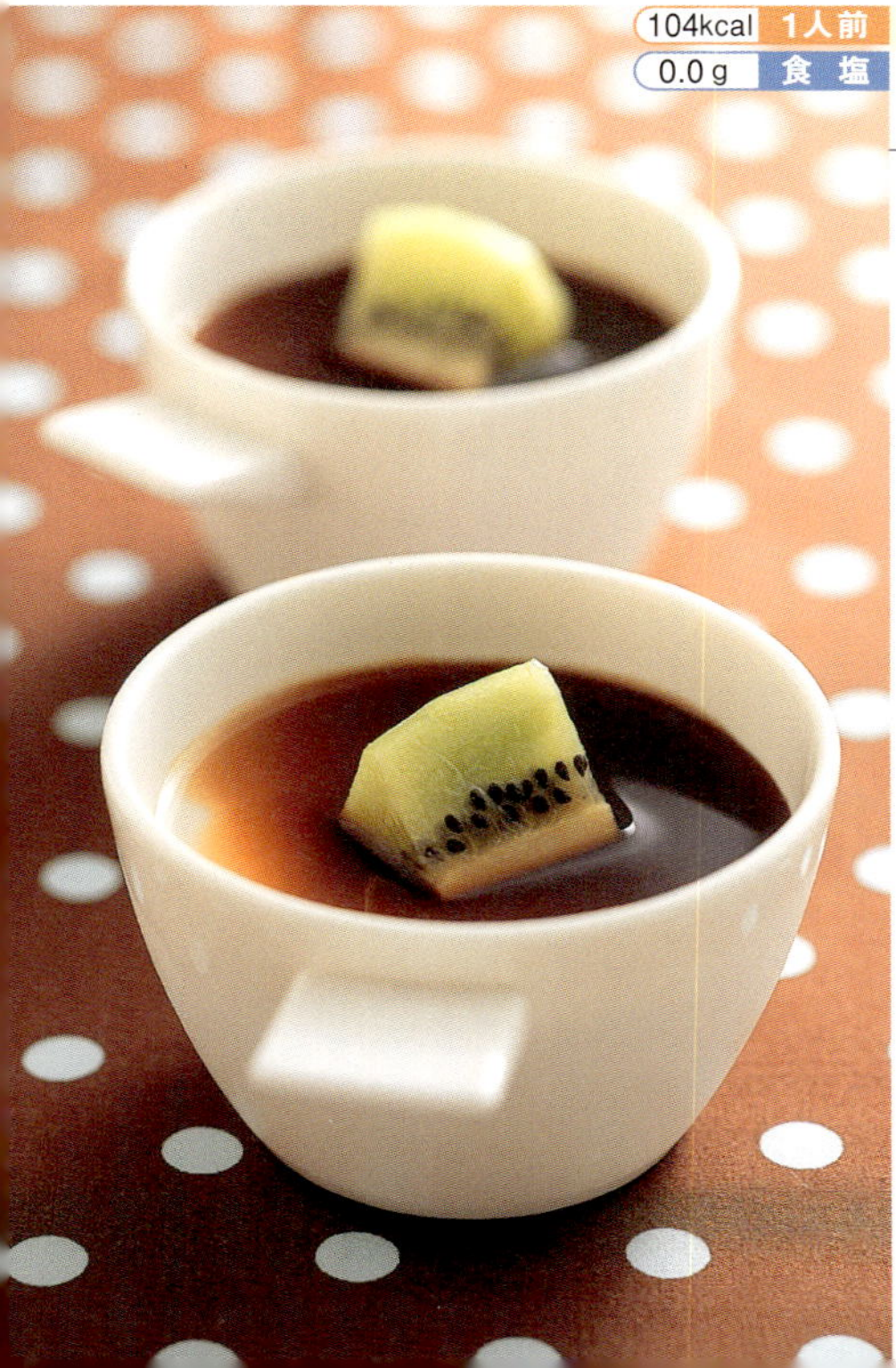

104kcal 1人前
0.0g 食 塩

和洋折衷デザート

豆乳プリン

材 料（2人分）

ゼラチン ……… 大さじ1/2
水 ……… 大さじ1
豆乳* ……… カップ1
砂糖 ……… 大さじ1
A 黒砂糖（粉末）……… 大さじ1・1/2
A 水 ……… 大さじ1
キウイフルーツ … 1/4個×2

作り方

1. ゼラチンは分量の水にふり入れ、ふやかしておく。
2. 鍋に豆乳と砂糖を入れ、混ぜながら弱火で温める。沸とう直前で火を止める。❶を加えて、ゼラチンを溶かす。
3. あら熱がとれたら器2つに流し入れ、冷やし固める。
4. Aを小鍋に入れ、中火にかけ、砂糖を溶かす。そのままさましておく（黒蜜）。
5. ❸にキウイフルーツをのせ、❹をかける。

＊豆乳は調製、無調整どちらでも作れる。

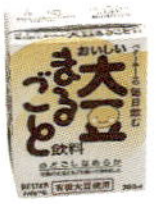

効率よくカルシウム吸収

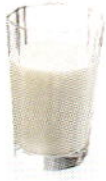

日本人のカルシウム不足は、骨粗しょう症の原因になっているという。日本人の1人1日あたりのカルシウム摂取の目標量は、成人男性の場合６００～６５０mg、成人女性の場合は６００mgとしているが、目標量より15%くらい不足している。

カルシウム含有量の多い食品としては牛乳、しらす干し、さくらえび、まいわし、乾燥ひじき、こまつななどが挙げられるが、もっともとりやすいのは、牛乳およびその加工品である。牛乳コップ1杯２００mℓあたりのカルシウム含有量は２２０mgだから、1日目標量の約3分の1がとれる。しらす干し（微乾燥品）の場合、カルシウムは１００g中２１０mg含まれているが、これだけとるのには1カップ（２００mℓ）ほど必要。そのうえ高価なので、毎日はなかなかとりにくい。乾燥ひじきは、１００g中にカルシウムが１４００mg含まれているが、水にもどすと6倍くらいにかさが増えてしまう。そこで、1食分はひじき換算で8g程度。とれるカルシウムは１１２mgくらいである。こまつなは１００g中に１７０mg含まれているが、残念ながら吸収率が悪い。牛乳が約40%吸収されるのに比べて、野菜は約19%にすぎない。小魚の場合も約33%と低い。

牛乳のカルシウム吸収率が高い理由としては、牛乳のたんぱく質カゼインが消化されてできるＣＰＰ（カゼインホスホペプチド）と、牛乳に含まれる炭水化物、乳糖がカルシウムの吸収率を高めるからだ。また、ＣＰＰと乳糖は鉄や亜鉛などのミネラルの吸収も助けるという。牛乳は安価でおいしくて、調理せずにとれるすばらしいカルシウム補給源といえよう。

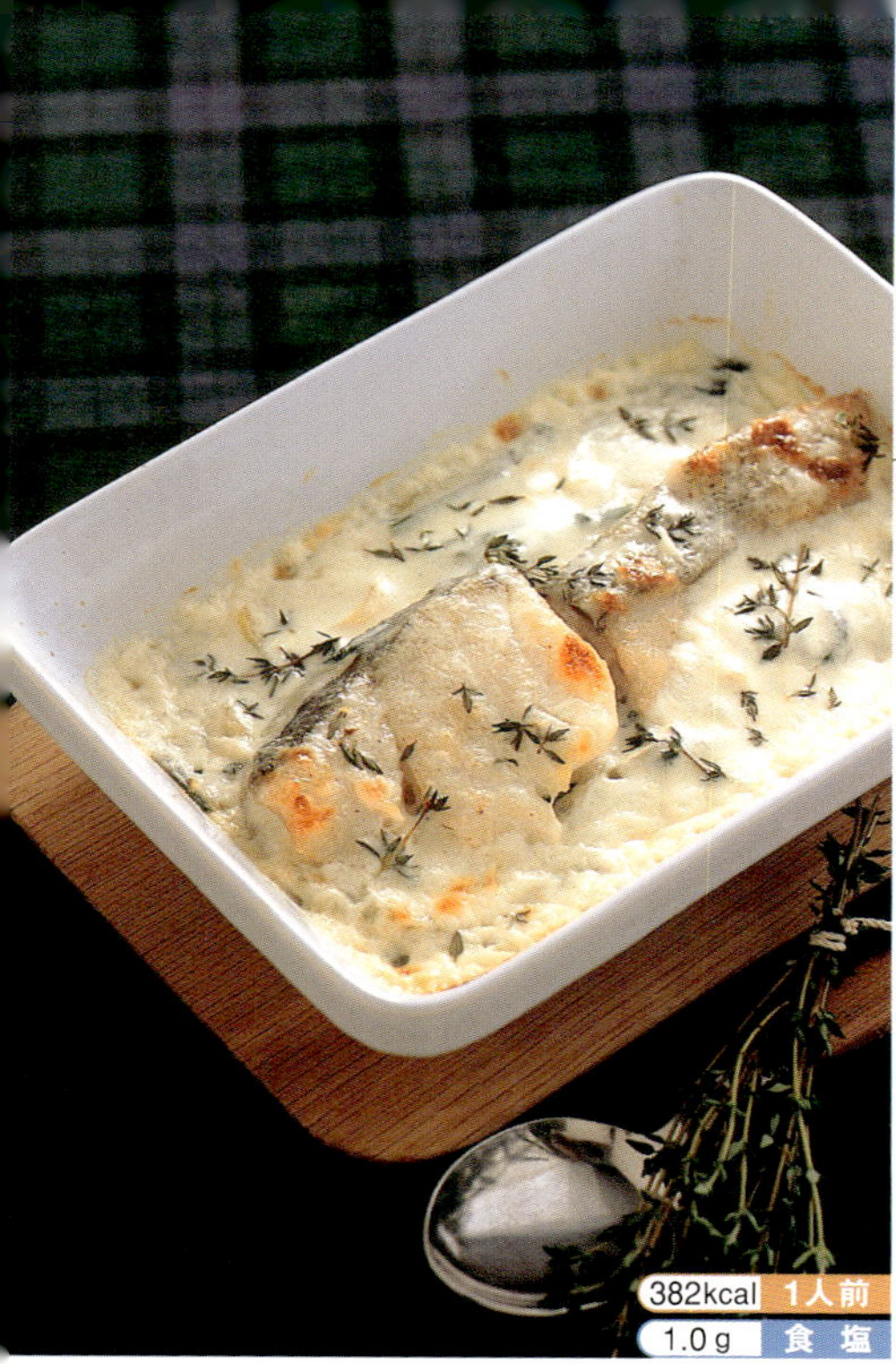

382kcal 1人前
1.0g 食塩

カルシウムがたっぷり

たらとほうれんそうのサワーグラタン

材料（2人分）

生たら……2切れ（200g）
　塩・こしょう……各少々
ほうれんそう……150g
たまねぎ……1/4個（50g）
サラダ油……小さじ2

A
- サワークリーム*……90g
- 牛乳……80mℓ
- 粉チーズ……20g

タイムなどハーブ……少々

＊なければ生クリーム100mℓにレモン汁大さじ1

作り方

1. たらに塩、こしょうをふり10分おく。
2. ほうれんそうはゆでて水にとって水気をしぼり、3cm長さに切る。たまねぎは薄切りにする。
3. フライパンに油小さじ1を熱し、たまねぎをいためてとり出す。油小さじ1をたし、たらを入れて両面を焼く。食べやすく切る。
4. 耐熱皿に、ほうれんそう、たまねぎ、たらの順にのせる。Aをよく混ぜて上からかけ、あればタイムの葉などを散らす。オーブントースターで約10分焼く。

91kcal 1人前
0.1g 食塩

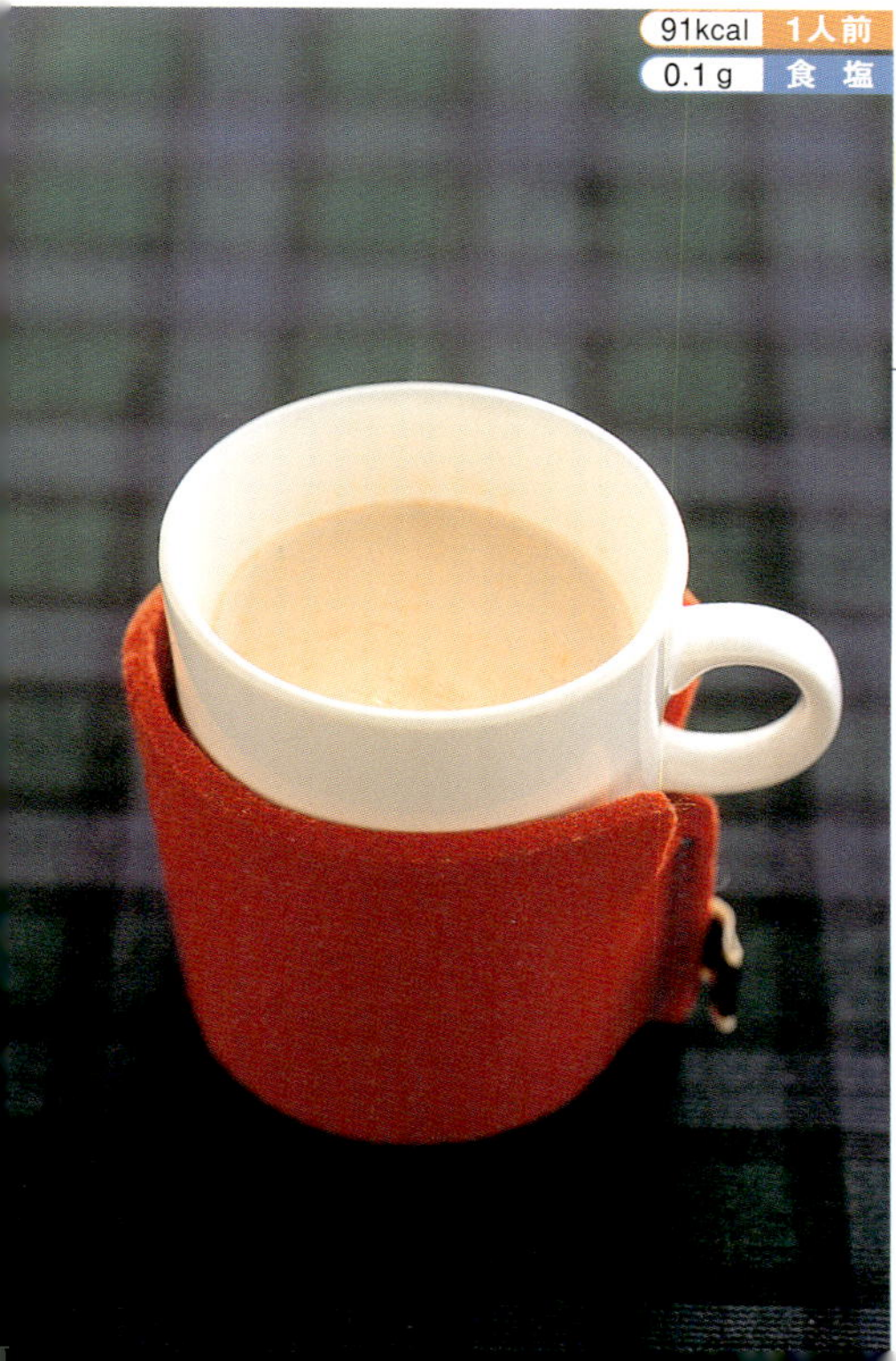

食物繊維もたっぷり

きなこ入りホットミルク

材料（2人分）

牛乳……カップ1
きなこ……大さじ1
はちみつ……小さじ1

作り方

1. 鍋にきなことはちみつを入れ、ダマにならないようにゴムべらなどでよく混ぜる。
2. ゴムべらを泡立器にかえ、牛乳を少しずつ加えてよくかき混ぜながら、弱火で温める。

美肌にフルーツヨーグルト

便秘が続くと肌荒れやしみ、吹き出物などが起こりやすくなる。まさに美肌の敵だ。このようなときは、腸内の善玉菌である乳酸菌などが減少する一方、悪玉菌であるウエルシュ菌などが増加し、両者のバランスがくずれている場合が多い。要因としては肉のとり過ぎや、食物繊維の供給源である野菜や果物の不足といった偏食、さらにストレス、運動不足、加齢などが考えられている。

これらを正常に戻す食事療法としては、当然のことながら栄養のバランスがとれた食事をとることが大切だ。それと、ビフィズス菌など、乳酸菌を含む整腸作用のあるヨーグルトを充分にとるとよいだろう。

ヨーグルトは牛乳に乳酸菌を加え、発酵させて作ったもので、栄養価は牛乳とほとんど変わらず、日常不足しやすいカルシウムの補給源にもなる。量としては２００㎖（カップ１）以上を毎日とるのがめやす。酸味が強いので嫌う人もいるが、果物と相性がよいので、フルーツヨーグルトにすると、おいしくたくさんとれる。

果物には、善玉菌を増やす働きのある食物繊維やオリゴ糖（バナナ、はちみつなどに多い）が含まれている。また、キウイフルーツやパイナップルを加えてもおいしい。前者にはアクチニジン、後者にはブロメリンというたんぱく質分解酵素が含まれているので、肉食をしたあとの食後のデザートとしても理想的である。ただし、乳酸菌は胃酸に弱いといわれているので、食事で胃酸が薄められている食後にとると、より効果的である。

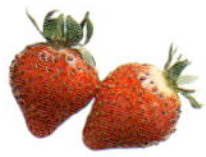

ほどよい甘さです

ケフィアパンケーキ キウイフルーツソース

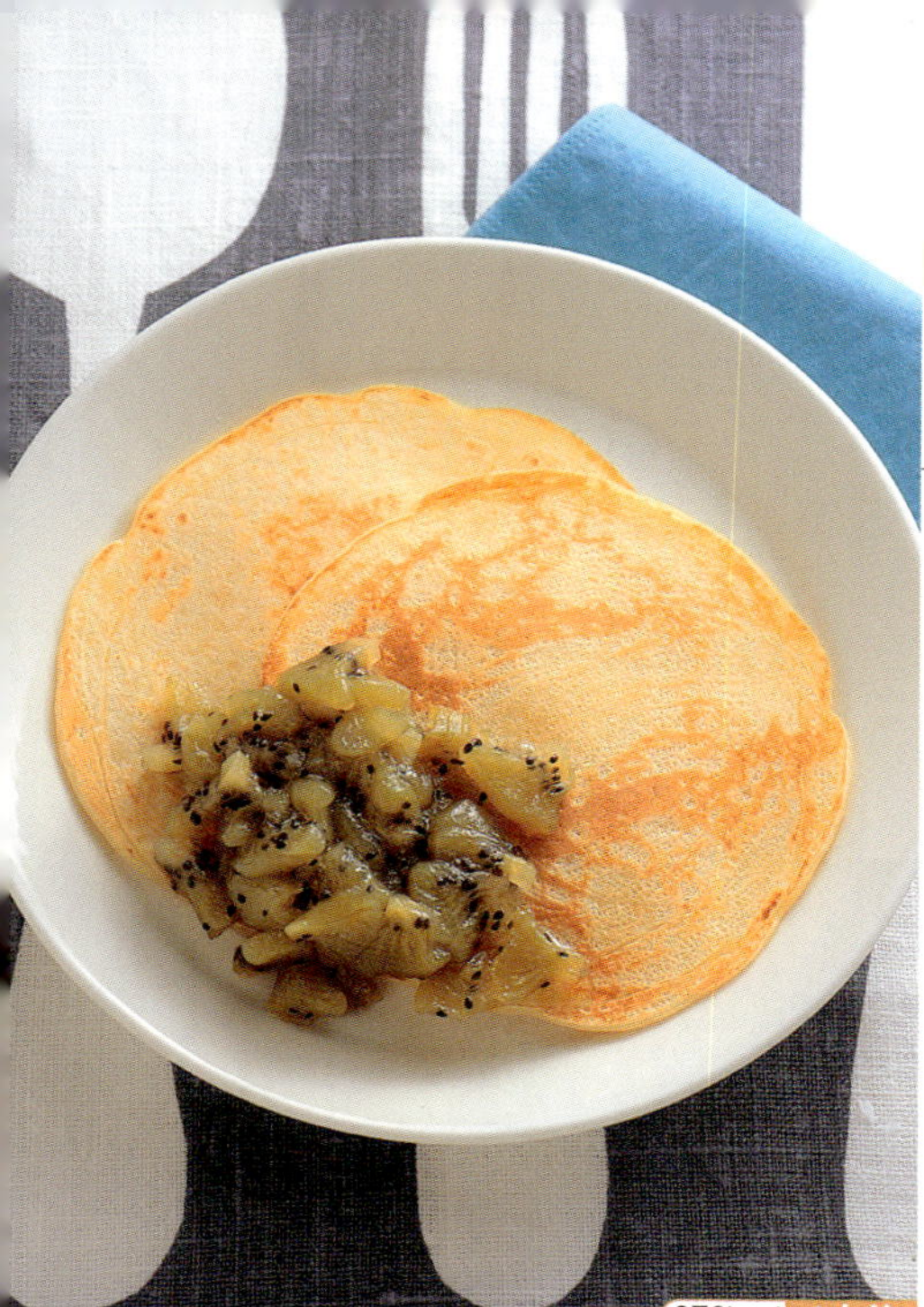

376kcal 1人前
0.2g 食塩

材 料（2人分）

- 卵 ………………… 1個
  - 砂糖 …… 大さじ2・1/2
- ケフィア*またはプレーンヨーグルト … 150g
- 小麦粉 ……………… 100g
- サラダ油 …………… 少々
- キウイフルーツ …… 1個
  - 砂糖 …… 大さじ2・1/2

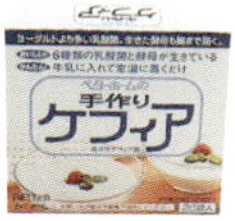

*コーカサス地方の乳酸菌ヨーグルト。牛乳に入れて作る。

作り方

1. キウイは皮をむいて5㎜厚さのいちょう切りにし、砂糖大さじ2・1/2をまぶして30分おく。
2. ボールに卵を割りほぐし、砂糖大さじ2・1/2を加えて混ぜる。ケフィアを加えて混ぜ、小麦粉をふるいながら入れ、粉気がなくなるまで混ぜる。
3. フライパンに油を熱し、❷の生地をおたま1杯分流し入れて中火で両面を焼く。
4. ❶を電子レンジで3分加熱、混ぜてさらに2分加熱し、形が残ったソースにする。
5. パンケーキに❹をかける。

ビタミンCもとれる

いちごヨーグルト

176kcal 1人前
0.2g 食塩

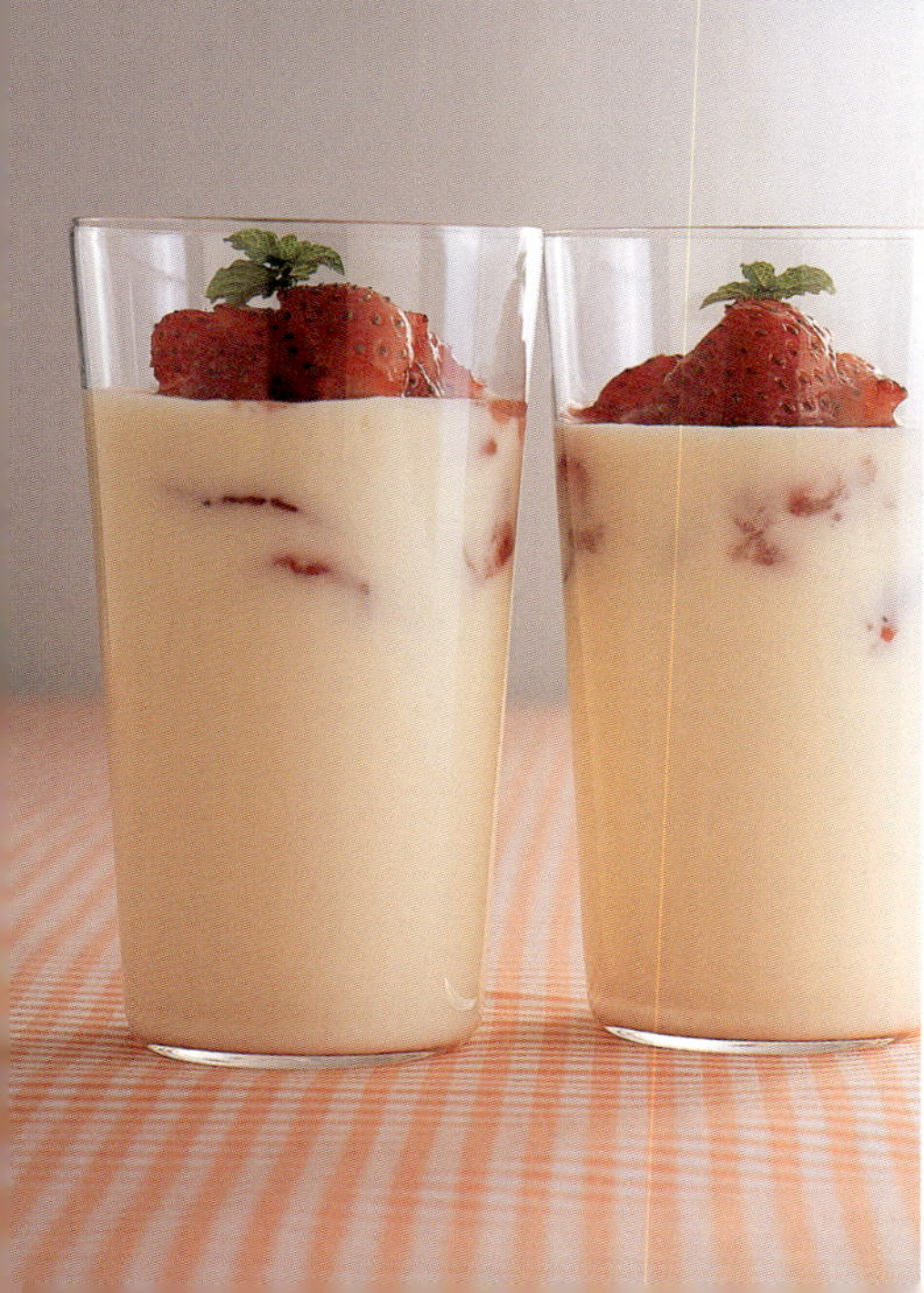

材 料（2人分）

- ケフィアまたはプレーンヨーグルト カップ1・1/2
- いちご ………………… 10粒
- メープルシロップまたははちみつ ……… 大さじ2

作り方

1. いちごはへたをとる。フォークなどであらくつぶす。メープルシロップを加えて混ぜる。
2. ケフィアは混ぜてなめらかにし、グラスに分けてそそぐ。❶のいちごをのせる。ミントの葉などがあれば、飾る。

中国・韓国の食比較コラム　その四

どんな料理も美味に変身

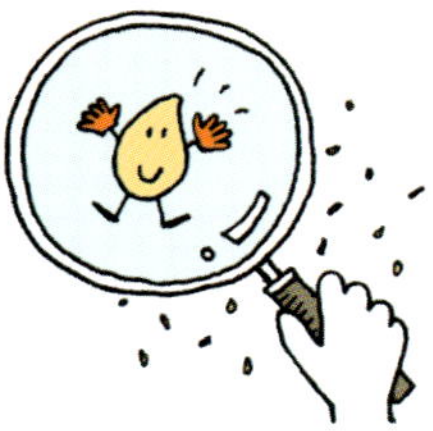

「ごまかす」という俗語がある。これはどんな食品もごまを使うと美味に化すということから生まれた表現だそうだ。このごまを、料理に上手に活用しているのが韓国。焼き物、煮物、鍋物、あえ物などほとんどの料理にごまを使う。

韓国は長い歴史の中で、しばしば飢饉や食糧難に見舞われてきた。そのとき、山菜が救荒植物としての役割を果たしてきたのである。ぜんまい、たらの芽、ふき、うど、たんぽぽなどをとって食べた。そして、味つけにごまやごま油を使うとたいへんおいしく食べられることを知ったのだ。ぜんまいのナムルはごま油で炒めてから、すりごまとしょうゆ、砂糖少々であえる。手軽だがおいしい山菜料理だ。

ところで、ごまは約２０００年前の中国最古の薬物書『神農本草経《しんのうほんぞうきょう》』に元気や体力を増し、長くとり続けると身の動きを軽くし、老いさらばえない、とある。椙山女学園大学の山下かなえ教授は、老化しやすいマウスにごまを加えた飼料を７か月与えたところ、老化が抑えられたと述べている。

ごまは、たんぱく質、良質な脂肪、日常不足しがちなカルシウム、鉄、亜鉛などのミネラル、ビタミンB_1、B_2、Eを多く含む。足りないのはカロテンとビタミンCくらい。さらに、ごまに多いゴマリグナンという物質は、がん、動脈硬化、老化の原因になる活性酸素を消し去る働きがある。

ごまが体によいからといっても、少し食べるくらいでは意味がない。１日大さじ１杯くらい必要。いろいろな料理に毎日、毎食入れて、たっぷりとりたい。

第5章

五味五色のバランス抜群
季節の「医食同源」料理

＊この章では、陰陽五行説に基づいて、
一皿で五味五色を味わえる季節の1品を紹介します。

春

すしのうまさの秘密は、五味五色

すしは、日本人ばかりでなく、世界中の人からも好まれる。それはおいしくて体によいからだ。このおいしさの秘密は、五味の調和にある。すしめしは、酢（酸、苦）、砂糖（甘）、わさび、しょうが（辛）、塩といったもので調和され、酸、苦、甘、辛、鹹《かん》（塩からい）の五味がそろっていることに気づくだろう。

五味は中国伝統医学（中医学）の五行説からきており、「酸味は肝臓に、苦味は心臓に、甘味は脾（消化器系）に、辛味は肺臓に、鹹味は腎臓に入り、それぞれを養う」とし、五味のバランスを考えて飲食することは、五臓全体を養い、健康維持に通じるとしている。その上料理の味をよくする。

さらに五行には五色という考え方がある。これは青（緑）、赤、黄、白、黒という五つの色のことで、この五色をバランスよくとり入れると、見た目も美しく、よりおいしさを感じさせる。五目ずしなどは、そのよい例だろう。緑はさやえんどう、赤はにんじん、甘酢しょうが、黄は錦糸卵、白は飯、黒はしいたけなど。五色を考えると、栄養のバランスもとりやすくなる。

過日、中国の揚州を訪れた。この地は日本に似て、米、野菜、魚介類が豊富である。１５０年の伝統をもつレストラン「富春茶社」で食事をしたとき、メニューを見て驚いた。「ここで出す料理は、おいしく、健康的にとるために、五味五色をとり入れた……」と記されていた。まさに日本の会席料理パターンとそっくりである。この地はかつて遣唐使が訪れた所。日本料理はここから来たのだろうと思った。

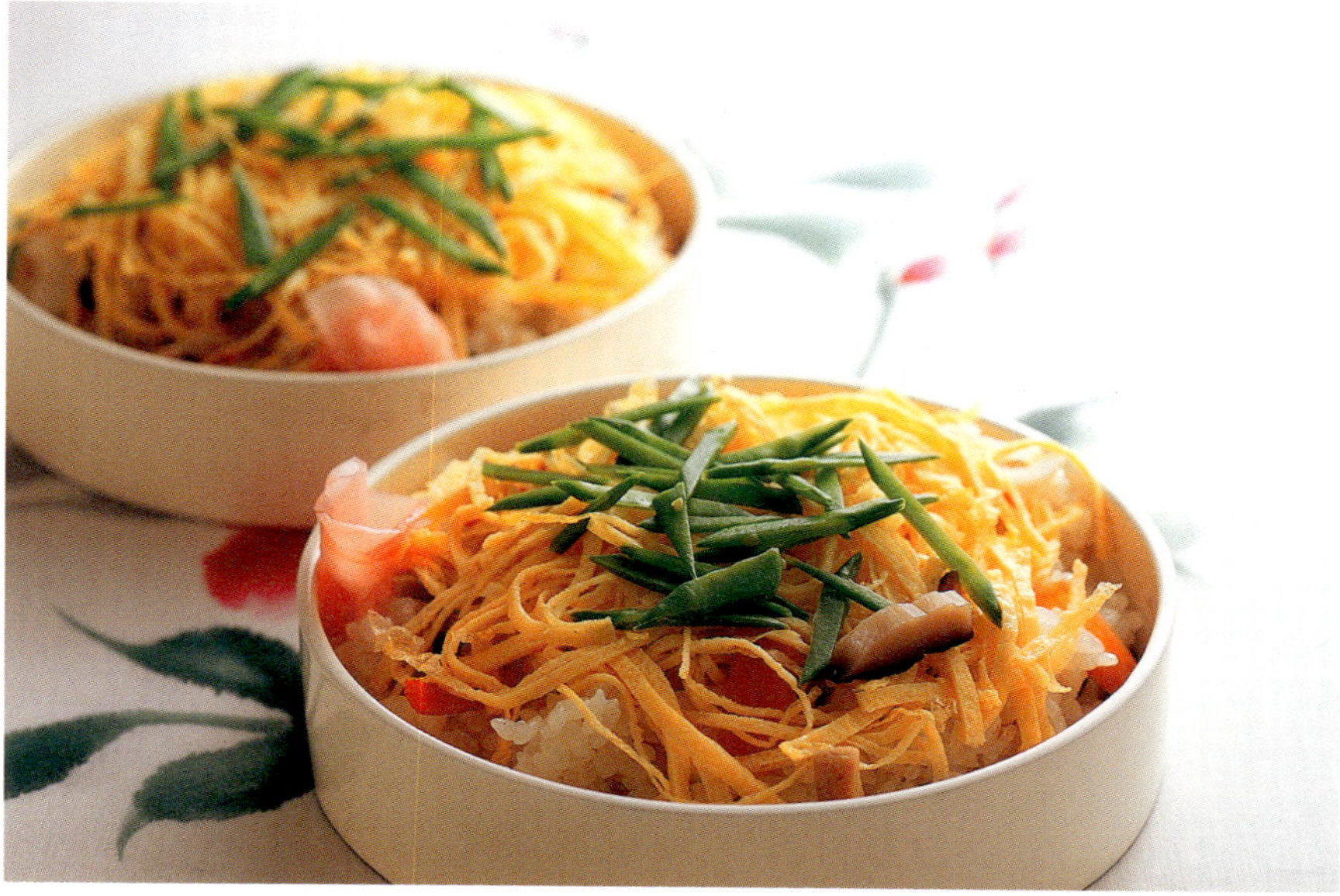

438kcal	1人前
76.5g	炭水化物
13.9g	たんぱく質
2.8g	食塩
7.5g	脂質

一部の具は一緒に煮てかんたんに

五目ずし

材料（4人分）

米……米用カップ2（360mℓ）
　水…360mℓ　こんぶ…5cm角
　酒……大さじ1
合わせ酢……（砂糖大さじ2・酢大さじ4・塩小さじ2/3）
にんじん……50g
干ししいたけ……4個
高野豆腐……1個

A
- だし……カップ1
- しいたけのもどし汁……カップ1/4
- 砂糖……大さじ2
- うすくちしょうゆ……大さじ1・1/2

れんこん……100g

B
- 砂糖……大さじ1/2
- 酢……大さじ1・1/2
- 塩……少々

いりごま（白）……大さじ1
卵……3個
　塩・サラダ油……各少々
さやえんどう……30g
甘酢しょうが……20g

作り方

1. 米はとぎ、分量の水とこんぶと一緒に30分おく。酒を加えて炊く。
2. にんじんは細切り、干ししいたけは水でもどして薄切り（もどし汁はAで使う）、高野豆腐はもどして3mm厚さの薄切りにする。鍋にAと一緒に入れて、煮汁がなくなるまで煮る。
3. れんこんは薄いいちょう切りにし、Bでいり煮に。ごまはふきんの上で切る。
4. 卵をほぐし、塩を加える。油を熱して薄焼き卵を作り、細く切る。さやえんどうはさっとゆで、斜め細切りにする。
5. ❶に合わせ酢を混ぜ、すしめしを作る。
6. すしめしに❷、❸を混ぜて器に盛り、❹を飾り、甘酢しょうがを添える。

夏

バランスのよい冷やし中華

夏場の香港のレストランのメニューには、夏におすすめの料理が紹介されている。たとえば、冬瓜のスープ、ゴーヤの炒め物、緑豆粥など。どれも体を冷やす働きのある寒涼性の食品を使った料理である。ところが、日本の中華料理店には必ずある、冷やし中華そばは香港では見当たらない。なぜなのか、香港のシェフに尋ねたところ、「中国では日本のように水がよくないので食中毒の心配があり、そのため生野菜や刺し身のような生の物は使わないのだ」という答え。実は、日本の店で供される冷やし中華そばは、日本で創作された、夏場のめんの食べ方の一種らしい。第二次世界大戦後に東京・神田の揚子江菜館が創作したものだという説がある（岡田哲『たべもの起源事典』）。

ところで、この冷やし中華そば、偶然かどうかはわからないが、食材の選択が中国伝統医学（中医学）に基づいている。中国では古来から「寒には熱を、熱には寒を以って療する」という陰陽五行説に基づいた方法（P.23）がとられている。冷やし中華そばの場合、めん（黄）とよく用いられる具、きゅうり（青）、トマト（赤）、もやし（白）は、ともに体を冷やす働きのある寒涼性の食品である。そして焼き豚（黒）、錦糸卵（黄）などのたんぱく質食品は、寒でも熱でもない中間の平の性質をもつ。これにしょうゆ（寒）、酢（温）、砂糖（平）、ごま油（涼）を混ぜ合わせた汁をかけ、からし（熱）少々を加えて食する。ほとんど体を冷やす働きのある食材が使用され、栄養のバランスがとれ、さらに五行説に基づいて五味五色のバランス（P.130）もとれているので、見た目も美しく、味もよく、飽きのこない料理である。冷やし中華そばは、まさに夏向きの美味な健康料理といえよう。

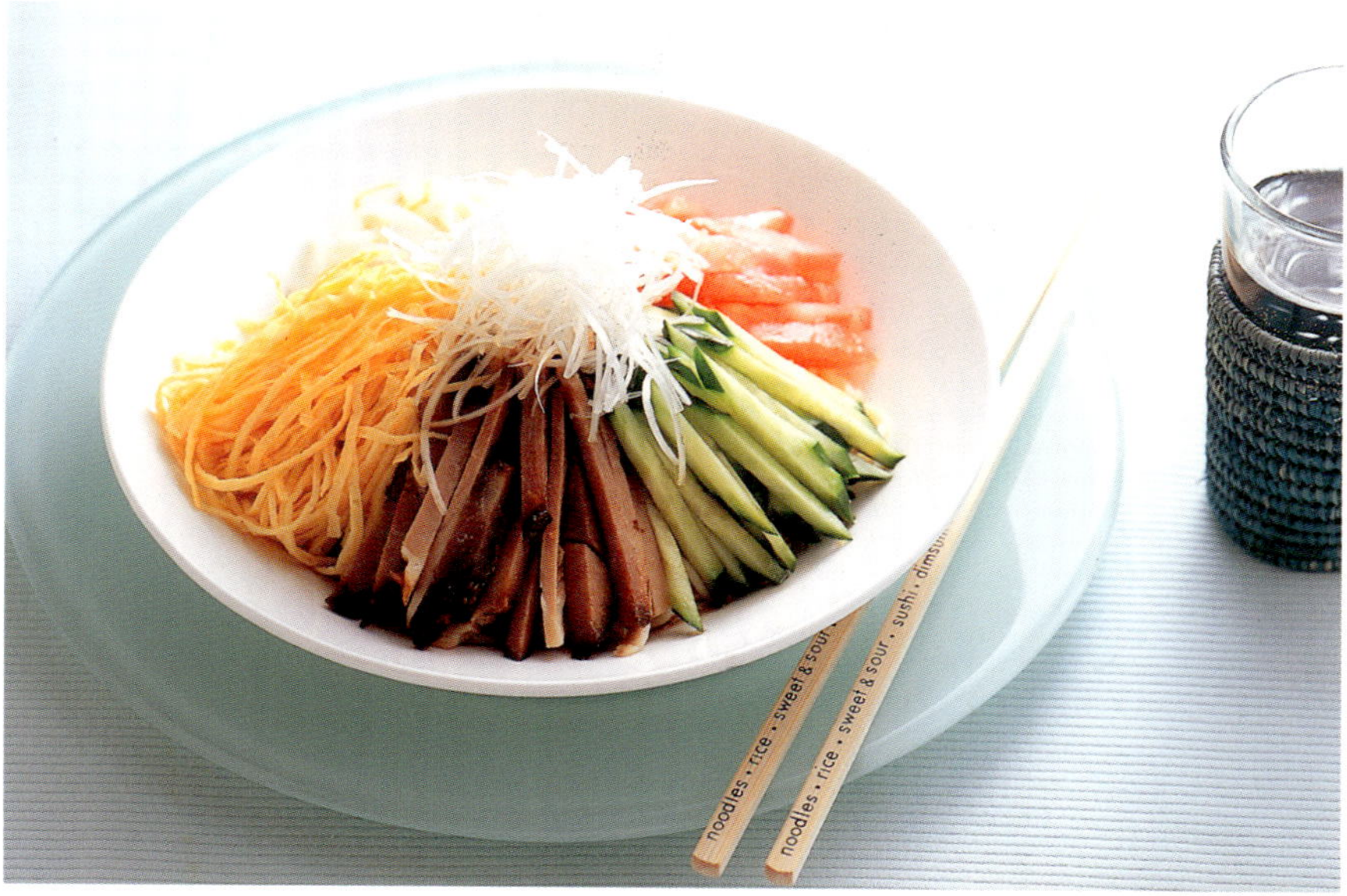

531kcal	1人前
79.7 g	炭水化物
26.2 g	たんぱく質
4.4 g	食塩
10.6 g	脂質

好みで練りがらしも添えて

冷やし中華

材料（2人分）

- 生中華めん……2玉
  - ごま油……少々
- 焼き豚……100 g
- 卵……1個
  - 塩・サラダ油……各少々
- きゅうり……1本
- もやし……100 g
- トマト……1個
- ねぎ……10cm
- 練りがらし……少々

〈かけ汁〉
- 水……カップ1/2
- 中華スープの素……小さじ1/2
- 砂糖……小さじ1
- しょうゆ……大さじ1・1/2
- 塩・酢……各小さじ1/2
- ごま油……小さじ1

作り方

1. かけ汁の材料を合わせて、冷やしておく。
2. 焼き豚は細く切る。卵は塩を混ぜ、油を熱して薄焼き卵を作り、半分に切って細切りにする。
3. きゅうりは斜め薄切りにしてから細切り、トマトは5mm厚さに切ってから5mm幅に切る。もやしはさっとゆでてざるにあげる。ねぎは芯をとり、5cm長さのせん切りにして水にさらし、水気をきる。
4. 中華めんを表示どおりにゆで、冷水にとってから水気をきる。ごま油をまぶす。
5. 皿にめんを盛り、❷、❸を彩りよくのせる。好みで練りがらしを添え、食べるときに汁をかける。

秋

秋なすは嫁いびり?

「秋なすは嫁に食わすな」ということわざがある。これは、秋なすはおいしいから嫁などに食べさせられない、という封建的な考え方から出たという人がいる。だが、なすは中国伝統医学(中医学)の考え方では、体験的に体を冷やす働きがあるというから、食べ過ぎて体を冷やし、もし妊娠していたら胎児に悪い影響を与えるのではないかという、むしろ嫁をいたわる気持ちから出たのが本当らしい。

ところで、焼きなすという料理には必ず「おろししょうが」がつくが、これは意味があることである。中国最古の薬物書『神農本草経《しんのうほんぞうきょう》』の中に「寒には熱を、熱には寒を以って療する」という言葉が出てくる。寒いときには体を温める温熱食品を、暑いときには体を冷やす寒冷食品をとってバランスをとると、健康維持ができるということである。

そこで、体を冷やすなすを食べるときには、体を温めるしょうがを一緒にとるとよいということになる。

日本には冷え性の女性が多い。ダイエットが目的でローカロリーの野菜や海藻を好んでとっているが、これには体を冷やす働きの物が多い。その際、肉類もとればこれらには温熱性のものが多く、また栄養のバランスもとりやすい。それと肉類に多いたんぱく質は、脂肪や炭水化物に比べて体の中で熱を発する働きが強いので、体を温めてくれる。冷え性の対策には、肉類、にんにく、ねぎ、しょうが、とうがらしなどの温熱性食品を積極的にとるとよい(P.24表参照)。

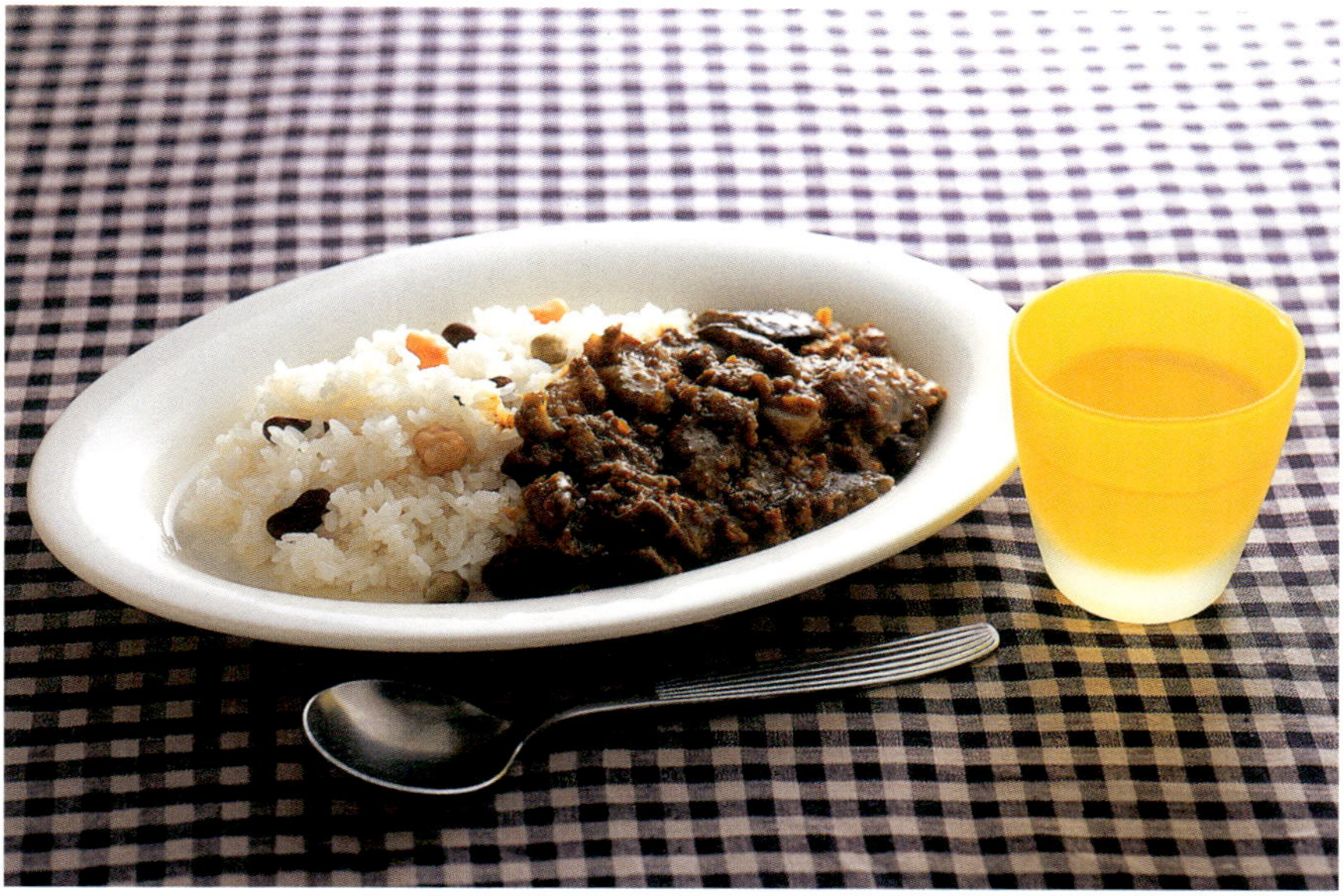

- 590kcal 1人前
- 83.2g 炭水化物
- 17.1g たんぱく質
- 2.6g 食塩
- 15.7g 脂質

カレーは体を温める

なすと肉、野菜のカレー

材料（2人分）

- 合びき肉……100g
- なす……3個（210g）
- たまねぎ……1/2個（100g）
- にんにく……1片（10g）
- しょうが……1かけ（10g）
- サラダ油……大さじ1

A
- 小麦粉……大さじ1
- カレー粉……大さじ1・1/2

B
- 水……カップ2
- 固形スープの素……1個
- レーズン……20g
- ローリエ……1枚

- 塩……小さじ2/3
- こしょう……少々

- 米……米用カップ1（180mℓ）
- 水……180mℓ
- ミックスビーンズ（水煮）……50g

作り方

1. 米はといでざるにあげ、ミックスビーンズと分量の水を加えてふつうに炊く。
2. なすは縦半分に切って、乱切り。たまねぎ、にんにく、しょうがはみじん切りにする。
3. 鍋に油を熱し、にんにくとしょうがをいため、香りが出たらたまねぎを加えて色づくまでよくいためる。
4. 肉を加え、ポロポロになるまでいためたら、なすを加えてさらに1～2分いためる。Aを加えて1分ほど混ぜながらいためる。
5. Bを加えて、アクをとりながら中火で30～40分煮こむ。塩、こしょうで味をととのえる。
6. 皿に❶のごはんを盛って、❺のカレーをかける。

冬

おいしくて体によい ピビンパプ

韓国の代表的なごはん料理にピビンパプ（ピビンパ）がある。ごはんの上にほうれんそう、にんじん、もやし、ぜんまいなどで作ったあえ物のひとつであるナムルと、卵、肉の炒め煮、のり、とうがらしみそのコチュジャンなどをのせ、よく混ぜ合わせて食べる料理である。ピビンとは混ぜる、パプとはごはんの意味である。

この料理は栄養のバランスがいい。さらに酸・苦・甘・辛・鹹《かん》（塩からい）の五味、青（緑）・赤・黄・白・黒の五色のバランスも抜群。ごまやごま油、にんにくなどの薬味は野菜のうま味を引き立てどれも健康的な食品。見た目の美しさは食欲をそそる。野菜たっぷりなので、メタボリックシンドローム対策にもよい。典型的な、おいしくて体によい医食同源の料理である。

韓国文化研究家の中村欽哉氏によると、ピビンパプは朝鮮王朝時代の宮廷で創り出されたという。あるとき、王が「賓客に何か食事を」と命じたところ、すでに食事が済んでいたため、料理がない。そこで機転の利く料理番が、ごはんの上に、残っていた常備菜を美しく盛りつけ、よく混ぜ合わせて召しあがれと差し出したところ、すばらしい味だったので客は大喜びで王に感謝した。

この宮廷料理は、その後、民間にも伝わり大みそかに食べるようになった。韓国では、その年の食べ物は新年に持ち越さないという信念があるため、残り物をごはんに混ぜて食べるのだ。だからピビンパプは、肉、魚介類、野菜、海藻、きのこなど何を加えてもいい。

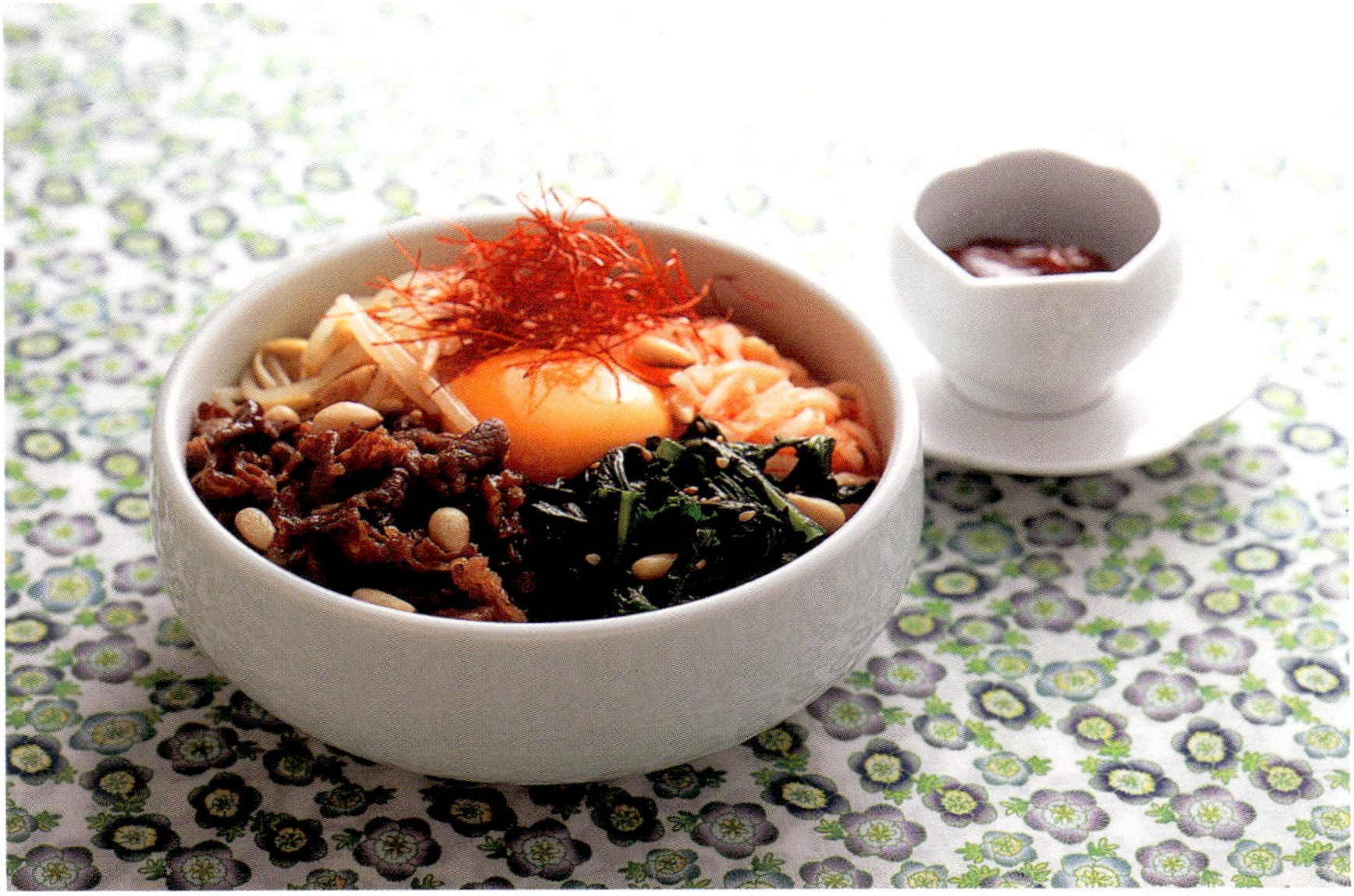

690kcal 1人前　78.3g 炭水化物
20.4g たんぱく質　2.9g 食塩
30.6g 脂質

五味五色の丼物は、よく混ぜて食すべし

ピビンパプ

材料（2人分）

牛肉（肩ロース焼き肉用）……100g
A ┌ 砂糖……大さじ1/2
　│ しょうゆ……大さじ1
　│ にんにく（みじん切り）…少々
　└ ごま油……小さじ1
大豆もやし……70g
┌ 水……カップ1
└ 塩……小さじ1/4
B ┌ いりごま（白）……小さじ1/2
　│ にんにく（みじん切り）…少々
　└ 塩・ごま油……各少々
しゅんぎく……60g
C ┌ いりごま（白）……小さじ1/2
　│ ごま油……小さじ1/2
　└ 塩……少々
だいこん……60g
塩……小さじ1/4
D ┌ 砂糖・酢……各大さじ1/2
　└ 粉とうがらし*……少々
はくさいキムチ……40g
松の実……大さじ1（10g）
卵黄……2個
糸とうがらし*……少々
ごはん……360g
コチュジャン……適量

＊韓国のとうがらし。
ないときは一味で代用。

作り方

❶ 牛肉にAをもみこみ、下味をつける。
❷ もやしは、ひげ根をとり、塩水で6～7分ゆでる。水気をきって、Bであえる。
❸ しゅんぎくはさっとゆで、水にとってしぼる。4cm長さに切り、Cであえる。
❹ だいこんは4cm長さの細切りにし、塩をふる。しんなりしたら水気をしぼり、Dであえる。
❺ フライパンにごま油小さじ1（材料外）を熱し、❶をいためる。食べやすく切る。
❻ キムチは細かく切り、ごはんに混ぜる。
❼ 器に❻を盛り、❷～❺をのせ、松の実を散らし、卵黄と、糸とうがらしをのせる。コチュジャンを添える。

正月

おせち料理で陰陽五行のバランス

おせち料理とは正月に食べる料理のこと。ルーツは、中国と深く交流していた平安時代の宮中料理の五節供だという。そのためか、中国の医食同源思想が料理の中にしっかり反映されていると思われる。医食同源とは、日常の食事で病気を予防し、治療しようという考え方で、その内容はバランスのとれたおいしい食事である。バランスには2つの意味があり、1つは栄養のバランス、もう1つは中国の自然哲学である陰陽五行説からきたバランスである。

まず栄養のバランスについてみると、おせち料理は、魚介、肉、卵、豆、野菜、いも、海藻などを煮たり、焼いたり、酢の物にしたりして作る。これだけ食材がそろえば、栄養のバランスもとれる。次に相対するものを組み合わせて調和をとる陰陽のバランスだが、おせち料理は、植物性と動物性の食品が、巧みに組み合わされている。

五行のバランスとは酸、苦、甘、辛、鹹《かん》（塩からい）の五味と、青（緑）、赤、黄、白、黒の五色のこと。おせち料理をあらためて見てみよう。ごまめ（甘塩味・黒）、かずのこ（甘塩味・黄）、だて巻き（甘味・黄）、黒豆（甘味・黒）、紅白なます（酸苦味・赤白）、野菜煮しめ（甘塩味・五色）、ぎんなん（苦味・黄緑）、はじかみしょうが（辛酸味・赤白）など。五色で見た目も美しく、五味でおいしく、異なった味が味わえるので飽きずに食べられる。五味五色の五とは「いろいろ」という意味もある。料理を満遍なくとって、一年の健康を維持しよう。

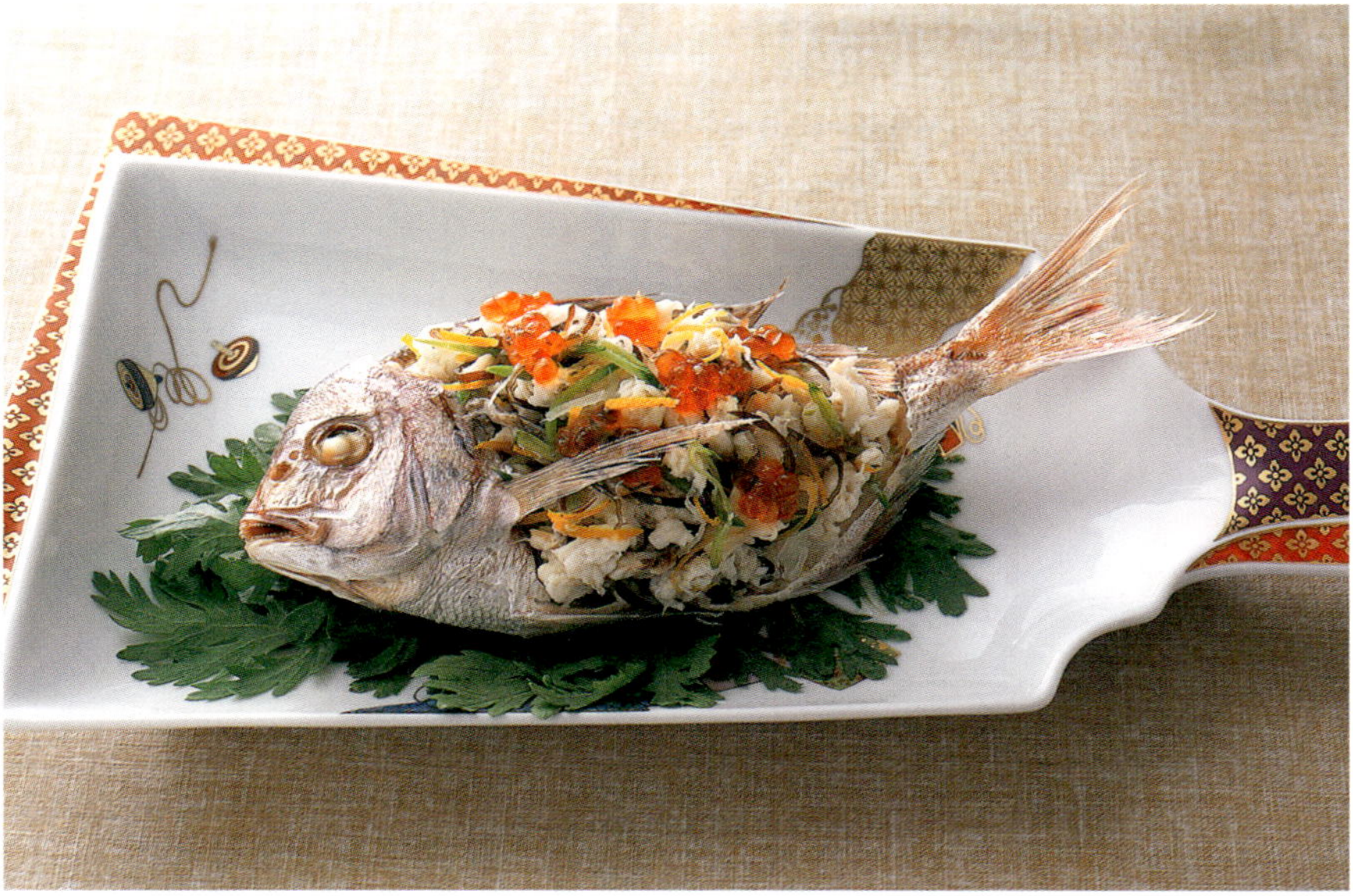

81kcal	1人前
7.5g	たんぱく質
3.9g	脂質
3.2g	炭水化物
0.5g	食塩

目にも体にもめでたい！

鯛なます 姿盛り

材料（4～5人分）

- たい …… 小1尾（300g）
  - 塩 …… 小さじ1/2
  - 酒 …… 大さじ1
- だいこん …… 80g
- さやえんどう …… 6枚
- きくらげ（水でもどす） …… 4個
- ゆず …… 1個
- いりごま（白） …… 大さじ1/2
- A
  - 酢＋ゆずのしぼり汁 …… 大さじ3
  - 酒・みりん …… 各大さじ1/2
  - 砂糖 …… 小さじ1
  - 塩 …… 小さじ1/8
- イクラ …… 大さじ2
- 練りわさび …… 少々

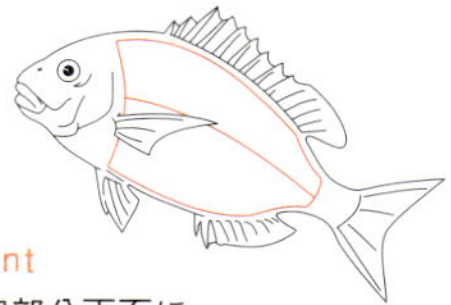

Point

赤線部分両面に、骨にあたるまで、包丁を入れます。

作り方

❶ たいは、うろこ、えら、内臓をとり除く。右上図のように切り目を両面に入れる。塩をふり、約10分おく。

❷ だいこんは、3～4cm長さのせん切りにし、塩小さじ1/4（材料外）をふり、しんなりしたらしぼる。さやえんどうときくらげは熱湯でさっとゆでてせん切りに。ゆずは皮は薄くむき、せん切りにし、汁をしぼる。Aは合わせる。

❸ たいは水気をふき、耐熱皿にのせて酒をふる。ラップをして電子レンジで3～4分加熱し、火を通す。さめたら、切り目から両面の身をはずしてほぐし、小骨を除く。頭と骨は形のまま残す。たいの身にAを大さじ1かける。

❹ だいこんにAを大さじ1かけて軽くしぼる。たいの身、さやえんどう、きくらげと合わせ、残りのAとごまを混ぜる。

❺ たいに❹を盛り、ゆずの皮、イクラをのせる。好みでわさびをつける。

中国・韓国の食比較コラム　その五

餃子は中国では、めでたい食べ物

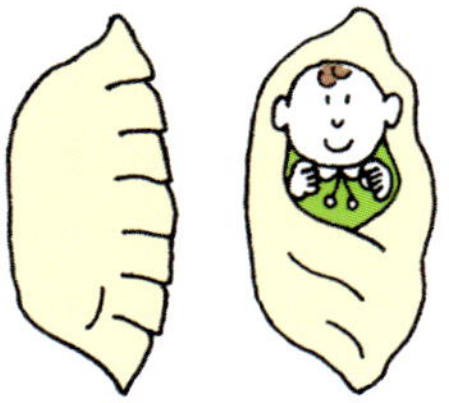

餃子（ぎょうざ）はラーメンと同様、日本人の大好物だ。戦後、中国大陸から引き揚げてきた人たちが、かつての生活を振り返り作りだしたのが始まり。

　ところで餃子は中国ではたいへんおめでたい食べ物なのである。中国の北方では大みそかに餃子を作り、正月三日間は、これを食べる風習になっている。というのは、餃子の半月形が古代の通貨「元宝銀」に似ていることから、「今年一年お金に縁があるように」と家族みんなで願いをこめて作るからだ。また餃子という字は、子どもを授かるという意味の「交子」に通じ、子宝を願う縁起を担いだともいう。

　餃子というと日本では焼き餃子が頭に浮かぶが、中国では水餃子や蒸し餃子として食べるのが普通。食べ残しさめてしまったときに焼いて食べる。また日本の餃子にはにんにくが入るが、中国では意外なことに入れず、小粒の生のにんにくをかじりながら餃子を食べるのが一般的だ。

　栄養のバランスから考えると、これ1品でばっちりといえる。中国では肉よりも野菜をたっぷり使い、典型的な緑黄色野菜のにらをよく使う。はくさいやしょうが、ねぎと合わせ、小麦粉を練って作った皮で包んで食べれば、たんぱく質、脂肪、炭水化物、ビタミン、ミネラル、食物繊維がすべてとれる。また、にら、にんにくに含まれる含硫化合物は、豚肉のビタミンB_1とくっついて吸収を促し、皮の炭水化物の代謝を促進してスタミナをつける。

　お金や子宝だけでなく、おいしく健康を手に入れられるメニューといえる。

第6章

健康長寿は食にあり

高齢化社会を健康に、楽しく生きるために。

一汁三菜こそ長寿食

「日本料理はヘルシーだ」といって、欧米人は注目している。ごはんを主食とし、野菜、海藻、大豆およびその加工品といった植物性の食品と魚介類を多食するので、欧米人に多い狭心症や心筋梗塞(こうそく)の予防につながると考えているからだ。

植物性食品は低カロリーで、動脈硬化を促すコレステロールを含まず、さらに血中総コレステロール値の上昇を抑える成分がたくさん含まれている。たとえば、大豆およびその加工品には大豆たんぱく質が、野菜、海藻には食物繊維が、魚介類には不飽和脂肪酸であるＥＰＡとＤＨＡ、そしてタウリンが含まれている。

といっても短所がある。日本の庶民の食事は、かつては塩からい漬物、みそ汁でごはんを大食するといった一汁一菜のパターンだった。そのため食塩の摂取量が増加し、高血圧、胃がんといった病気が多かった。だが戦後、食の欧米化によって、適度に肉や卵、牛乳及びその加工品や油脂をとることで、おのずと減塩され、同時にたんぱく質をしっかりとるようになった。その結果、脳の血管がじょうぶになって脳出血(脳卒中)を防ぎ、また免疫力が高まり、結核や肺炎などの感染症が減り、いまや世界有数の長寿国になった。

つまり日本料理の誇れるのは一汁一菜の食事ではなく、国の勧める日本型食生活に準じた一汁三菜の食事である。それはごはんを主食とし、それに汁物、そして肉や魚介類、卵、大豆などのたんぱく質源が主菜で、野菜たっぷりの副菜、常備菜や漬物などの副副菜からなる。こうすれば栄養のバランスがとれるし、肉や脂肪のとり過ぎが抑えられるので、おのずと世界に冠たる長寿食になる。

長野が長寿県になったわけ

気候温暖な地域は概して過ごしやすく、物産が豊富なためか長寿者が多い。よい例が沖縄だが、これに替わって、近年、内陸部で厳寒地でもある長野県が浮上してきた。

２００５年の厚生労働省の調査によると、男性の平均寿命のトップが長野県で79・８４歳。女性は86・４８歳で全国第５位である。

長野県は30～40年前までは、塩分のとり過ぎやたんぱく質不足のため、脳卒中（主に脳出血）で倒れる人がたいへん多かった。これを克服しようと、全県で食事の改善にとり組んだのである。

長野県栄養士会佐久支部の中村美登里支部長らは１９９７年、健康長寿者の生活実態調査を発表した。80歳以上の１０００人の回答をみると、食事に関する発言が目立つ。

「おかずをたくさんとる」「たんぱく質をしっかりとる。たとえば、鶏や川魚などを家の庭や池で育て、肉だけでなく、皮や内臓も余すところなく食べる。はちのこ、いなご、さなぎ、げんごろうなど昆虫類をおいしく料理する。ヤギ乳や牛乳をよく飲む。豆腐や凍り豆腐をよく食べる」「野菜

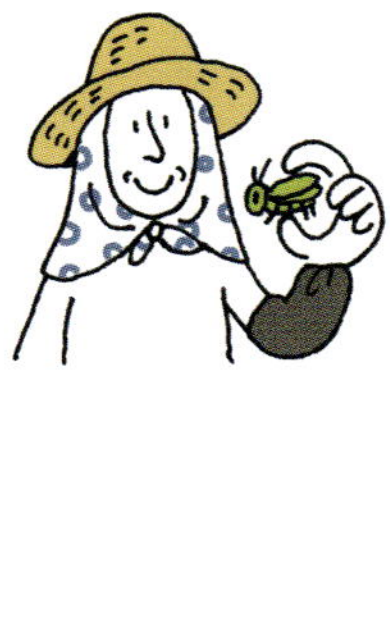

類、特に野沢菜をはじめ緑黄色野菜をよく食べる」「主食は米以外にとうもろこし、そばなど」「塩分のとり過ぎに注意している」「食事の全体量は腹八部目」

まさに健康食のお手本である。この結果は、長野県全体にもいえるだろう。

海の幸は豊かでなくても、「いろいろなものを少しずつ」。体によいと思ってもなかなか実行できないことだが、着実にとり入れることで長寿が数字で証明されるまでになるのだから、すごい。

みそ汁は具だくさんで

長寿県沖縄のみそ汁は具だくさん。まさに食べるみそ汁である。その理由は、沖縄は昭和の初期までさつまいもを主食としていて、これとよく合うおかずがみそ汁だったのである。さつまいもの甘味とみそ汁の塩味がよく合い、おいしくとれた。その際、栄養バランスのために、具をたくさん入れたのである。沖縄は一年を通じて高温多湿なので、体力が消耗しやすく、これに対処するため、みそ汁に入れる具がくふうされた。基本食材としては豚肉(ときに魚)、豆腐、野菜、海藻などを一緒に入れ、油脂も加えた。そのため食材のもつうま味が渾然一体となり、味がよくなり、飽きずにとれるようになった。

沖縄では体力をつけるために、血や肉をつくりエネルギー源になる豚肉を、本土の人たちよりも多く食べているが、それにもかかわらず、がん、心臓病、脳卒中といった生活習慣病が少ない。その理由は、これらの病気を防ぐ働きのある野菜、昆布、干ししいたけ、豆腐などの植物性食品を動物性食品に比べて多くとっているからだ。さらに具だくさんのみそ汁だと、具の分、摂取する汁の量が減り、おのずと減塩につながるばかりか、野菜などに含まれるビタミン、ミネラル、食物繊維がたくさんとれる。ちなみに、カリウム、カルシウム、マグネシウム、食物繊維は、食塩（ナトリウム）を体外に排出して高血圧を防ぐ。みそ汁1杯に具をたくさん入れることで、汁の量も半分以下に減るので、塩分の量も半分くらいに減る。肉類や野菜をたくさん入れた汁物は、理にかなったよい例だ。

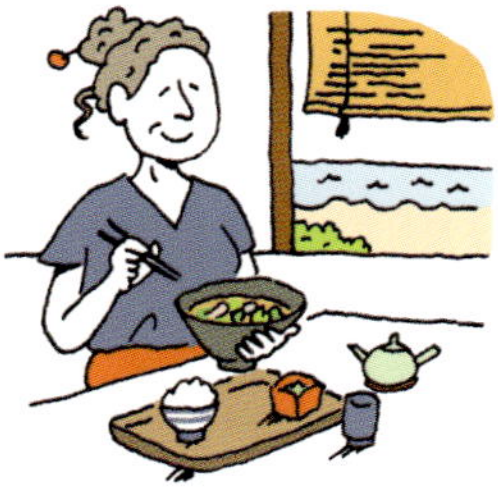

旬のあさりで作ろう

あさりのみそ汁

春

材料（2人分）

あさり（砂抜き済み）…………150g
こんぶ…………5cm
水…………カップ2
みそ…………大さじ1
みつば…………10g

作り方

1. こんぶは分量の水に約30分つける。
2. あさりの殻をこすり合わせてよく洗い、❶に入れて火にかける。沸とう直前にこんぶをとり出す。貝の口が開いたらアクをとり、みそをとき入れる。
3. みつばを1cm長さに切って、散らす。好みで一味とうがらし（材料外）をふる。

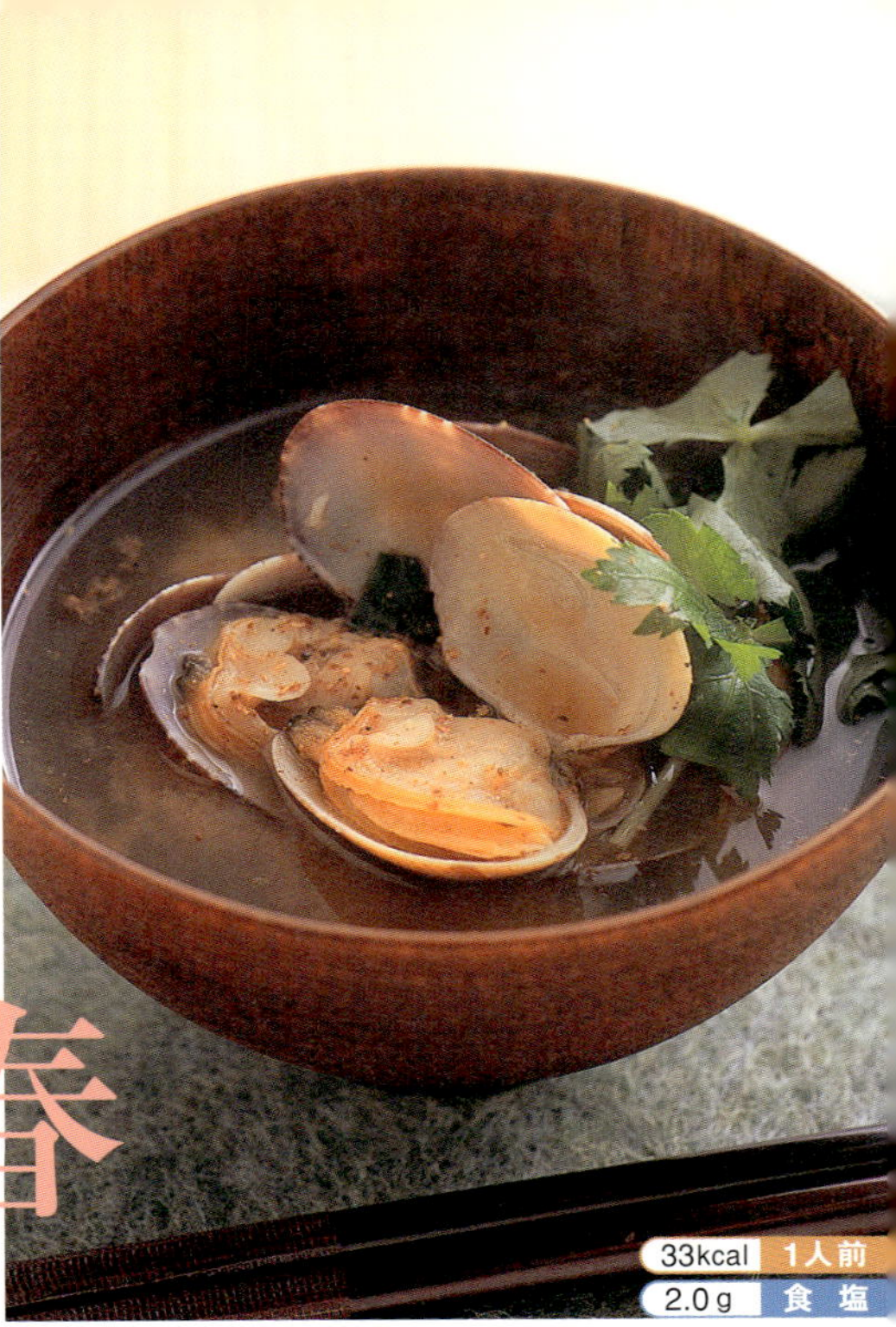

33kcal 1人前
2.0g 食塩

夏野菜がたっぷり入った

冷たいみそ汁

夏

73kcal 1人前
1.2g 食塩

材料（2人分）

ミニトマト…………4個
なす…………1個（70g）
ズッキーニ…1/2本（70g）
オクラ…………4個
みょうが…………1個
だし…………カップ2
赤みそ…………大さじ1
オリーブ油……大さじ1/2

作り方

1. トマトはへたをとり、半分に。なすとズッキーニはいちょう切り、オクラとみょうがは1cmの小口切りにする。
2. 鍋に油を熱し、トマト以外の野菜をさっといため、油がまわったら、だしを入れて中火で煮る。
3. 野菜がやわらかくなったら、トマトとみそを入れ、さます。

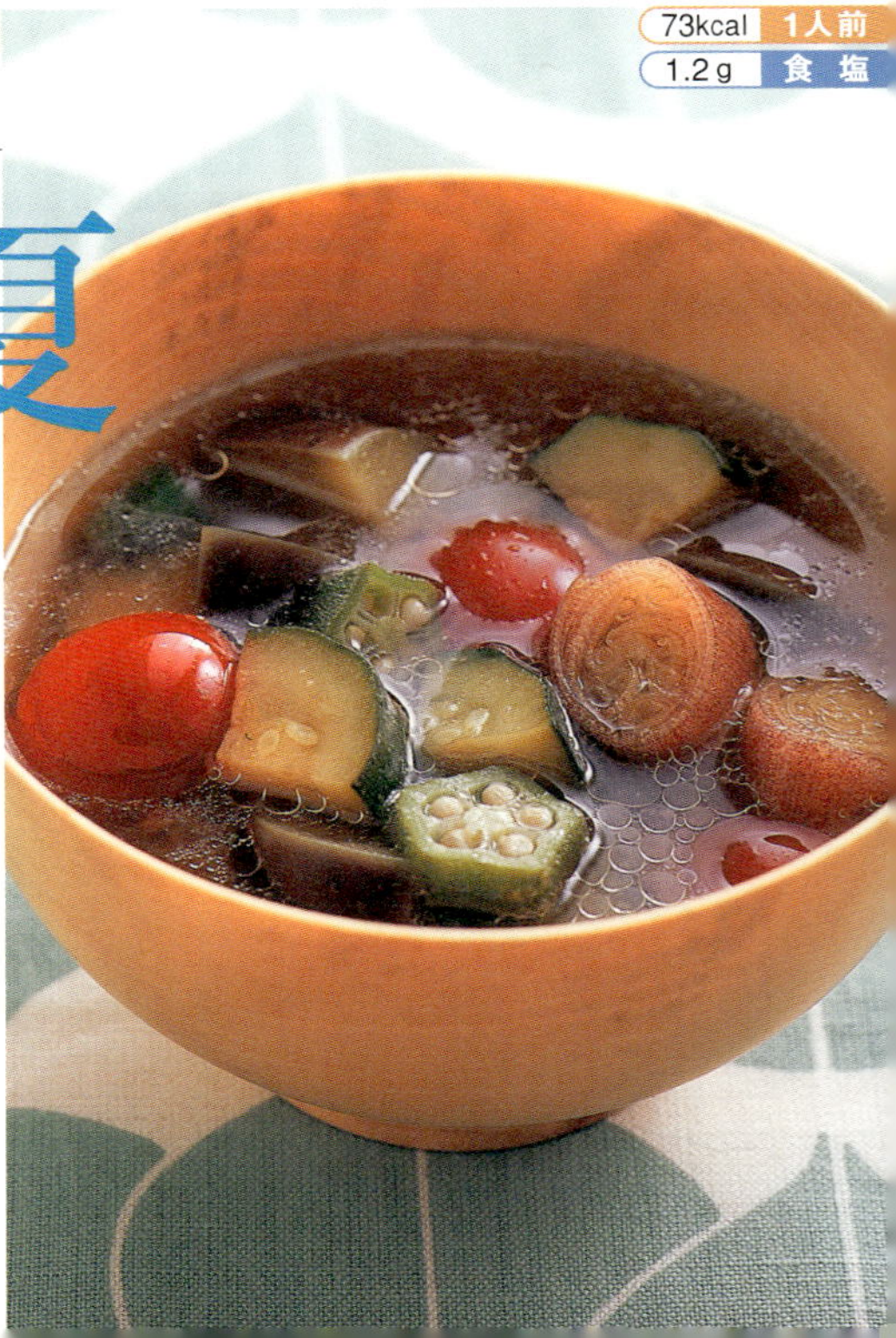

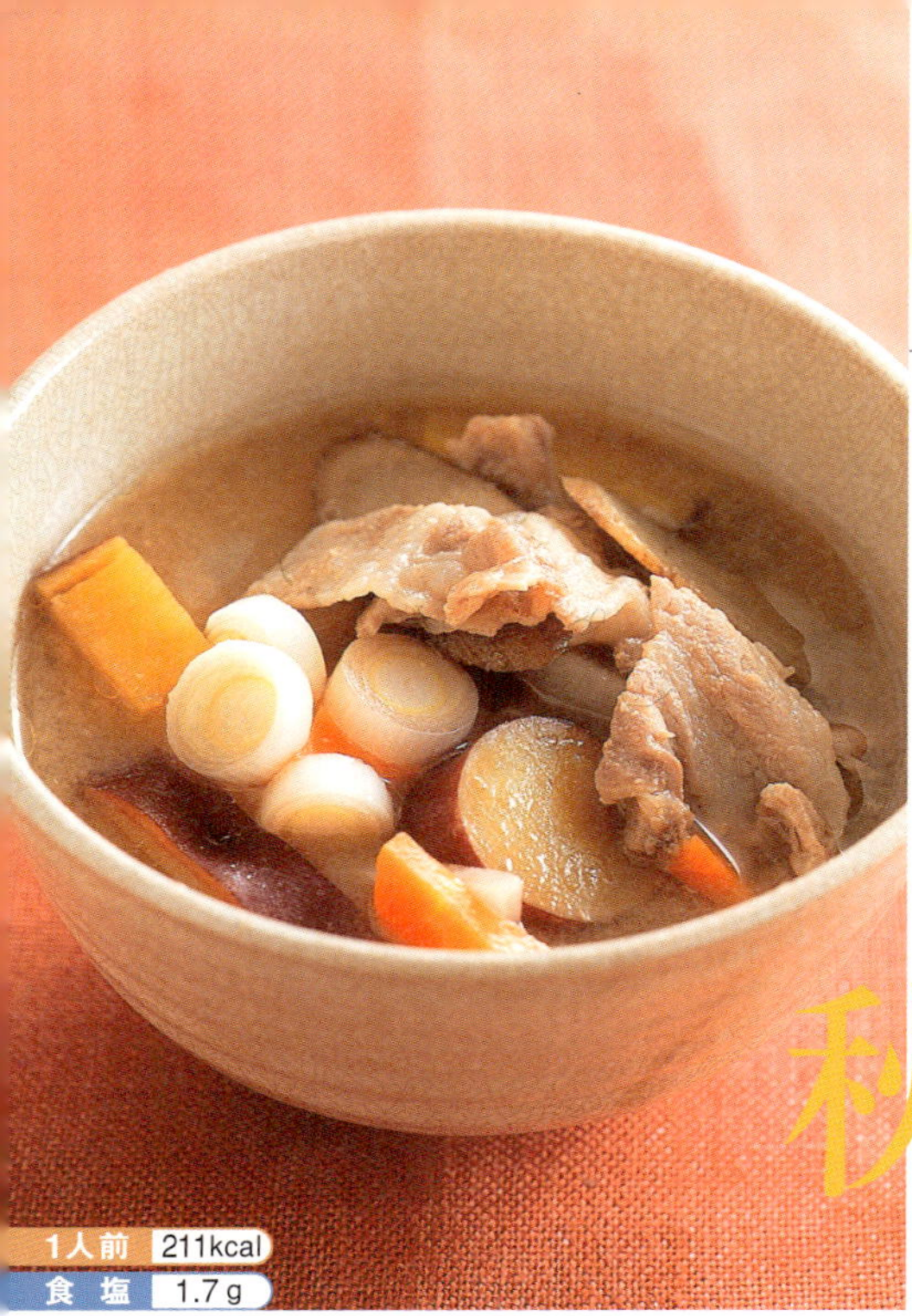

1人前 211kcal
食塩 1.7g

秋

根菜類をたっぷり入れて

豚汁

材料（2人分）

- 豚ばら肉（薄切り）…50g
- さつまいも…100g
- だいこん…50g
- にんじん…30g
- ごぼう…30g
- ねぎ（小口切り）…10cm
- だし…350mℓ
- みそ…大さじ1・1/2
- 酒…大さじ1

作り方

1. 肉は2cm幅に切る。
2. さつまいもは皮つきのまま5mm厚さの輪切り、だいこんとにんじんは3mm厚さのいちょう切りにする。ごぼうは斜め薄切りにする。
3. 鍋にだしと❷を入れ、煮立ったら肉を入れる。アクをとりながら中火で煮る。みそを酒でといて入れ、沸とう直前に火からおろす。
4. 椀によそい、ねぎをのせる。

1人前 129kcal
食塩 1.4g

冬

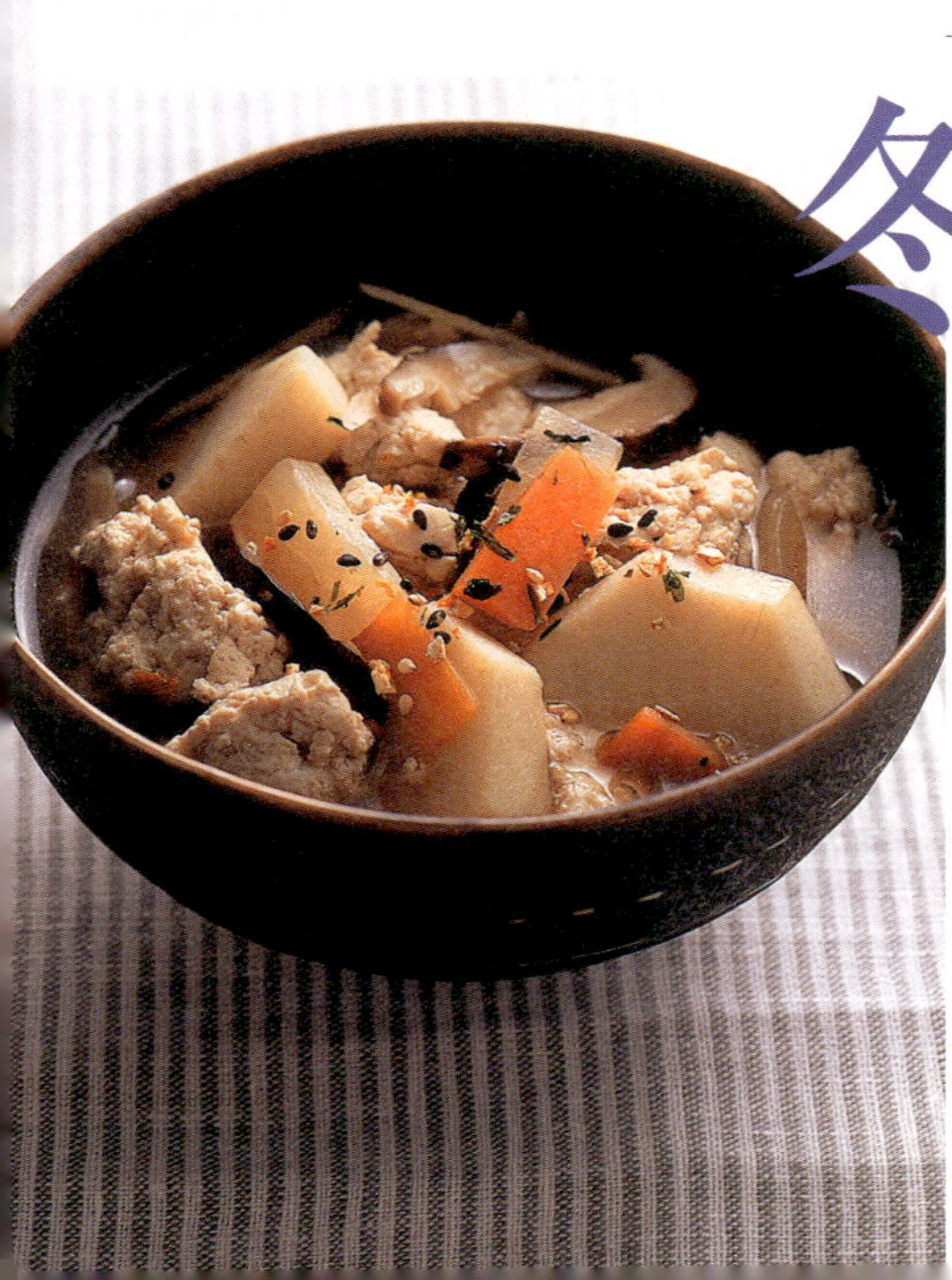

薬味は七味でも、ねぎでも

けんちん汁

材料（2人分）

- もめんどうふ 1/2丁（150g）
- さといも…1個（70g）
- だいこん…50g
- にんじん…20g
- ごぼう…20g
- 干ししいたけ…2個
- ごま油…大さじ1/2
- だし…カップ1・1/2
- A
  - 酒…大さじ1
  - しょうゆ 小さじ2
  - 塩…小さじ1/8
- 七味とうがらし…適量

作り方

1. とうふはペーパータオルで包んで軽く水気をしぼり、あらくほぐす。
2. さといもは5mm厚さの半月切り、だいこんとにんじんは3mm厚さのたんざくに切る。ごぼうは大きめのささがきにする。
3. 干ししいたけは水カップ1/2でもどして細切りにする。もどし汁はとっておく。
4. 鍋に油を熱し、❷としいたけを強火でいためる。❶を加えていため、だしと❸のもどし汁を入れ、アクをとりながら中火で、8〜10分煮る。Aで調味する。

春夏秋冬、それぞれの季節に合った汁物に料理やデザートを組み合わせ、ちょっとぜいたくな献立にしました。ごはんは軽く1膳で満足できるはず。作り方は各ページを参照。

秋 01

747kcal 総エネルギー　3.9g 食塩
28.8g たんぱく質　28.0g 脂質　92.5g 炭水化物

+ ごぼう汁 P.37
+ いわしのつみれ揚げ P.119
+ いろいろきのこの梅肉あえ P.47
+ 豆乳プリン P.123

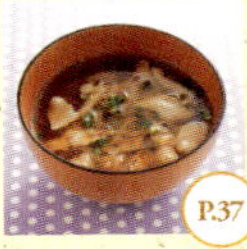

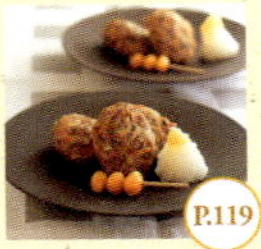

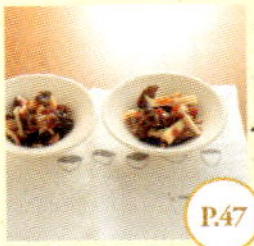

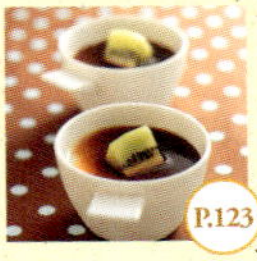

秋 02

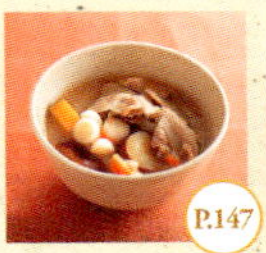

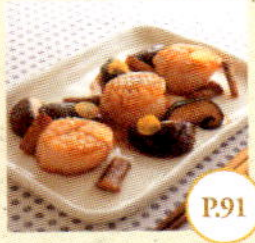

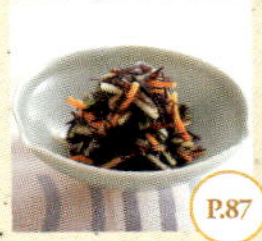

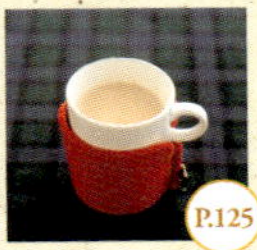

755kcal 総エネルギー　3.7g 食塩
33.5g たんぱく質　23.0g 脂質　102.7g 炭水化物

+ 豚汁 P.147
+ しいたけとほたてのバター焼き P.91
+ ひじきと野菜のわさびあえ P.87
+ きなこ入りホットミルク P.125

冬 01

758kcal 総エネルギー　3.7g 食塩
37.5g たんぱく質　26.9g 脂質　85.6g 炭水化物

+ 鮭のかす汁 P.71
+ 豚しゃぶサラダ P.99
+ ほうれんそうとほたて缶のごまあえ P.51
+ たまねぎとめかぶのあえ物 P.39

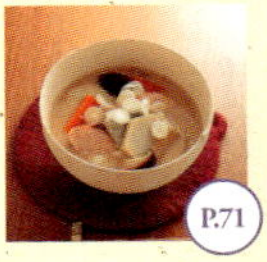

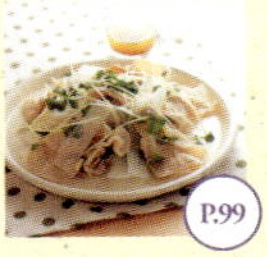

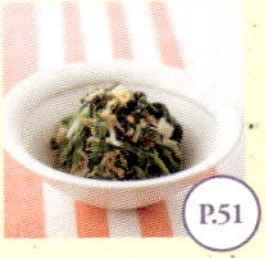

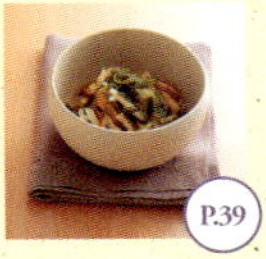

冬 02

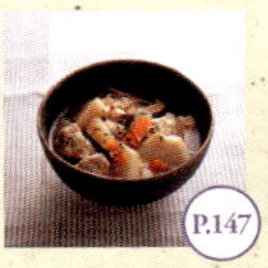

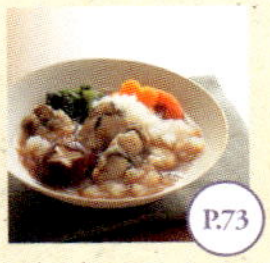

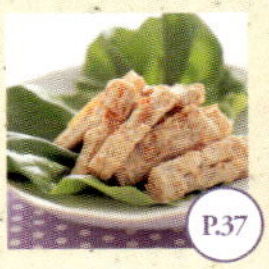

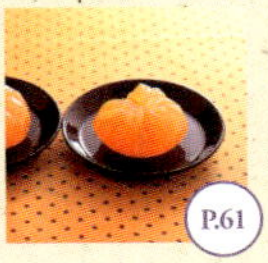

661kcal 総エネルギー　4.3g 食塩
19.2g たんぱく質　18.3g 脂質　104.9g 炭水化物

+ けんちん汁 P.147
+ 雪見がき P.73
+ たたきごぼうのサラダ P.37
+ みかんかんてん P.61

四季の献立例

＋ごはん1膳（150g）の栄養成分値です

春 01

687kcal 総エネルギー　4.4 g 食塩
38.1 g たんぱく質　17.6 g 脂質　91.9 g 炭水化物

＋若竹汁 → P.19
＋とりつくねと生麸の煮物 → P.115
＋みず菜の和風サラダトマトドレッシング → P.41
＋なばなと油揚げの煮びたし → P.35

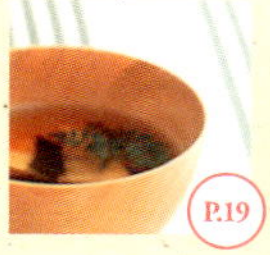

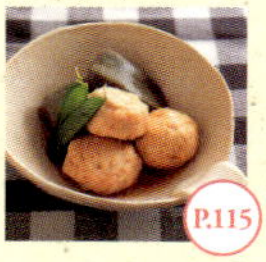

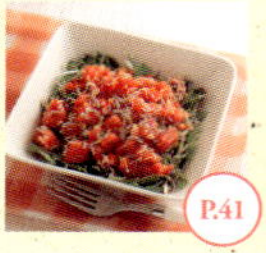

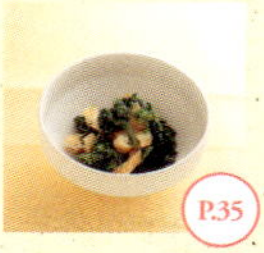

春 02

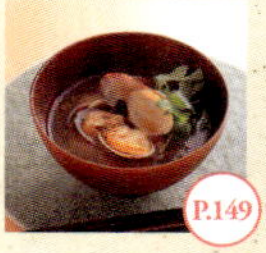

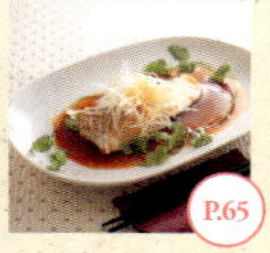

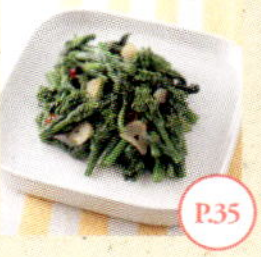

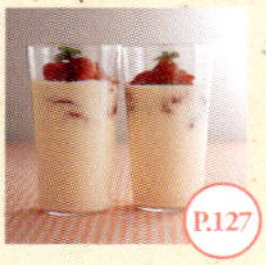

764kcal 総エネルギー　3.7 g 食塩
32.1 g たんぱく質　28.2 g 脂質　91.3 g 炭水化物

＋あさりのみそ汁 → P.146
＋鯛の中国酒蒸し → P.65
＋なばなとにんにくのピリ辛炒め → P.35
＋いちごヨーグルト → P.127

夏 01

639kcal 総エネルギー　3.6 g 食塩
26.7 g たんぱく質　18.8 g 脂質　86.9 g 炭水化物

＋冷たいみそ汁 → P.146
＋ゴーヤチャンプルー → P.28
＋冬瓜のえびあんかけ → P.81
＋枝豆と長いもの甘酢あえ → P.57

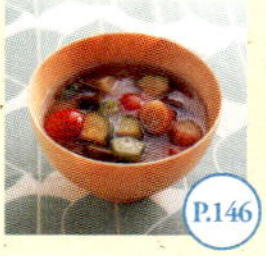

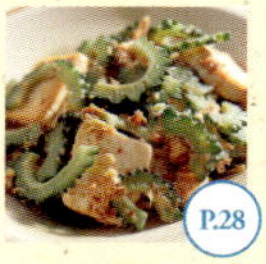

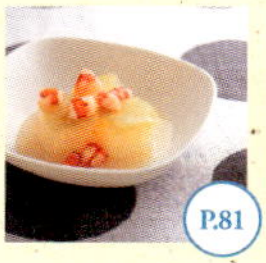

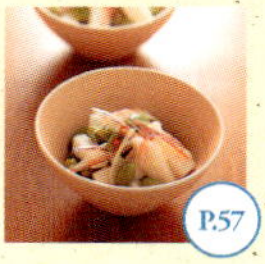

夏 02

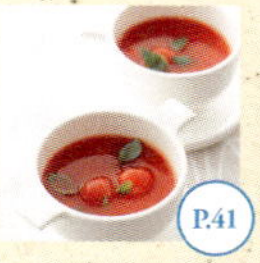

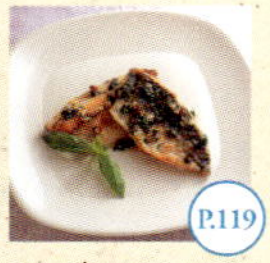

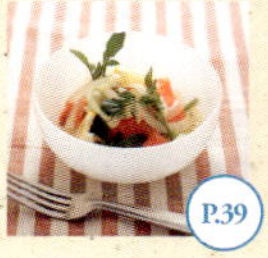

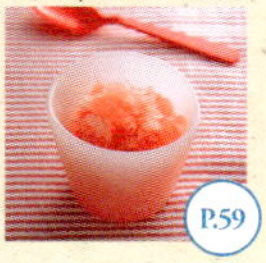

710kcal 総エネルギー　3.0 g 食塩
30.7 g たんぱく質　21.4 g 脂質　96.4 g 炭水化物

＋ミニトマトのスープ → P.41
＋あじの風味焼き → P.119
＋たまねぎとサーモンのマリネ → P.39
＋すいかのシャーベット → P.59

中国・韓国の食比較コラム　その六

「福禄寿」のナゾ

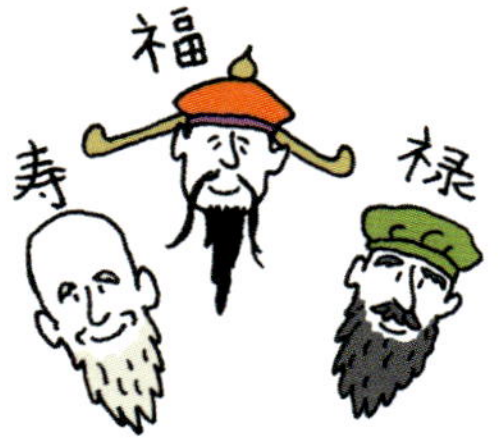

著しい経済発展を遂げる中国。このバイタリティーの源は「福禄寿」願望にある。中国料理店に行くと、しばしば3人の神様の置物がある。「これは何を象徴するのか」と聞くと、「食の大切さを示すものだ」と返ってくる。

1人目は寿の神様で不老長寿、あわよくば不老不死になりたいという願望を表している。2人目は禄の神様。長生きしても貧乏で飯が食べられない生活では困るので、禄を得ておいしいものを食べ、よい衣服を着て立派な家に住みたいという願望を表す。3人目が福の神様で、寿と禄を得てもひとりぼっちではつまらない。たくさんの縁者、子孫に囲まれて楽しく生活したいという願望を表している。

つまり、たっぷり金をため、おいしくて体によいものを食べ、元気で長生きし、精力をつけてたくさんの子孫をつくろうということになる。

この思いは、料理にもはっきり反映されている。たとえば寒い時期の鍋物。食材は主として体を温める温熱性のもの。鶏などでとった濃厚なスープに、とうがらし、にんにく、しょうが、こしょうといったピリ辛の香辛料などを使う。老化を防ぐ肉や魚介、生活習慣病を防ぐ野菜をたくさん入れる。さらに、栄養バランスがとれたなかに、精力がつくものを入れるのも忘れない。滋養強壮効果のある生薬の黄耆《おうぎ》や党参《とうじん》、クコ、山薬《さんやく》などは、薬くささはなく香辛料のような役割を果たす。

料理を作るときは「福禄寿願望」を思い起こし、食材を選んでみたい。

おわりに

高齢者は、病あっても健康

近年、「健康長寿」という言葉がよく使われるようになりました。では、この場合、必ず「無病」だということが条件なのでしょうか。高齢期の場合は、一概にそうとはいえないと思います。

成長期の子どもたちは、よほどのことがない限り、病気にはなりません。子どもの場合は、免疫力など、病気の予防や治療に対する体の仕組みがしっかりと整っているからです。ところが、中年期になるとそうはいきません。40代ごろになると老化現象が起こってくるからです。

たとえば、がん、動脈硬化、老化などを促す活性酸素を消去してくれるものに、ＳＯＤ（スーパーオキサイドディスムターゼ）という強力な酵素があります。これは年齢とともにその活性が衰えてくるので、活性酸素に侵されやすくなり、関連する病気が起こりやすくなります。

また女性の場合は40～50歳になると、女性ホルモンの分泌が減り、そのため更年期障害を起こしたり、脂質異常症（高脂血症）や骨粗しょう症などが引き起こされやすくなったりします。

こんなことから、高齢期、すなわち65歳以上になると、なんらかの病気をかかえこむことになるわけです。そこで、一病息災、二病息災であることが、かえって体に注意し、高齢期の健康を保つということになると私は考えています。たとえば、高血圧や糖尿病があったとしても、日常その進行を抑えるような手段をとっていれば、元気に活動できます。これもまた、健康といえるのです。

ここで、本書で述べてきた、医食同源の食事を日常実践しやすいように、あらためてその主なポイントを箇条書きにしてみましょう。

❶ 栄養のバランスをとること。日本人はおしなべて野菜とカルシウム（乳製品など）が不足しているので、この点を念頭において献立を作りましょう。

❷ 陰陽のバランスをとること。日本人は1つの食品をとり上げてその良否を論じますが、食事は各種の食品を組み合わせて作られています。その際、食品の機能を知って組み合わせれば、体に悪いと思われている食品でも体によくなり、無理な制限食をしなくてすみます。その方法は、動物性の食品をとるときには、同時に生活習慣病の予防をする植物性の食品を「より以上に」とります。魚と肉の割合は1対1くらいにします。

❸ 五行（五味五色）のバランスをとること。食品には、酸、苦、甘、辛、鹹《かん》（塩からい）の五味があり、これを上手に組み合わせて料理すると、味がよくなり、また飽きがきません。カレー、キムチなどがよい例です。さらに、青（緑）、赤、黄、白、黒の五色を組み合わせ、盛りつけると見た目も美しく、食欲を促します。緑は野菜、赤は肉や魚などのたんぱく質食品、黄は卵、白はごはんなどの炭水化物食品、黒は海藻やきのこ……と考えれば、栄養

のバランスもとりやすいでしょう。五目ちらし、冷やし中華、会席料理などがよい例です。

❹食べ方のバランスをとること。炭水化物と脂肪を一緒にたくさんとると、体脂肪がつきやすくなります。特に、あぶら物をとるときには、①野菜②肉や魚などのたんぱく質食品と植物油③ごはんやめん類などの炭水化物食品、この①②③を、感覚的に3対2対1くらいの割合で食べること。そうすれば、メタボリックシンドロームを予防、治療することが可能です。

これからの高齢化社会の中で生き生きと元気に暮らしていく対策は、病に負けない精神をもち、医食同源の食事をとることです。さらに、大いに体を動かし、頭を使い、人生を楽しみ、前向きな行動をとることも必要です。料理作りもそのひとつの手段といえるでしょう。

最後に、この本を作るにあたってご尽力いただいた、ベターホーム協会出版部の藤井直子氏、料理の開発と作成に協力いただいた岡佐知子、早川晴子の両氏、栄養面で協力いただいた新宿医院の栄養士で料理研究家の柏木秀美氏に心から感謝致します。

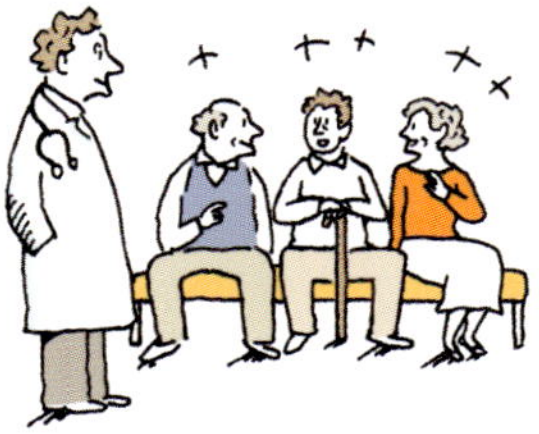

魚介類・海藻

あじ
あじの干物焼き……110
あじの風味焼き……119

あさり・いか
あさりのみそ汁……146
いかとあさりのスパゲティ……111

いわし
いわしの香りソースかけ……93
いわしのつみれ揚げ……119

うなぎ
うなぎの柳川風……69
うなぎそうめん……69

えび
冬瓜のえびあんかけ……81

かき
雪見がき……73
かきの韓国式ピカタ……73

かつお
かつおのたたき……67
かつおのたたきの洋風海藻サラダ……67

こんぶ
煮豆（こんぶ）……55
きざみこんぶの煮物……87

さけ
鮭のちゃんちゃんフライパン焼き……71
鮭のかす汁……71
たまねぎとサーモンのマリネ……39

さば
さばの有馬煮……93

さくらえび
ブロッコリーとピータンの中華サラダ（さくらえび）……49
大豆とれんこんのかき揚げ（さくらえび）……55

じゃこ
みず菜の和風サラダ トマトドレッシング……41

たい
鯛のポワレ……65
鯛の中国酒蒸し……65
鯛なます 姿盛り……139

たこ
たこときゅうりの酢の物……81

たら
白身魚の抹茶揚げ（たら）……105
たらとほうれんそうのサワーグラタン……125

ひじき
ひじきと野菜のわさびあえ……87

ぶり
ぶりの焼きびたし……121

ほたて
しいたけとほたてのバター焼き……91
ほうれんそうとほたて缶のごまあえ……51

めかぶ
たまねぎとめかぶのあえ物……39

めんたいこ
れんこんのピリ辛炒め（からしめんたいこ）……101

肉類

牛肉
牛ステーキと野菜の焼き物……80
牛肉のチャプチェ……91
牛肉と野菜の中華炒め……99
ピビンパプ（牛肩ロース肉）……137

豚肉
ソーキ汁（豚スペアリブ）……29

ごぼう汁（豚ばら肉）……37
ゴーヤと豚肉のごまみそあえ……43
きのこうどん鍋（豚ばら肉）……47
豚しゃぶサラダ……99
骨付き肉のピリ辛鍋（豚スペアリブ）……101
はりはり鍋（豚しゃぶしゃぶ用肉）……115
豚レバーのしぐれ……121
キムチ豆腐……123
豚汁……147

とり肉
かぼちゃのそぼろあんかけ（とりひき肉）……45
ささみときゅうりザーサイのあえ物……107
ゆでどりのバンバンジー風……112
とりつくねと生麩の煮物……115

合びき肉
なすと肉、野菜のカレー……135

ラム肉
ジンギスカン鍋……103
ラムのハーブ焼き（ラムチョップ）……103

卵・肉加工品

ゴーヤチャンプルー（卵）……28
ブロッコリーとピータンの中華サラダ……49
ほうれんそうのかんたんキッシュ（ベーコン・卵）……51
うなぎの柳川風（卵）……69
かきの韓国式ピカタ（卵）……73
レタスの巣ごもり卵……95
アボカド入りオムレツ……95
冷やし中華（焼き豚・卵）……133
ピビンパプ（卵）……137

野菜・くだもの

＊他に入っている野菜も（　）内に併記

アボガド
アボカド入りオムレツ……95

いちご
いちごヨーグルト……127

さやいんげん
いんげんとくるみの白あえ……80
鯛のポワレ（さやいんげん・モロッコいんげん・パセリ）……65

枝豆
枝豆と長いもの甘酢あえ（みょうが）……57
枝豆ごはん（しょうが）……57

かぶ
ぶりの焼きびたし（かぶ・ゆず）……121

かぼちゃ
ラタトゥイユ（かぼちゃ・たまねぎ・にんにく・ピーマン・なす・トマト）……45
かぼちゃのそぼろあんかけ……45

カリフラワー
カリフラワーの甘酢漬け……19

キウイフルーツ
豆乳プリン（キウイフルーツ）……123
ケフィアパンケーキ
キウイフルーツソース……127

きのこ
きのこうどん鍋（しいたけ・しめじ・えのきだけ・まいたけ・みつば）……47
いろいろきのこの梅肉あえ（しいたけ・エリンギ・しめじ）……47

キャベツ
鮭のちゃんちゃんフライパン焼き（キャベツ・たまねぎ・にんじん・しめじ）……71
野菜とりんごのせん切りサラダ（キャベツ・

にんじん・セロリ）……111

きゅうり

たこときゅうりの酢の物（しょうが）……81
ささみときゅうり ザーサイのあえ物……107
きゅうりの甘酢漬け……110

グリーンアスパラガス

牛ステーキと野菜の焼き物（グリーンアスパラガス・ミニトマト・にんにく）……80

ゴーヤ

ゴーヤチャンプルー……28
ゴーヤと豚肉のごまみそあえ……43
ゴーヤジュース……43

ごぼう

ごぼう汁（万能ねぎ）……37
たたきごぼうのサラダ（サラダ菜）……37
うなぎの柳川風（ごぼう・みつば）……69
牛肉のチャプチェ（ごぼう・にんじん・きゅうり・干ししいたけ）……91
いわしのつみれ揚げ（ごぼう・ぎんなん・ねぎ・だいこん・しょうが）……119
豚汁（ごぼう・だいこん・にんじん・さつまいも・ねぎ）……147
けんちん汁（ごぼう・だいこん・にんじん・さといも・干ししいたけ）……147

さやえんどう

とりつくねと生麩の煮物（さやえんどう・ねぎ）……115

しいたけ

しいたけとほたてのバター焼き（ゆず）……91

じゃがいも

きざみこんぶの煮物（じゃがいも・にんじん）……87
骨付き肉のピリ辛鍋（じゃがいも・たまねぎ・ねぎ・にら・にんにく）……101

しゅんぎく

しゅんぎくとしいたけのカッテージチーズあえ……107

すいか

すいかのシャーベット……59
すいかの皮の即席漬け（みょうが・しょうが・しその葉）……59

ししとうがらし

白身魚の抹茶揚げ（ししとうがらし）……105

ズッキーニ

かきの韓国式ピカタ……73

セロリ

かつおのたたきの洋風海藻サラダ（セロリ）……67
ひじきと野菜のわさびあえ（セロリ・にんじん・きゅうり）……87

だいこん

ソーキ汁（だいこん・干ししいたけ）……29
鮭のかす汁（だいこん・にんじん・さといも・ねぎ・干ししいたけ）……71
雪見がき（だいこん・にんじん・しゅんぎく・しいたけ）……73
豚しゃぶサラダ（だいこん・かいわれだいこん）……99
あじの干物焼き（だいこん）……110
鯛なます（だいこん・さやえんどう・ゆず）……139

たけのこ

若竹汁（たけのこ）……19

たまねぎ

たまねぎとめかぶのあえ物……39
たまねぎとサーモンのマリネ（セロリ・クレソン・レモン）……39

ジンギスカン鍋（たまねぎ・キャベツ・かぼちゃ・なす・もやし・にんにく・しょうが・にんじん・りんご）……103
いかとあさりのスパゲティ（たまねぎ・にんにく・トマト水煮）……111

とうがん

冬瓜のえびあんかけ……81

トマト

ミニトマトのスープ……41
みず菜の和風サラダ トマトドレッシング（たまねぎ）……41

なす

うなぎそうめん（なす・オクラ・みょうが・しょうが）……69
冷たいみそ汁（なす・ミニトマト・ズッキーニ・オクラ・みょうが）……146
なすと肉、野菜のカレー（たまねぎ・にんにく・しょうが）……135

なばな

なばなと油揚げの煮びたし……35
なばなとにんにくのピリ辛炒め……35

にら

キムチ豆腐（にら）……123

にんじん

煮豆（にんじん）……55

にんにく

あじの風味焼き（にんにく・バジル）……119

ねぎ

鯛の中国酒蒸し（ねぎ・しょうが・香菜）……65
信田納豆（ねぎ）……85
わかめと豆腐のみそ汁（ねぎ）……110
豚レバーのしぐれ（ねぎ・にんにく・しょうが）……121

パプリカ

牛肉と野菜の中華炒め（パプリカ・たまねぎ・ピーマン・しめじ・しょうが・にんにく）……99

ブロッコリー

ブロッコリーのスープ（たまねぎ）……49
ブロッコリーとピータンの中華サラダ……49

ほうれんそう

ほうれんそうとほたて缶のごまあえ……51
ほうれんそうのかんたんキッシュ（たまねぎ）……51
たらとほうれんそうのサワーグラタン（たまねぎ）……125

みかん

みかんかんてん……61
陳皮（みかんの皮）……61

みょうが

かつおのたたき（みょうが・しその葉・万能ねぎ・にんにく）……67

みず菜

はりはり鍋（みず菜・だいこん）……115

みつば

あさりのみそ汁（みつば）……146

もやし

ゆでどりのバンバンジー風（もやし・さやいんげん・ねぎ・しょうが）……113
冷やし中華（もやし・きゅうり・トマト・ねぎ）……133
ビビンパプ（大豆もやし・しゅんぎく・だいこん・にんにく・はくさいキムチ）……137

りんご

りんごとさつまいもの重ね煮……85

レタス

いわしの香りソースかけ（レタス・ルッコラ・

ねぎ・しょうが・にんにく）……93
レタスの巣ごもり卵……95

● れんこん
大豆とれんこんのかき揚げ（みつば）……55
れんこんのピリ辛炒め……101
五目ずし（れんこん・にんじん・さやえんどう・干ししいたけ・甘酢しょうが）……131

● ローズマリー
ラムのハーブ焼き（ローズマリー・ベビーリーフ・にんにく）……103

豆類・豆腐・大豆製品

● 豆腐
ゴーヤチャンプルー（もめんどうふ）……28
いんげんとくるみの白あえ（もめんどうふ）……80
キムチ豆腐……123

● 油揚げ
なばなと油揚げの煮びたし……35
たまねぎとめかぶのあえ物（油揚げ）……39
はりはり鍋（油揚げ）……115

● 大豆
煮豆……55
大豆とれんこんのかき揚げ……55

● 納豆
信田納豆……85

ごはん・めん・パン

うなぎそうめん……69
いかとあさりのスパゲティ……111
ケフィアパンケーキキウイフルーツソース……127
五目ずし……131
冷やし中華……133
なすと肉、野菜のカレー……135
ピビンパプ……137

汁もの・鍋もの

若竹汁……19
ソーキ汁……29
ごぼう汁……37
きのこうどん鍋……47
ブロッコリーのスープ……49
鮭のかす汁……71
骨付き肉のピリ辛鍋……101
ジンギスカン鍋……103
きくらげスープ……113
はりはり鍋……115
あさりのみそ汁……146
冷たいみそ汁……146
豚汁……147
けんちん汁……147

甘味・飲みものなど

ゴーヤジュース……43
すいかのシャーベット……59
みかんかんてん……61
お茶の葉入りわらび餅……105
豆乳プリン……123
きなこ入りホットミルク……125
いちごヨーグルト……127

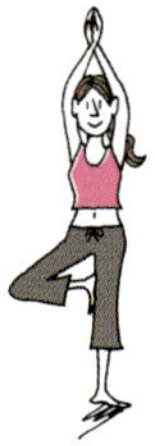

著　者　新居裕久
料理研究　ベターホーム協会
（岡佐知子・早川晴子）
撮　影　中里一曉
スタイリング　道広哲子
ブックデザイン　熊澤正人・林陽子（POWER HOUSE）
装画・イラスト　大塚沙織
校　正　ペーパーハウス

21世紀の医食同源

初版発行　2008年 4月 1日

発行　株式会社ベターホーム出版局
〒150-8363
東京都渋谷区渋谷 1-15-12
〈編集〉Tel. 03-3407-0471
〈出版営業〉Tel. 03-3407-4871
http://www.betterhome.jp

ISBN978-4-938508-85-2

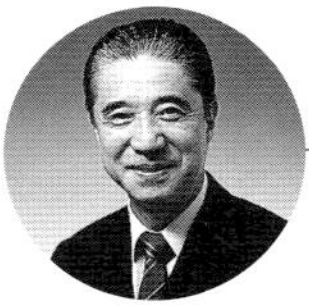

著者

新居　裕久(あらい・ひろひさ)

1929年生まれ。昭和大学医学部卒。医学博士。国立国際医療センター(元国立東京第一病院)を経て、60年より新宿医院院長。医療法人医食会理事長・昭和大学医学部客員教授・北京中医薬大学顧問など。1972年、NHKの『きょうの料理』に出演し、「医食同源」という言葉を造って発表。主な著書に『長生きレシピ』(毎日新聞社)『医食同源、陰陽バランス食のすすめ』(グラフ社)『健康長寿食』(NHK出版)など多数。

編集

ベターホーム協会

1963年6月に創立、1975年に財団法人となる。料理を通じて心身ともに健康な暮らしを提案するため、調査・研究、出版などの活動を行っている。特に、全国18か所で開催する「ベターホームのお料理教室」では、毎日の食事作りに「すぐに役立ち、一生使える」調理技術を教えるとともに、健康を考えた栄養知識、食品の選び方や保存法なども伝えている。

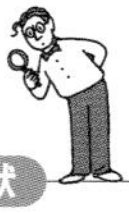

主な参考文献

『ＮＨＫ　きょうの料理』特集　40才からの食事　新居裕久　日本放送出版協会　1972／9
『医食同源と健康長寿』新居裕久　HEALTH　DIGEST　雪印乳業健康生活研究所　17 (6) 2003
『中国食文化辞典』中山時子監修　角川書店　1988
『意訳　黄帝内経素門』小曽戸丈夫・浜田善利　築地書館　1971
『意訳　神農本草経』浜田善利・小曽戸丈夫　築地書館　1976
『黄帝内経太素』楊上善撰注　人民衛生出版社　1985
『東西医学』曽野維喜　南山堂　1993
『漢方』石原明　中央公論社　1963
『東アジアの食の文化』石毛直道編　平凡社　1981
『食肉の秘密を探る』日本食肉消費総合センター　1998
『植物油と栄養』日本植物油協会　2002
『野菜消費と健康の増進』野菜供給安定基金　2002
『沖縄に学ぶ　健康長寿食』宮城重二　女子栄養大学出版部　1993
『健康長寿をめざして　若いうちから健康作り』成人病疫学調査検討委員会　沖縄県福祉保険部健康増進課
『韓国料理文化史』李盛雨 (鄭大声・佐々木直子訳) 平凡社　1999
『現代の医食同源』ネスレ科学振興会　家森幸男　学会センター関西　1998
『活性酸素』近藤和雄　ＰＨＰ出版　1999
『中高年健康常識を疑う』柴田博　講談社　2003
『高血圧はもう病気ではない』堀江良一　主婦の友社　1984
『高齢者の認知機能と栄養・食事』臨床栄養　医歯薬出版　112 (2) 2008
『食べて治す　栄養成分辞典』中嶋洋子・蒲原聖可監修　主婦の友社　2003
『体にきく　栄養成分バイブル』中村丁次監修　主婦と生活社　2002
『食べる日本史』樋口清之　朝日文庫　1996

Sun 日曜日	Sat 土曜日	F
・信田納豆 ➔ P.85 ・いろいろきのこの梅肉あえ ➔ P.47 ・あさりのみそ汁 ➔ P.146 ・ごはん１膳 》460 kcal　食塩 3.6 g	・けんちん汁 ➔ P.147 ・煮豆（作りおき） ➔ P.55 ・ごはん１膳 》486 kcal　食塩 3.3 g	・目玉焼き ・野菜とりん サラダ ・ブロッコリ ➔ P.49 ・ロールパ ・紅茶 》531 kca
・ビビンパプ ➔ P.137 ・ウーロン茶 ・みかん１個 》727 kcal　食塩 2.9 g	・きのこうどん鍋 ➔ P.47 ・お茶の葉入りわらび餅 ➔ P.105 ・緑茶 》544 kcal　食塩 2.7 g	・牛肉のチャ ➔ P.91 ・ささみとき あえもの ・ごはん１ ・緑茶 》690 kca
・鯛の中国酒蒸し ➔ P.65 ・ブロッコリーとピータンの中華サラダ ➔ P.49 ・ごはん１膳 ・豆乳プリン ➔ P.123 》734 kcal　食塩 2.2 g	・なすと肉、野菜のカレー ➔ P.135 ・バナナヨーグルト 》732 kcal　食塩 2.7 g	・たらとほう サワーグラ ➔ P.125 ・サラダトマ ➔ P.41 ・フランスパ ２切れ ・マンゴー 》692 kca
total ■ 1921 kcal ■ 食塩 8.7 g	total ■ 1762 kcal ■ 食塩 8.7 g	total ■ 1913 k ■ 食塩 9.6

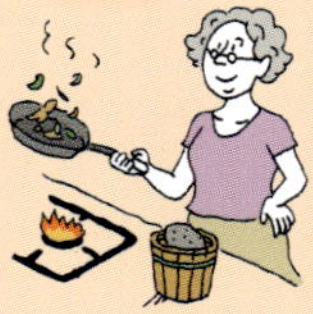

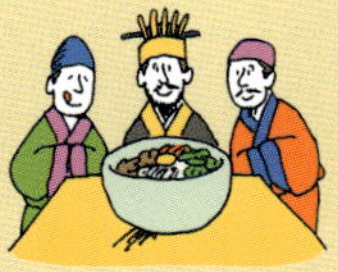

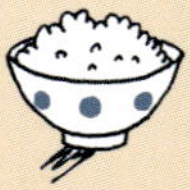

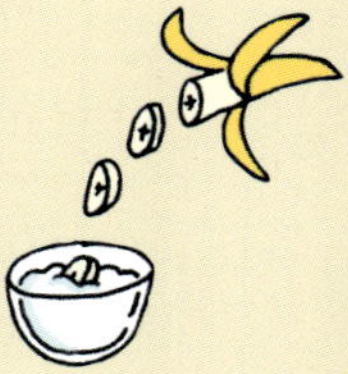

日持ちする料理

作っておくと、便利な野菜料理です。冷蔵庫で２～３日保存できます。

いろいろきのこの梅あえ

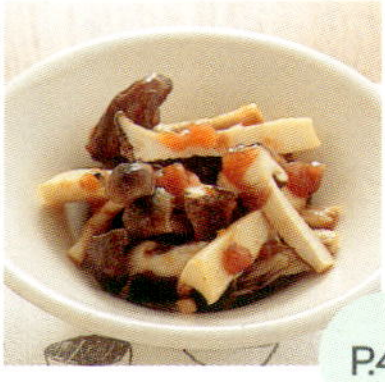

P.47

煮豆

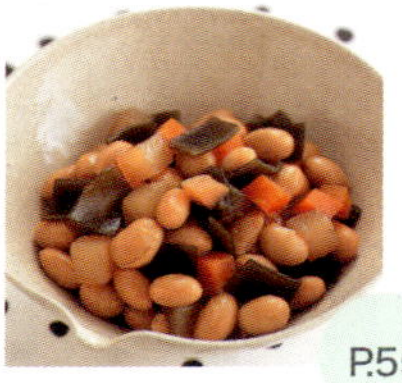

P.55

カリフラワーの甘酢漬け

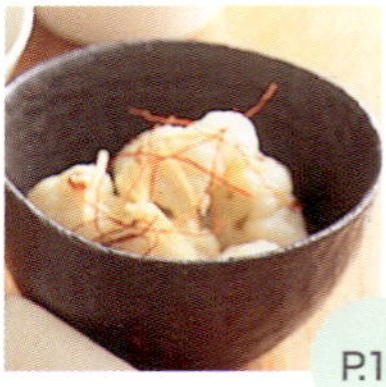

P.19

たたきごぼうのサラダ

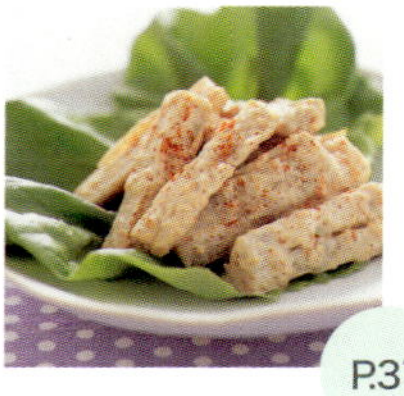

P.37

枝豆と長いもの甘酢あえ

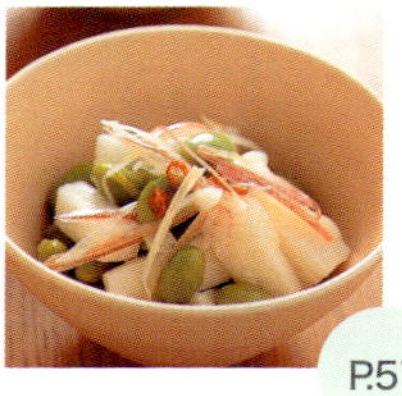

P.57

れんこんのピリ辛炒め

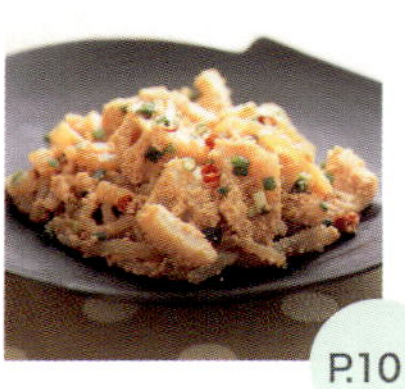

P.101

たまねぎとサーモンのマリネ

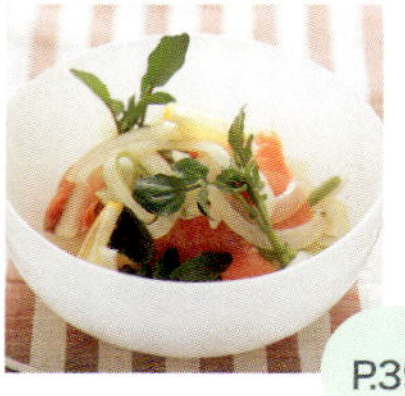

P.39

きざみ昆布の煮物

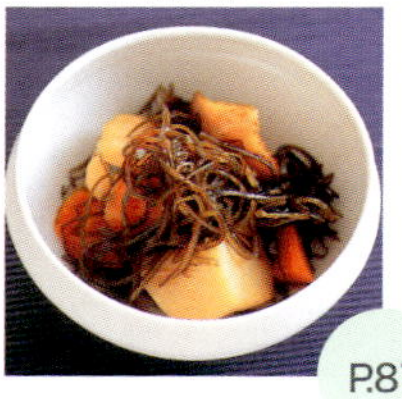

P.87

りんごとさつまいもの重ね煮

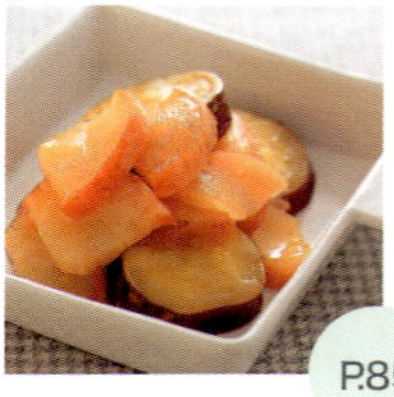

P.85

ラタトゥイユ

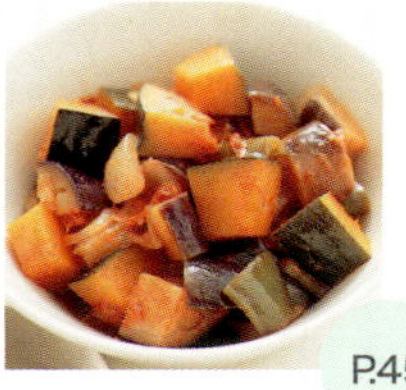

P.45

ラタトゥイユを作るときに余った野菜は、翌日の朝食のみそ汁の具に使えます。

※　ピビンパプの具のナムル（P.137）や牛肉のチャプチェ（P.91）も作っておくと、野菜不足解消に役立ちます。カレー（P.135）は冷凍保存できます。

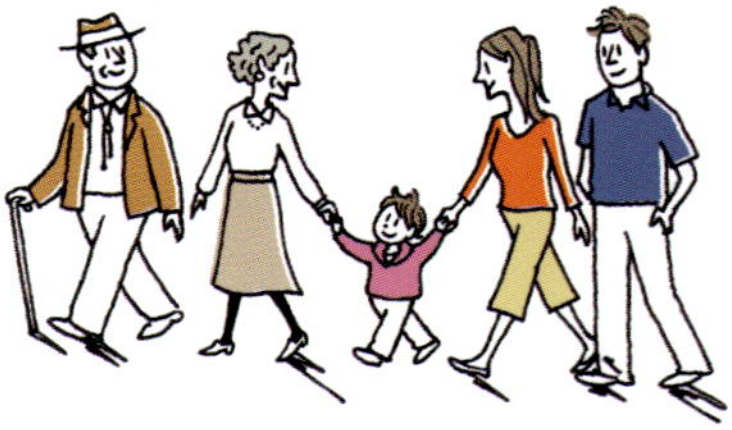

エネルギーの食事摂取基準

推定エネルギー必要量（kcal／日）

性別	男性			女性		
身体活動レベル	低い	ふつう	高い	低い	ふつう	高い
18～29（歳）	2,300	2,650	3,050	1,750	2,050	3,350
30～49（歳）	2,250	2,650	3,050	1,700	2,000	2,300
50～69（歳）	2,050	2,400	2,750	1,650	1,950	2,200
70 以上（歳）	1,600	1,850	2,100	1,350	1,550	1,750

※ 15～69 歳における各身体活動レベルの活動内容のめやす

【低　い】生活の大部分が座位で、静的な活動が中心の場合。

【ふつう】座位中心の仕事だが、職場内での移動や立位での作業・接客等、あるいは通勤・買物・家事、軽いスポーツ等のいずれかを含む場合。

【高　い】移動や立位の多い仕事への従事者。あるいは、スポーツなど余暇における活発な運動習慣をもっている場合。

厚生労働省「日本人の食事摂取基準（2005年版）」より抜粋

エネルギー調整

本来、摂取すべきエネルギー量は、個人によって異なります。あくまで、上表をめやすに、食べる量は加減してください。不足分は、果物や乳製品などで間食を。間食のめやす量とエネルギーは、以下の表を参考に。

食品名	めやす量	重量（g）	エネルギー（kcal）
みかん	1 個	約 100	37
りんご	1/2 個	150	69
バナナ	1 本	150	77
牛乳	1 杯	150	101
ヨーグルト（全脂無糖）	カップ 1/2	100	62
アイスクリーム	150cc 1 個	80	170
塩せんべい	1 枚	20	75
大福	1 個	70	165
どら焼	1 個	70	199
ミルクチョコレート	1 かけ	10	56
ドーナッツ	1 個	50	188
ショートケーキ	1 個	80	275

『五訂ベターホームの食品成分表』より

1週間の献立例

	Mon 月曜日	Tue 火曜日
朝食	・アボカド入りオムレツ ➔ P.95 ・ライ麦パン（1.5㎝厚さ） 2切れ ・きなこ入りホットミルク ➔ P.125 ・グレープフルーツ 1/2 個 638kcal　食塩 2.1g	ぶりの焼きびたし ➔ P.121 冷たいみそ汁 ➔ P.146 ごはん 1 膳 緑茶 613kcal　食塩 2.3g
昼食	・冷やし中華　➔ P.133 ・ウーロン茶 531kcal　食塩 4.4g	ほうれんそうのかんたんキッシュ　➔ P.51 ミニトマトのスープ ➔ P.41 トースト 1・1/2 枚 キウイフルーツ 1/2 個 723kcal　食塩 3.4g
夕食	・あじの風味焼き ➔ P.119 ・ラタトゥイユ ➔ P.45 ・カリフラワーの甘酢漬け ➔ P.19 ・ごはん 1 膳（150g） 733kcal　食塩1.7g	はりはり鍋　➔ P.115 枝豆と長いもの甘酢あえ ➔ P.57 ごはん 1 膳 オレンジ 1/2 個 650kcal　食塩2.9g
1日の総エネルギーと食塩	total ■ 1902 kcal ■ 食塩 8.2g	tal 986 kcal 塩 8.6g

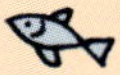
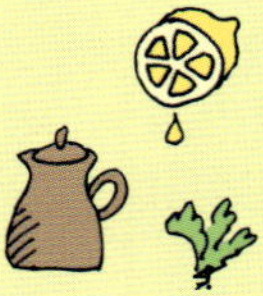
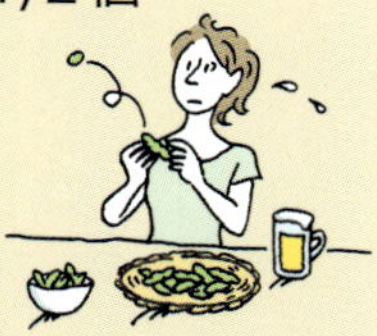
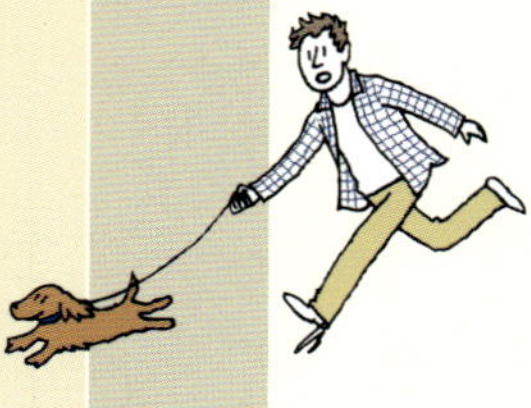

ri 金曜日	Thu 木曜日	Wed 水曜日
ごのせん切り P.111 ーのスープ ・2個 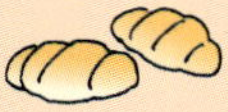 l 食塩 3.0g	・あじの干物焼き ➔ P.110 ・なばなと油揚げの 煮びたし ➔ P.35 ・若竹汁 ➔ P.19 ・ごはん１膳 ・緑茶 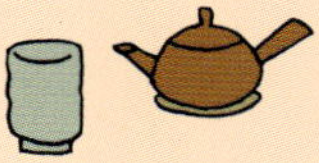 488kcal 食塩 2.7g	・いちごヨーグルト ➔ P.127 ・レタスの巣ごもり卵 ➔ P.95 ・ライ麦パン（1.5㎝厚さ） ２切れ ・コーヒー 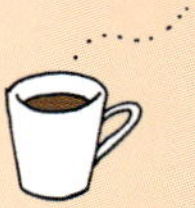 585 kcal 食塩 2.3g
プチェ ゅうり、ザーサイの ➔ P.107 膳 l 食塩 3.4g	・ケフィアパンケーキ ➔ P.127 ・たたきごぼうのサラダ ➔ P.37 ・野菜ジュース （食塩不使用）１缶 （160g）  553kcal 食塩 0.9g	・うなぎそうめん ➔ P.69 ・きゅうりの甘酢漬け ➔ P.110 ・りんご 1/4 個 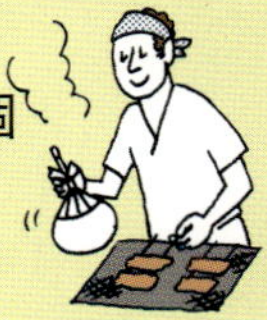 517kcal 食塩 2.6g
れんそうの タン トドレッシング ン（3㎝厚さ） /2 個 l 食塩 3.2g	・キムチ豆腐 ➔ P.123 ・たこときゅうりの酢のもの ➔ P.81 ・ごはん１膳 ・みかんかんてん ➔ P.61 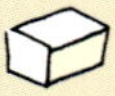 748kcal 食塩 3.2g	・鮭のちゃんちゃん フライパン焼き ➔ P.71 ・たまねぎとめかぶの あえもの ➔ P.39 ・わかめと豆腐のみそ汁 ➔ P.110 ・ごはん１膳 ・緑茶 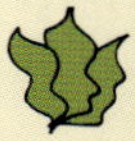 648kcal 食塩 3.8g
cal g	total ■ 1789kcal ■ 食塩 6.8g	total ■ 1750 kcal ■ 食塩 8.7g

100歳まで若々しく、元気！の「医食同源」心得

1 なんでも食べる人が健康長寿。

１日３食、いろいろな食品をバランスよく食べる食習慣をつけましょう。

2 野菜や果物はおいしい予防薬。

がん、心臓病、脳卒中、肥満、糖尿病などの生活習慣病の予防には、野菜をとること。緑黄色野菜、根菜、果物、豆類を、毎日・毎食、食べましょう。特に肉など動物性脂肪をとるときには、たっぷりの野菜を一緒にとることが大切です。

3 良質のたんぱく質や油脂で若返り。

低たんぱく状態は、老化を早めます。肉、魚、卵などを使った料理を、毎日、バランスよく食べましょう。また、魚の脂肪は血液をサラサラに、植物性油脂は肌のはりを保つのに欠かせません。

4 骨の力は元気の源。

日本人の多くがカルシウム不足です。毎日、意識的に乳製品（牛乳、ケフィアなどヨーグルト、チーズ）を料理にとり入れましょう。

5 塩分のとりすぎは短命の原因。

高血圧予防のためにも、食塩は１日１０グラム未満におさえましょう。みそ汁は、具だくさんにして食べましょう。

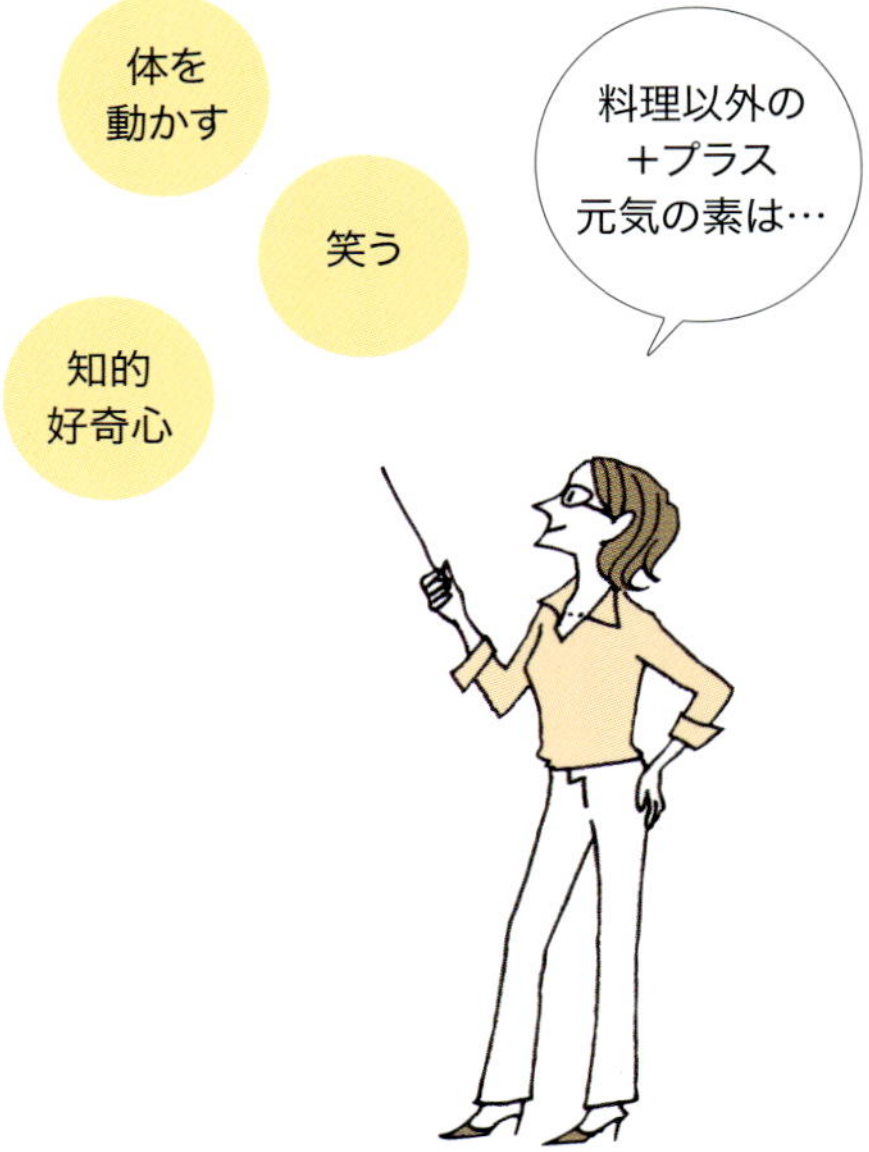

6 1～5に留意して作る料理は、五味五色を考えて作る。

酸っぱい・苦い・甘い・ピリ辛・塩からいの５つの味を上手に組み合わせて食品を選び、調理法を考えると、おのずと料理の味も栄養バランスもよくなります。さらに、緑・赤・黄色・白・黒の５色で食品を選べば、見た目も美しく、おいしく食べることができます。

7 料理は、最強の脳トレ。

脳の老化を防ぐためにも、たまには自分で献立を考え、料理を作ってみましょう。そして、ゆっくり噛んで、楽しく会話しながら食べましょう。